International Translation Guide
for
Emergency Medicine

International Translation Guide for Emergency Medicine

An aid to history-taking and patient evaluation

G.G. Bodiwala
A.W. McCaskie
M.M. Thompson

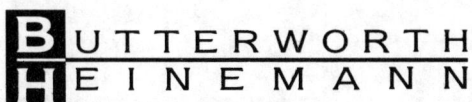

Butterworth-Heinemann Ltd
Linacre House, Jordan Hill, Oxford OX2 8DP

 PART OF REED INTERNATIONAL BOOKS

OXFORD   LONDON   BOSTON
MUNICH   NEW DELHI   SINGAPORE   SYDNEY
TOKYO   TORONTO   WELLINGTON

First published 1993

© Butterworth-Heinemann Ltd 1993

All rights reserved. No part of this publication
may be reproduced in any material form (including
photocopying or storing in any medium by electronic
means and whether or not transiently or incidentally
to some other use of this publication) without the
written permission of the copyright holder except in
accordance with the provisions of the Copyright,
Designs and Patents Act 1988 or under the terms of a
licence issued by the Copyright Licensing Agency Ltd,
90 Tottenham Court Road, London, England W1P 9HE.
Applications for the copyright holder's written permission
to reproduce any part of this publication should be
addressed to the publishers

British Library Cataloguing in Publication Data
Bodiwala, G. G.
  International translation guide for emergency
  medicine.
  I. Title   II. McCaskie, A. W.
  III. Thompson, M. M.
  616.025

ISBN 0 7506 1259 2

Library of Congress Cataloguing in Publication Data
Bodiwala, G. G.
  International translation guide for emergency
  medicine/Bodiwala, G. G., McCaskie, A. W., Thompson, M. M.
  p.   cm.
  ISBN 0 7506 1259 2
  1. Emergency medicine – Dictionaries –
  Polyglot.   I. McCaskie, A. W.
  II. Thompson, M. M.   III. Title.
  [DNLM: 1. Emergencies – phrases –
  multilingual.   2. Emergency
  Medicine – phrases – multilingual.   3. Wounds and
  injuries – phrases –
  multilingual.   WB 15 B667i]
  RC.3.B63   1993   91–47857
  616.02′5′03 – dc20   CIP

Printed and bound in Great Britain by Thomson Litho Ltd, East Kilbride

Contents

Foreword   vii

Preface   ix

Section A   Identification   **1**
1 Personal details   *2, (14)
2 Classification of problem   4, (16)
3 Past medical history   8, (20)
   Smoking   10, (22)
   Alcohol consumption   12, (24)

Section B   Trauma   **27**
4 Classification   28, (66)
   Accident   28, (66)
   Work   28, (66)
   Home   28, (66)
   Motor vehicle   30, (68)
   Sport   32, (70)
   Assault   34, (72)
   Knife   34, (72)
   Shooting   36, (74)
5 Head injury   38, (76)
   Adult   38, (76)
   Child   40, (78)
   Alcohol consumption   42, (80)
6 Whiplash injury   44, (82)
7 Chest injury   46, (84)
8 Abdomen   48, (86)
9 Back   50, (88)
10 Upper limb   52, (90)
   Shoulder   52, (90)
   Elbow   54, (92)
   Wrist   56, (94)
   Hand   56, (94)
11 Lower limb   58, (96)
   Hip   58, (96)
   Knee   58, (96)
   Ankle/foot   60, (98)
12 Lacerations   60, (98)
13 Nerve and tendon injuries   62, (100)
14 Burns/scalds   64, (102)

Section C   Illness   **105**
15 Head region   106, (156)
   Headache   106, (156)
   Ears   108, (158)
   Nose   110, (160)
   Throat   112, (162)
   Eyes   112, (162)
16 Chest region   116, (166)
   Cardiovascular problems   118, (168)
   Respiratory problems   122, (172)
17 Abdominal region   126, (176)
   Gastrointestinal problems   128, (178)
   Urology   132, (182)
   Genitourinary   134, (184)
   Vascular emergencies   136, (186)
18 Obstetrics and gynaecology   138, (188)
   Menstruation   138, (188)
   Vaginal bleeding in pregnancy   140, (190)
   Pregnancy and labour   140, (190)
19 Paediatrics   144, (194)
20 Metabolic   146, (196)
   Diabetes   146, (196)
21 Overdose/ingestion   146, (196)
22 Collapse   150, (200)
23 Pyrexia (fever)   154, (204)

Section D   Appendices   **207**
24 Examination   208, (218)
   Head and neck   208, (218)
   Chest   210, (220)
   Abdomen   210, (220)
25 Investigations   210, (220)
26 Treatment   212, (222)
27 Tetanus   214, (224)
28 Admission   214, (224)
29 Surgery   216, (226)

*Unbracketed page numbers refer to translations in French, German and Hindi and those in brackets to Italian, Russian and Spanish.

Foreword

The old cliché of living in a global village currently is a truism. The tremendous explosion in the area of communications and transportation has led to unprecedented ease of travel undertaken by literally millions of people. This extensive travel which not too long ago was available to only a select few, is now used by the masses.

The large number of tourists moving from one country to another cannot help but produce significant health problems. Due to a lack of prearrangement for health care and without a private physician, such tourists have little choice when a medical problem occurs but to use an emergency unit of a hospital.

The great majority of travellers do not know a language beyond their own, and so the scenario created is bound to be a problem. Travel has been particularly extensive in English speaking countries, especially in the United States and Australia, and people in these countries are unlikely to have a significant knowledge and command of another language.

Emergency units of hospitals constantly have to deal with the complex issue of evaluation and examination of patients who do not speak English and who are being attended by health care providers who do not speak the language of the patient.

It is commendable that Mr Bodiwala and his co-authors have found the time and put their effort into writing a question and answer book covering seven languages in parallel in order to facilitate communication between the travelling public and health care providers in a setting of a different culture and language.

This book should be of great use for all emergency units that are likely to encounter someone who does not speak English and whose native tongue or additional tongue may be French, German, Hindi, Italian, Russian or Spanish.

George Podgorny, MD, FICS, FRSH

Preface

In the last quarter of the century we have seen the rapid development of emergency medicine as a specialty in the UK, USA, Australasia and Canada. During this time there has been a rapid expansion of world travel due to the ease and economics of modern aviation. In addition, immigration patterns have changed to the extent that we now live in a truly multiracial society. In this context we may come across patients who can communicate only in their own language and may not be able to speak the language predominant in the emergency department. Adequate doctor–patient interaction leading to correct diagnosis is only achieved if communication between individuals speaking different languages can be established.

To facilitate the communication between a patient and his or her medical attendant, we have produced the *International Translation Guide*. Satisfaction of having communicated one's problem must be beneficial to a patient or his or her relatives. It will be gratifying to the doctor or the nurse as well. We hope our book will fulfil these functions.

Voluntary organizations have produced some leaflets in the past, but our book attempts to help the patient from the moment he/she enters an emergency department until the moment he/she leaves it. This is our first attempt and is based on the British experience. It is in no way designed to limit the enquiry a doctor or a nurse may make or restrict provision of care. This book addresses only the main issue and we sincerely hope that it will attract many users and will be of benefit to patients and staff of emergency departments throughout the world.

The book is simple to use and can be employed for more than one combination of languages. All questions are correspondingly numbered. All answers are yes/no. Questions and answers are designed to help identify what the patient is suffering from and the relevant pages on each topic provide further assistance.

We are grateful to our translators for preparing the manuscript in such a short time: Dr George Podgorny (Russian), Mrs Gita Bodiwala (Hindi), Dr Franco Ciulli (Italian), Dr Marc Rocheteau (French), Dr Sibylle Renkert (German) and Dr Yolanda Diez (Spanish). We would also like to thank Miss Imke Ansorge for correcting the German proofs.

Our sincere thanks are due to Dr Geoffrey Smaldon of Butterworth-Heinemann. From the beginning he took a keen interest in the project and made useful suggestions which eased our task.

G.G. Bodiwala
A.W. McCaskie
M.M. Thompson

Section A
Identification

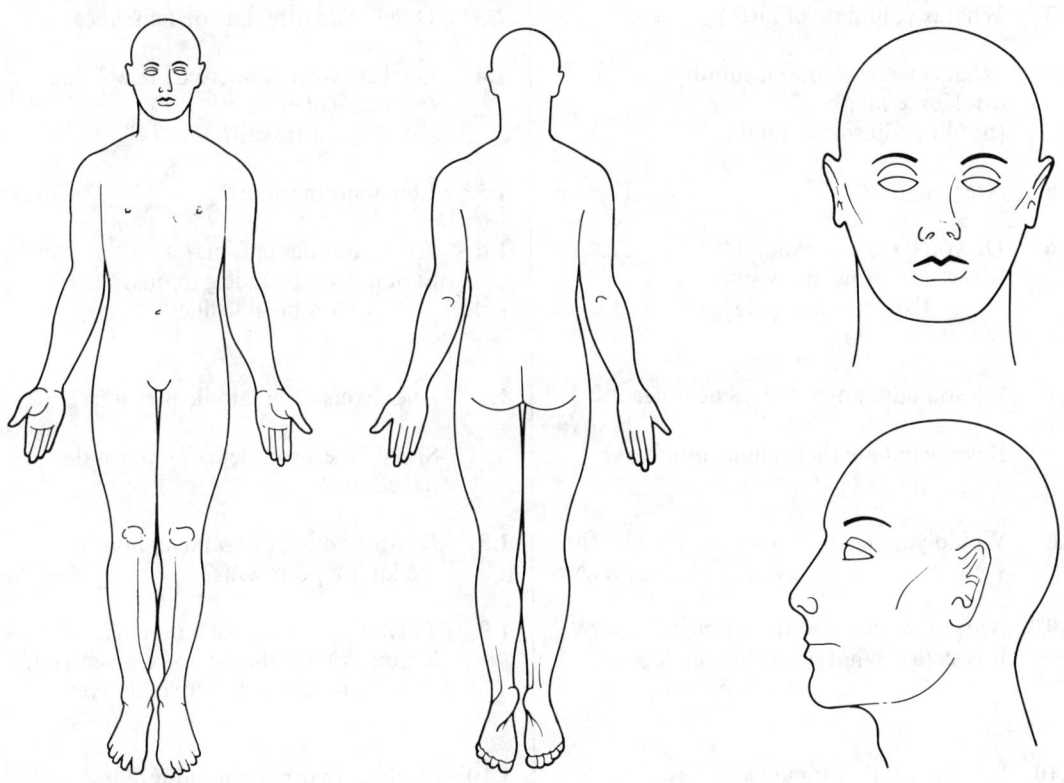

English	French
1 Personal details	**1 Détails personnels**

1.1	What is your: (a) Surname? (b) Forename (Christian name)?	1.1	Quel est votre: (a) Nom? (b) Prénom?	
1.2	What is your address?	1.2	Quelle est votre adresse?	
1.3	What is your date of birth?	1.3	Quelle est votre date de naissance?	
1.4	What is your telephone number? (a) Home number? (b) Work/business number?	1.4	Quel est votre numéro de téléphone? (a) Particulier? (b) Bureau/travail?	
1.5	Are you married? *Yes/No*	1.5	Êtes-vous marié(e)? *Oui/Non*	
1.6	Do you have any children? *Yes/No* If yes: (a) How many sons? (b) How many daughters?	1.6	Avez-vous des enfants? *Oui/Non* Si oui: Combien de garçons? Combien de filles?	
1.7	Do you have any relatives near here? *Yes/No* If yes, what are their phone numbers?	1.7	Avez-vous de la famille près d'ici? *Oui/Non* Si oui, quels sont leurs numéros de téléphone?	
1.8	Would you like us to ring anyone else for you? *Yes/No*	1.8	Désirez-vous que l'on téléphone à quelqu'un pour vous? *Oui/Non*	
1.9	Are you working at the moment? *Yes/No* If yes: (a) What work do you do? (b) Who is your employer?	1.9	Travaillez-vous en ce moment? *Oui/Non* Si oui: (a) Quelle est votre profession? (b) Qui est votre employeur?	
1.10	What is your nationality?	1.10	Quelle est votre nationalité?	
1.11	For how long have you lived in this country: (a) Months? (b) Years?	1.11	Depuis quand êtes-vous dans ce pays? Depuis: (a) Mois? (b) Années?	
1.12	Are you a visitor to this country? *Yes/No*	1.12	Êtes-vous ici en visiteur? *Oui/Non*	
1.13	What country do you originally come from?	1.13	Quel est votre pays d'origine?	
1.14	What is your religion?	1.14	Quelle est votre religion?	

German	Hindi
1 Persönliche Daten	**1 व्यक्तिगत जानकारी**
1.1 Wie heißen Sie: (a) Familienname? (b) Vorname?	1.1 कृपया अपना नाम बताईए (a) परिवार का नाम .... (b) पहला नाम ....
1.2 Wie lautet Ihre Adresse?	1.2 कृपया अपना पता बताईए
1.3 Wann sind Sie geboren?	1.3 कृपया अपनी जन्म की तारीख बताईए
1.4 Wie lautet Ihre Telefonnummer? (a) Zu Hause? (b) An der Arbeitsstelle?	1.4 आपका टेलिफोन नम्बर क्या है? (a) घर का...... (b) दफ्तर का......
1.5 Sind Sie verheiratet? *Ja/Nein*	1.5 क्या आप विवाहित हैं? हाँ/नहीं
1.6 Haben Sie Kinder? *Ja/Nein* Falls ja: (a) Wieviele Söhne? (b) Wieviele Töchter?	1.6 क्या आपके बच्चे हैं? हाँ/नहीं यदि हाँ, तो: (a) कितने लड़के हैं? (b) कितनी लड़कियाँ हैं?
1.7 Haben Sie Verwandte in der Nähe? *Ja/Nein* Falls ja, wie lautet deren Telefonnummer?	1.7 क्या आपके कोई रिश्तेदार यहाँ नजदीक रहते हैं? हाँ/नहीं यदि हाँ, तो उनका टेलिफोन नम्बर क्या है?
1.8 Möchten Sie, daß wir jemanden für Sie anrufen? *Ja/Nein*	1.8 क्या आप चाहते हैं कि हम किसी को आपके बारे में टेलिफोन करें? हाँ/नहीं
1.9 Sind Sie berufstätig? *Ja/Nein* Falls ja: (a) Was machen Sie beruflich? (b) Wer ist Ihr Arbeitgeber?	1.9 क्या आप अभी कहीं काम करते हैं? हाँ/नहीं यदि हाँ तो: (a) आप क्या काम करते हैं? (b) आपके कार्यालय (दफ्तर) का नाम क्या है?
1.10 Was ist Ihre Nationalität/ Staatsangehörigkeit?	1.10 आपकी राष्ट्रीयता क्या है?
1.11 Seit wann sind Sie in diesem Land? (a) Monate? (b) Jahre?	1.11 आपको इस देश में रहते हुए कितना अरसा हो गया? (a) महिना (b) वर्ष
1.12 Sind Sie zu Besuch in diesem Land? *Ja/Nein*	1.12 क्या आप इस देश में पर्यटन के लिए आए हैं? हाँ/नहीं
1.13 Aus welchem Land kommen Sie ursprünglich?	1.13 आप असल में किस देश के रहने वाले हैं?
1.14 Welche Religionszugehörigkeit haben Sie?	1.14 आपका धर्म क्या है?

English	French
1.15 What is the name of your general practitioner (family physician)? Do you know his/her telephone number and address?	**1.15** Quel est le nom de votre généraliste? Connaissez-vous son numéro de téléphone et son adresse?
1.16 Have you been to this hospital before for any reason? *Yes/No*	**1.16** Êtes-vous déjà venu(e) dans cet hôpital pour une quel-conque raison? *Oui/Non*
1.17 If yes, what is the specialist's name?	**1.17** Si oui, quel est le nom du spécialiste?

2 Classification of problem / 2 Classification du problème

English	French
2.1 What is your problem? (a) An accident? *Yes/No* (b) An injury? *Yes/No* (c) An illness? *Yes/No*	**2.1** Quel est votre problème? (a) Un accident? *Oui/Non* (b) Une blessure? *Oui/Non* (c) Une maladie? *Oui/Non*
2.2 If an accident or an injury have you: (a) A cut? *Yes/No* (b) A bruise? *Yes/No* (c) A swelling? *Yes/No* (d) A lump? *Yes/No* (e) Pain? *Yes/No* (f) Difficulty in moving? *Yes/No*	**2.2** S'il s'agit d'un accident ou d'une blessure, avez-vous: (a) Une coupure? *Oui/Non* (b) Un hématome? *Oui/Non* (c) Une enflure? *Oui/Non* (d) Une grosseur? *Oui/Non* (e) Une douleur? *Oui/Non* (f) Du mal à bouger? *Oui/Non*
2.3 If you have an illness, have you: (a) Pain? *Yes/No* (b) Bleeding? *Yes/No* (c) Another problem—see below *Yes/No* If you have any of the above, please point to where the problem is on the drawings (see p. 1). If you do not have any of the above please point to where the problem is and we will ask you some more questions.	**2.3** Si vous êtes malade, avez-vous: (a) Des douleurs? *Oui/Non* (b) Des saignements? *Oui/Non* (c) Un autre problème?—voir ci-dessous *Oui/Non* Si vous avez l'un des problèmes mentionnés ci-dessus, indiquez-le sur l'un des schémas, s.v.p. Si vous n'avez aucun des problèmes ci dessus, indiquer veuillez où se trouve le problème et on vous posera d'autres questions.

German	Hindi

German

1.15 Wie heißt Ihr Hausarzt?
Wissen Sie seine/ihre Telefonnummer und Adresse?

1.16 Sind Sie schon einmal als Patient in diesem Krankenhaus gewesen?   *Ja/Nein*

1.17 Falls ja wie heißt der Arzt, den Sie hier aufgesucht haben?

2   Einordnung des Vorfalles

2.1 Was führt Sie zu uns?
   (a) Ein Unfall?   *Ja/Nein*
   (b) Eine Verletzung?   *Ja/Nein*
   (c) Eine Erkrankung?   *Ja/Nein*

2.2 Falls es ein Unfall oder eine Verletzung ist, haben Sie:
   (a) Eine Schnittwunde?   *Ja/Nein*
   (b) Einen Bluterguß?   *Ja/Nein*
   (c) Eine Schwellung?   *Ja/Nein*
   (d) Eine Beule?   *Ja/Nein*
   (e) Schmerzen?   *Ja/Nein*
   (f) Schwierigkeiten, sich zu bewegen?   *Ja/Nein*

2.3 Falls Sie erkrankt sind, haben Sie:
   (a) Schmerzen?   *Ja/Nein*
   (b) Blutungen?   *Ja/Nein*
   (c) Andere Beschwerden?—siehe weiter unten   *Ja/Nein*

Falls Sie eine der Fragen mit ja beantwortet haben, dann zeigen Sie bitte auf der Zeichnung, wo genau Ihre Beschwerden sind.

Falls Sie keine der obenstehenden Fragen mit ja beantwortet haben, zeigen Sie bitte, wo das Problem liegt, und wir werden Ihnen weitere Fragen stellen.

Hindi

1.15 आपके जनरल प्रेक्टिशनर (चिकित्सक) का नाम क्या है?
क्या आपको उनका टेलिफोन नम्बर और पता मालुम है?

1.16 क्या आप इस अस्पताल में पहले किसी कारण से आए थे?   हाँ/नहीं

1.17 यदि हाँ, तो उन विशेषज्ञ (स्पेशलिष्ट) का नाम क्या है?

2   तकलीफ का वर्गीकरण

2.1 आपको क्या तकलीफ है?
   (a) दुर्घटना?   हाँ/नहीं
   (b) चोट?   हाँ/नहीं
   (c) बिमारी?   हाँ/नहीं

2.2 यदि आपके साथ दुर्घटना हुई है या आपको चोट लगी है तो कृपया बताएँ कि क्या आपको
   (a) कहीं कटा है?   हाँ/नहीं
   (b) कहीं छिल गया है?   हाँ/नहीं
   (c) कहीं सूजन है?   हाँ/नहीं
   (d) कहीं कोई गाँठ है?   हाँ/नहीं
   (e) कहीं दर्द महसूस हो रहा है?   हाँ/नहीं
   (f) चलने फिरने में कोई परेशानी है?   हाँ/नहीं

2.3 यदि आपको कोई बिमारी है तो कृपया बताएँ कि क्या आपको
   (a) कहीं दर्द है?   हाँ/नहीं
   (b) कहीं से खून बहता है?   हाँ/नहीं
   (c) कोई और तकलीफ है (कृपया नीचे देखिए)   हाँ/नहीं

यदि आपको उपर बताई गई कोई तकलीफ है, तो कृपया तस्वीर में उसे इंगित करें ।

यदि आपकी तकलीफ उपर दी हुई सूची में नहीं है तो कृपया नीचे बनाई तस्वीर में उसे दिखाएँ और हम आपसे कुछ और प्रश्न पूछना होंगे ।

English	French
2.4 There now follows a long list of questions. Please point to the one that describes what you are most worried about.	**2.4** Voici une longue liste. Veuillez indiquer ce qui correspond au problème qui vous préoccupe le plus.

	English		French
(a)	Cough	(a)	Toux
(b)	Shortness of breath/difficulty in breathing	(b)	Souffle court/difficultés à respirer
(c)	Wheeze	(c)	Respiration sifflante
(d)	Coughing up blood	(d)	Crachements de sang
(e)	Coughing up green/yellow sputum	(e)	Crachats verts/jaunes
(f)	Palpitations	(f)	Palpitations
(g)	Swelling of ankles/legs	(g)	Enflure des chevilles/jambes
(h)	Sweating	(h)	Sueurs
(i)	Fever	(i)	Fièvre
(j)	Indigestion	(j)	Indigestion
(k)	Vomiting	(k)	Vomissements
(l)	Nausea	(l)	Nausée
(m)	Diarrhoea	(m)	Diarrhée
(n)	Constipation	(n)	Constipation
(o)	Difficulty in swallowing	(o)	Difficultés à avaler
(p)	Something stuck in your throat	(p)	Quelque chose de bloqué dans la gorge
(q)	Loss of appetite	(q)	Perte d'appétit
(r)	Weight loss	(r)	Perte de poids
(s)	Difficulty in passing a motion	(s)	Défécation difficile
(t)	Discharge from back passage	(t)	Pertes par l'anus
(u)	Fits	(u)	Convulsions
(v)	Loss of consciousness	(v)	Évanouissement
(w)	Faints	(w)	Défaillance
(x)	Blackouts	(x)	Voiles noirs
(y)	Headache	(y)	Mal à la tête
(z)	Paralysis	(z)	Paralysie
(a1)	Loss of feeling	(a1)	Perte de sensation
(b1)	Dizziness	(b1)	Vertige
(c1)	Loss of vision	(c1)	Perte de la vue
(d1)	Difficulty in seeing	(d1)	Difficulté à voir clairement
(e1)	Difficulty in hearing	(e1)	Difficulté à entendre
(f1)	Ringing in ears	(f1)	Bourdonnement dans les oreilles
(g1)	Difficulty in passing urine	(g1)	Difficulté à uriner
(h1)	Pain on passing urine	(h1)	Douleur en urinant
(i1)	Burning on passing urine	(i1)	Brûlure en urinant
(j1)	Blood in urine	(j1)	Sang dans l'urine
(k1)	Discharge from penis	(k1)	Pertes par le pénis
(l1)	Women's problems	(l1)	Problèmes gynécologiques
(m1)	Pain with periods	(m1)	Règles douloureuses
(n1)	Irregular periods	(n1)	Règles irrégulières
(o1)	Missed periods	(o1)	Absence de règles
(p1)	Pregnancy	(p1)	Grossesse
(q1)	Miscarriage	(q1)	Fausse couche
(r1)	Earache	(r1)	Douleur aux oreilles

German	Hindi
2.4 Es folgt nun eine lange Liste mit Fragen. Bitte zeigen Sie auf den Ausdruck, der Ihre Beschwerden am besten beschreibt.	**2.4** नीचे तकलीफ़ों की एक लम्बी सूची दी गई है । कृपया उस एक चीज़ को इंगित करें जिसके बारे में आप सबसे ज्यादा परेशान हैं ।
(a) Husten	(a) खाँसी
(b) Kurzatmigkeit/Atembeschwerden	(b) साँस फूलना/ साँस लेने में तकलीफ
(c) Schnaufen	(c) साँस लेते हुए आवाजें करना (व्हीज़)
(d) Husten von Blut	(d) बलगम में खून निकलना
(e) Husten mit grünem/gelben Auswurf	(e) हरा/पीला रँग का बलगम निकलना
(f) Herzklopfen	(f) दिल का जोर से धड़कना
(g) Geschwollene Knöchel/Beine	(g) पावों का सूजना
(h) Schweißausbruch	(h) पसीना आना
(i) Fieber	(i) बुखार
(j) Verdauungsstörung/Magenverstimmung	(j) बदहज़मी
(k) Erbrechen	(k) उलटी
(l) Übelkeit	(l) मितली/जी मिचलाना
(m) Durchfall	(m) दस्त
(n) Verstopfung	(n) कब्जियत
(o) Schluckbeschwerden	(o) निगलने में तकलीफ
(p) Etwas steckt in Ihrem Hals	(p) गले में कुछ अटका हुआ जैसा लगना
(q) Appetitlosigkeit	(q) भूख न लगना
(r) Gewichtsverlust	(r) वज़न कम होना
(s) Schwierigkeiten, den Darm zu entleeren	(s) टट्टी करने में तकलीफ
(t) Absonderungen aus dem After	(t) मलद्वार में से पानी/रस निकलना
(u) Krampfanfall/Attacke	(u) दौरा पड़ना (मिरगी की बिमारी)
(v) Bewußtlosigkeiten	(v) बेहोश होना
(w) Ohnmachtsanfälle	(w) मुर्छित हो जाना
(x) Ohnmachtsanfälle	(x) आखों में अन्धेरा छा जाना
(y) Kopfschmerzen	(y) सर दर्द
(z) Lähmungen/Paralyse	(z) लकवा मार जाना
(a1) Gefühlslosigkeit	(a1) सुन्न हो जाना (छुने से पता न चलना)
(b1) Schwindel	(b1) चक्कर आना
(c1) Sehverlust	(c1) दिखाई नहीं देना
(d1) Sehstörungen	(d1) देखने में तकलीफ
(e1) Hörstörungen	(e1) सुनने में तकलीफ
(f1) Klingeln in den Ohren	(f1) कानों में सीटी की आवाज
(g1) Schwierigkeiten, Wasser zu lassen	(g1) पेशाब करने में तकलीफ
(h1) Schmerzen beim Wasserlassen	(h1) पेशाब करने में दर्द होना
(i1) Brennen beim Wasserlassen	(i1) पेशाब करने में जलन महसूस होना
(l1) Blut im Urin	(j1) पेशाब में खुन
(k1) Ausfluß aus dem Penis	(k1) शिश्न (गुप्त अंग) में से पानी/रस निकलना
(l1) Gynäkologische Beschwerden	(l1) स्त्री रोग
(m1) Schmerzhafte Perioden	(m1) मासिक के समय दर्द
(n1) Unregelmäßige Perioden	(n1) अनियमित मासिक
(o1) Ausgebliebene Perioden	(o1) मासिक नहीं आना
(p1) Schwangerschaft	(p1) गर्भवती होना
(q1) Fehlgeburt	(q1) गर्भपात होना
(r1) Ohrenschmerzen	(r1) कान में दर्द होना

	English			French	
(s1)	Discharge from ear(s)		(s1)	Suintements dans l'oreille	
(t1)	Sore throat		(t1)	Gorge douloureuse	
(u1)	Pain in joints		(u1)	Douleurs dans les articulations	
(v1)	Swelling of joints		(v1)	Enflure des articulations	
(w1)	Difficulty in walking		(w1)	Difficultés à marcher	
(x1)	Rash		(x1)	Éruption de boutons	
(y1)	Itchy skin		(y1)	Démangeaison de la peau	

If you have pain:

2.5 Please point to where it is.

2.6 Does it go anywhere else? Please point.

2.7 How long have you had it:
- (a) Minutes?
- (b) Hours?
- (c) Days?
- (d) Weeks?
- (e) Months?
- (f) Years?

2.8 Is it there all the time? *Yes/No*

2.9 Does it come and go? *Yes/No*

Si vous avez mal

2.5 Veuillez indiquer où vous avez mal?

2.6 Le mal se déplace-t-il? Si oui, pouvez-vous indiquer où?

2.7 Depuis combien de temps avez-vous cette douleur? Depuis:
- (a) Minutes?
- (b) Heures?
- (c) Jours?
- (d) Semaines?
- (e) Mois?
- (f) Années?

2.8 La douleur est-elle permanente? *Oui/Non*

2.9 La douleur est-elle intermittente? *Oui/Non*

3 Past medical history

3.1 Do you have, or have you ever had, any of the following?
- (a) Rheumatic fever? *Yes/No*
- (b) High blood pressure? *Yes/No*
- (c) Angina? *Yes/No*
- (d) Heart attack? *Yes/No*
- (e) Asthma? *Yes/No*
- (f) Bronchitis? *Yes/No*
- (g) Tuberculosis? *Yes/No*
- (h) Yellow fever? *Yes/No*
- (i) Yellow jaundice? *Yes/No*
- (j) Hepatitis? *Yes/No*

3 Dossier medical

3.1 Avez-vous, ou avez-vous déjà eu, les maladies suivantes?
- (a) Rhumatisme articulaire? *Oui/Non*
- (b) Hypertension? *Oui/Non*
- (c) Angine de poitrine? *Oui/Non*
- (d) Infarctus? *Oui/Non*
- (e) Asthme? *Oui/Non*
- (f) Bronchite? *Oui/Non*
- (g) Tuberculose? *Oui/Non*
- (h) Fièvre jaune? *Oui/Non*
- (i) Jaunisse? *Oui/Non*
- (j) Hépatite? *Oui/Non*

German	Hindi
(s1) Absonderungen aus dem Ohr (t1) Halsschmerzen (u1) Schmerzen in den Gelenken (v1) Geschwollene Gelenke (w1) Gehschwierigkeiten (x1) Ausschlag (y1) Jucken der Haut	(s1) कान में से पानी/मवाद बहना (t1) गले में दर्द (u1) जोड़ो में दर्द (v1) जोड़ों की सूजन (w1) चलने में तकलीफ (x1) चकत्ते निकल आना (y1) खुजली होना

German

Falls Sie Schmerzen haben:

2.5 Bitte zeigen Sie, wo Sie die Schmerzen haben.

2.6 Strahlen die Schmerzen aus? Bitte zeigen Sie, wohin.

2.7 Wie lange haben Sie die Schmerzen schon?
 (a) Minuten?
 (b) Stunden?
 (c) Tage?
 (d) Wochen?
 (e) Monate?
 (f) Jahre?

2.8 Sind die Schmerzen die ganze Zeit da? *Ja/Nein*

2.9 Kommen und gehen sie? *Ja/Nein*

3 **Krankenvorgeschichte**

3.1 Haben Sie oder hatten Sie jemals das Folgende?
 (a) Rheumatisches Fieber? *Ja/Nein*
 (b) Hohen Blutdruck? *Ja/Nein*
 (c) Angina pectoris? *Ja/Nein*
 (d) Herzanfall/Herzinfarkt? *Ja/Nein*
 (e) Asthma? *Ja/Nein*
 (f) Bronchitis? *Ja/Nein*
 (g) Tuberkulose? *Ja/Nein*
 (h) Gelbfieber? *Ja/Nein*
 (i) Gelbsucht? *Ja/Nein*
 (j) Hepatitis? *Ja/Nein*

Hindi

यदि आपको दर्द है तो:

2.5 कृपया दिखाँए कि कहाँ पर है

2.6 क्या दर्द और कहीं फैलता है? कृपया दिखाँए

2.7 आपको ये दर्द हुए कितनी देर हो गई?
 (a) मिनट
 (b) घण्टा
 (c) दिन
 (d) हफ्ता
 (e) महीना
 (f) वर्ष

2.8 क्या ये दर्द हमेशा रहता है? हाँ/नहीं

2.9 क्या ये दर्द आता जाता रहता है? हाँ/नहीं

3 पिछली बिमारीयों का वर्णन

3.1 क्या आपको नीचे दी गई कोई बिमारी है या हुई है?
 (a) रियोमेटिक बुखार हाँ/नहीं
 (b) उच्च रक्तचाप (हाई ब्लड प्रेशर) हाँ/नहीं
 (c) एन्जाइना (दिल में दर्द होना) हाँ/नहीं
 (d) दिल का दौरा हाँ/नहीं
 (e) दमे की बिमारी (अस्थमा) हाँ/नहीं
 (f) खाँसी/ब्रोन्काईटिस हाँ/नहीं
 (g) राजरोग (टी.बी) हाँ/नहीं
 (h) येलो फीवर हाँ/नहीं
 (i) पिलीया (जान्डिस) हाँ/नहीं
 (j) हेपाटाईटीस (जिगर की बिमारी) हाँ/नहीं

English	French

(k)	HIV-positive?	Yes/No
(l)	Syphilis?	Yes/No
(m)	A stroke?	Yes/No
(n)	Epilepsy?	Yes/No
(o)	Anaemia?	Yes/No
(p)	Cancer?	Yes/No

If yes: (i) Where?
(ii) When?

3.2 Have you ever had an operation? Yes/No
If yes:
(a) Please point to the scar.
(b) When did you have it?
(c) Name the surgeon who did it.
(d) Name the hospital where it was done.

3.3 Do you take any tablets or medications now? Yes/No
If yes:
(a) What are they for?
(b) What are their names?
(c) Do you have them with you? Yes/No

3.4 Are you allergic to any drugs? Yes/No
If yes, what are their names?

3.5 Are you allergic to anything else? Yes/No
If yes, what?

Smoking
3.6 Do you smoke? Yes/No
If yes:
(a) Cigarettes? Yes/No
(b) Cigars? Yes/No
(c) Pipe? Yes/No

3.7 For how many years have you smoked?
(a) Less than 5 years? Yes/No
(b) 5–10 years? Yes/No
(c) More than 10 years? Yes/No

(k) Séropositif/-ve pour le SIDA? Oui/Non
(l) Syphilis? Oui/Non
(m) Attaque d'apoplexie? Oui/Non
(n) Epilepsie? Oui/Non
(o) Anémie? Oui/Non
(p) Cancer? Oui/Non
Si oui: (i) Où?
(ii) Quand?

3.2 Avez-vous déjà subi une opération? Oui/Non
Si oui:
(a) Veuillez indiquer où se trouve la cicatrice.
(b) Quand avez-vous été opéré(e)?
(c) Par quel chirugien?
(d) Dans quel hôpital?

3.3 Prenez-vous en ce moment des comprimés ou des médicaments? Oui/Non
Si oui:
(a) À quel fin?
(b) Quels sont-ils?
(c) Les avez-vous sur vous? Oui/Non

3.4 Êtes-vous allergique à certains médicaments? Oui/Non
Si oui: les-quels?

3.5 Êtes-vous allergique à autre chose? Oui/Non
Si oui, à quoi?

Tabac
3.6 Fumez-vous? Oui/Non
Si oui:
(a) Des cigarettes? Oui/Non
(b) Des cigares? Oui/Non
(c) La pipe? Oui/Non

3.7 Depuis combien d'années fumez-vous?
(a) Moins de 5 ans? Oui/Non
(b) Depuis 5 à 10 ans? Oui/Non
(c) Plus de 10 ans? Oui/Non

German		Hindi	
(k) AIDS?	*Ja/Nein*	(k) एच.आई.भी. पॉजीटीव (H.I.V. POSITIVE)	हाँ/नहीं
(l) Syphilis?	*Ja/Nein*	(l) सिफलिस	हाँ/नहीं
(m) Schlaganfall?	*Ja/Nein*	(m) लकवा	हाँ/नहीं
(n) Epilepsie?	*Ja/Nein*	(n) मिरगी/दौरा पड़ना	हाँ/नहीं
(o) Blutarmut?	*Ja/Nein*	(o) खून की कमी	हाँ/नहीं
(p) Krebs?	*Ja/Nein*	(p) कैन्सर	हाँ/नहीं
Falls ja: (i) Wo?		यदि हाँ तो (i) कहाँ?	
(ii) Wann?		(ii) कब?	

3.2 Sind Sie schon einmal operiert worden? *Ja/Nein*
Falls ja:
(a) Bitte zeigen Sie, wo die Narbe ist.
(b) Wann war die Operation?
(c) Name des betreuenden Arztes/Chefarztes?
(d) Name des Krankenhauses?

3.2 क्या आपका कभी ऑपरेशन (शल्य चिकित्सा) हुआ है? हाँ/नहीं
यदि हाँ तो
(a) कृपया उसका दाग दिखाईए
(b) ऑपरेशन कब हुआ था?
(c) कृपया ऑपरेशन करने वाले डाक्टर का नाम बताईए
(d) कृपया अस्पताल का नाम बताईए

3.3 Nehmen Sie zur Zeit irgendwelche Medikamente? *Ja/Nein*
Falls ja:
(a) Wofür sind sie?
(b) Wie heißen die Medikamente?
(c) Haben Sie sie bei sich? *Ja/Nein*

3.3 क्या आप कोई गोली या दवाईयाँ लेते हैं? हाँ/नहीं
यदि हाँ तो
(a) वो किस चीज के लिए हैं?
(b) उनका नाम क्या है?
(c) क्या वे अभी आपके पास हैं? हाँ/नहीं

3.4 Sind Sie gegen irgendwelche Medikamente allergisch? *Ja/Nein*
Falls ja, welche sind es?

3.4 क्या आपको किसी दवाई से एलर्जी है? हाँ/नहीं
यदि हाँ, तो उनके नाम क्या हैं?

3.5 Sind Sie gegen sonst irgendetwas allergisch? *Ja/Nein*
Falls ja, gegen was?

3.5 क्या आपको किसी और चीज से एलर्जी है? हाँ/नहीं
यदि हाँ, तो किस चीज से?

Rauchen

3.6 Rauchen Sie? *Ja/Nein*
Falls ja:
(a) Zigaretten? *Ja/Nein*
(b) Zigarren? *Ja/Nein*
(c) Pfeife? *Ja/Nein*

धुम्रपान:

3.6 क्या आप धुम्रपान करते हैं? हाँ/नहीं
यदि हाँ तो:
(a) सिगरेट? हाँ/नहीं
(b) सिगार? हाँ/नहीं
(c) पाईप? हाँ/नहीं

3.7 Seit wievielen Jahren rauchen Sie?
(a) Weniger als 5 Jahre? *Ja/Nein*
(b) Zwischen 5–10 Jahre? *Ja/Nein*
(c) Mehr als 10 Jahre? *Ja/Nein*

3.7 आप कितने सालों से धुम्रपान करते आ रहे हैं?
(a) पाँच साल या उससे कम हाँ/नहीं
(b) पाँच से दस साल हाँ/नहीं
(c) दस साल या उससे ज्यादा हाँ/नहीं

English	French

3.8 How many cigars/cigarettes do you smoke a day?
    (a) Less than 10? *Yes/No*
    (b) 10–20? *Yes/No*
    (c) More than 20? *Yes/No*

3.9 Have you recently stopped smoking? *Yes/No*

3.10 If yes, how long ago did you stop?
    (a) Days? *Yes/No*
    (b) Weeks? *Yes/No*
    (c) Years? *Yes/No*

Alcohol consumption
3.11 Do you drink alcohol? *Yes/No*

3.12 If yes, how much do you drink per day?
Beer
    (a) Less than 5 pints (2.5 litres)? *Yes/No*
    (b) 5–10 pints (2.5–5 litres)? *Yes/No*
    (c) More than 10 pints (5 litres)? *Yes/No*

Wine
    (a) Less than 1 bottle? *Yes/No*
    (b) 1–2 bottles? *Yes/No*
    (c) More than 2 bottles? *Yes/No*

Spirits
    (a) Less than 5 measures? *Yes/No*
    (b) 5–10 measures? *Yes/No*
    (c) More than 10 measures? *Yes/No*

3.8 Combien de cigares/cigarettes fumez-vous par jour?
    (a) Moins de 10? *Oui/Non*
    (b) De 10 à 20? *Oui/Non*
    (c) Plus de 20? *Oui/Non*

3.9 Avez-vous arrêté de fumer récemment? *Oui/Non*

3.10 Si oui, depuis combien de temps? Depuis: quelques
    (a) Jours? *Oui/Non*
    (b) Semaines? *Oui/Non*
    (c) Années? *Oui/Non*

Alcool
3.11 Buvez-vous des boissons alcoolisées? *Oui/Non*

3.12 Si oui, quelle quantité buvez-vous par jour?
Bière
    (a) Moins de 2.5 litres? *Oui/Non*
    (b) 2.5–5 litres? *Oui/Non*
    (c) Plus de 5 litres? *Oui/Non*

Vin
    (a) Moins d'une bouteille? *Oui/Non*
    (b) 1–2 bouteilles? *Oui/Non*
    (c) Plus de 2 bouteilles? *Oui/Non*

Alcools
    (a) Moins de 5 verres? *Oui/Non*
    (b) 5–10 verres? *Oui/Non*
    (c) Plus de 10 verres? *Oui/Non*

German	Hindi

3.8 Wieviele Zigarren/Zigaretten rauchen Sie pro Tag?
   (a) Weniger als 10?   *Ja/Nein*
   (b) Zwischen 10–20?   *Ja/Nein*
   (c) Mehr als 20?   *Ja/Nein*

3.9 Haben Sie früher einmal geraucht?
   Ja/Nein

3.10 Falls ja, wann haben Sie aufgehört?
   (a) Vor Tagen?   *Ja/Nein*
   (b) Vor Wochen?   *Ja/Nein*
   (c) Vor Jahren?   *Ja/Nein*

Alkoholgenuß
3.11 Trinken Sie Alkohol?   *Ja/Nein*

3.12 Falls ja, wieviel trinken Sie pro Tag?
Bier
   (a) Weniger als 2,5 Liter   *Ja/Nein*
   (b) Zwischen 2,5–5 Liter   *Ja/Nein*
   (c) Mehr als 5 Liter   *Ja/Nein*

Wein
   (a) Weniger als 1 Flasche (75 cl)   *Ja/Nein*
   (b) Zwischen 1–2 Flaschen   *Ja/Nein*
   (c) Mehr als 2 Flaschen   *Ja/Nein*

'Hochprozentiges'/Spirituosen
   (a) Weniger als 0.018 lt   *Ja/Nein*
   (b) Zwischen 0.018 ∼ 5 × 0.018 lt   *Ja/Nein*
   (c) Mehr als 10 × 0.018 lt   *Ja/Nein*

3.8 आप एक दिन में कितनी सिगरेट/सिगार पीते हैं?
   (a) दस या उससे कम   हाँ/नहीं
   (b) दस और बीस के बिच   हाँ/नहीं
   (c) बीस या उससे ज्यादा   हाँ/नहीं

3.9 क्या आपने अभी धुम्रपान करना बन्द किया है?   हाँ/नहीं

3.10 यदि हाँ तो कब से?
   (a) कई दिनों से   हाँ/नहीं
   (b) कई हफ्तों से   हाँ/नहीं
   (c) कई सालों से   हाँ/नहीं

शराब:
3.11 क्या आप शराब पीते हैं?   हाँ/नहीं

3.12 यदि हाँ, तो एक दिन में कितना पीते हैं?
बीयर
   (a) पाँच पाईन्ट (2.5 लीटर) या उससे कम   हाँ/नहीं
   (b) पाँच और दस पाईन्ट (2.5 -5 लीटर) के बीच   हाँ/नहीं
   (c) दस पाईन्ट (5 लीटर) या उससे ज्यादा   हाँ/नहीं

वाईन
   (a) एक बोतल या उससे कम   हाँ/नहीं
   (b) एक से दो बोतल के बीच   हाँ/नहीं
   (c) दो बोतल या उससे ज्यादा   हाँ/नहीं

स्पीरीट
   (a) पाँच मेजर (पेग) या उससे कम   हाँ/नहीं
   (b) पाँच से दस मेजर (पेग) के बीच   हाँ/नहीं
   (c) दस मेजर (पेग) या उससे ज्यादा   हाँ/नहीं

English	Italian
1 Personal details	**1 Dati personali**

1.1 What is your:
  (a) Surname?
  (b) Forename (Christian name)?

1.1 Come si chiama?
  (a) Cognome?
  (b) Nome?

1.2 What is your address?

1.2 Qual è il suo indirizzo?

1.3 What is your date of birth?

1.3 Qual è la sua data di nascita?

1.4 What is your telephone number?
  (a) Home number?
  (b) Work/business number?

1.4 Qual è il suo numero di telefono?
  (a) Abitazione?
  (b) Lavoro?

1.5 Are you married?   *Yes/No*

1.5 È sposato?   *Sì/No*

1.6 Do you have any children?   *Yes/No*
If yes: (a) How many sons?
  (b) How many daughters?

1.6 Ha figli?   *Sì/No*
Se sì:
(a) Quanti maschi?
(b) Quante femmine?

1.7 Do you have any relatives near here?   *Yes/No*
If yes, what are their phone numbers?

1.7 Ha parenti che abitano nel vicinanze?   *Sì/No*
Se sì, qual è il loro numero di telefono?

1.8 Would you like us to ring anyone else for you?   *Yes/No*

1.8 Dobbiamo informare qualcun'altro?   *Sì/No*

1.9 Are you working at the moment?   *Yes/No*
If yes: (a) What work do you do?
  (b) Who is your employer?

1.9 Attualmente lavora?   *Sì/No*
Se sì: (a) Che lavoro fa?
  (b) Chi è il suo datore di lavoro?

1.10 What is your nationality?

1.10 Di che nazionalità è?

1.11 For how long have you lived in this country: (a) Months?
  (b) Years?

1.11 Da quanto abita in questo paese?
(a) Mesi?   *Sì/No*
(b) Anni?   *Sì/No*

1.12 Are you a visitor to this country?   *Yes/No*

1.12 È di passaggio in questo paese?   *Sì/No*

1.13 What country do you originally come from?

1.13 Qual'è il suo paese d'origine?

1.14 What is your religion?

1.14 Di quale religione è?

Russian	Spanish
1 Личные данные	**1 Datos personales**
1.1 У Вас: (a) Какая фамилия? (b) Какое имя?	1.1 (a) ¿Cómo se apellida Ud? (b) ¿Cómo se llama Ud?
1.2 Какой у Вас адрес?	1.2 ¿Cual es su dirección?
1.3 Какой у Вас день и год рождения?	1.3 ¿Cual es su fecha de nacimiento?
1.4 Какой у Вас номер телефона? (a) Домашний номер (b) Рабочий номер	1.4 ¿Cual es su número de teléfono? (a) ¿Número de casa? (b) ¿Número del trabajo?
1.5 Вы женаты/замужем? *Да/Нет*	1.5 ¿Está Ud. casado/a? *Sí/No*
1.6 Есть ли у Вас дети? *Да/Нет* Если да: (a) Сколько сыновей? (b) Сколько дочерей?	1.6 ¿Tiene Ud. hijos? *Sí/No* En caso afirmativo: (a) ¿Cuántos hijos? (b) ¿Cuántas hijas?
1.7 Есть ли у Вас близко отсюда родственники? *Да/Нет* Если да, какие у них номера телефона?	1.7 ¿Tiene familiares por aquí cerca? *Sí/No* ¿En caso afirmativo, cual es su número de teléfono?
1.8 Хотите, чтобы мы позвонили кому-либо ещё? *Да/Нет*	1.8 ¿Quiere Ud. que avisemos a alguien? *Sí/No*
1.9 Вы работаете? *Да/Нет* Если да: (a) Какая у Вас работа? (b) Кто предоставляет эту работу?	1.9 ¿Trabaja actualmente? *Sí/No* En caso afirmativo: (a) ¿Cual es su trabajo? (b) ¿Para quién trabaja Ud.?
1.10 Какое у Вас гражданство?	1.10 ¿Cual es su nacionaliodad?
1.11 Сколько времени Вы живёте здесь в стране? Несколько: (a) Месяцев (b) Лет	1.11 ¿Cuánto tiempo lleva viviendo en éste país?: (a) ¿Meses? *Sí/No* (b) ¿Años? *Sí/No*
1.12 Вы здесь в стране временно (например как турист)? *Да/Нет*	1.12 ¿Está Ud. de visita en éste país? *Sí/No*
1.13 Вы из какой страны родом?	1.13 ¿De qué país es Ud. originario?
1.14 Какая у Вас религия?	1.14 ¿Cuál es su religión?

English	**Italian**

1.15 What is the name of your general practitioner (family physician)? Do you know his/her telephone number and address?

1.16 Have you been to this hospital before for any reason?   *Yes/No*

1.17 If yes, what is the specialist's name?

2 Classification of problem

2.1 What is your problem?
    (a) An accident? *Yes/No*
    (b) An injury? *Yes/No*
    (c) An illness? *Yes/No*

2.2 If an accident or an injury have you:
    (a) A cut? *Yes/No*
    (b) A bruise? *Yes/No*
    (c) A swelling? *Yes/No*
    (d) A lump? *Yes/No*
    (e) Pain? *Yes/No*
    (f) Difficulty in moving? *Yes/No*

2.3 If you have an illness, have you:
    (a) Pain? *Yes/No*
    (b) Bleeding? *Yes/No*
    (c) Another problem—see below *Yes/No*

If you have any of the above, please point to where the problem is on the drawings (see p. 1).

If you do not have any of the above please point to where the problem is and we will ask you some more questions.

1.15 Chi è il suo medico di famiglia? Sa il suo numero di telefono e indirizzo?

1.16 È mai stato/a in questo ospedale per qualche motivo? *Sì/No*

1.17 Se sì, qual è il nome dello specialista?

2 Classificazione del problema

2.1 Qual è il suo problema?
    (a) Incidente? *Sì/No*
    (b) Ferita? *Sì/No*
    (c) Malattia? *Sì/No*

2.2 Se si tratta di un incidente o di una ferita, ha:
    (a) Un taglio? *Sì/No*
    (b) Un livido? *Sì/No*
    (c) Un gonfiore? *Sì/No*
    (d) Un nodulo? *Sì/No*
    (e) Dolore? *Sì/No*
    (f) Difficoltà a muoversi? *Sì/No*

2.3 Se si tratta di malattia:
    (a) Dolore? *Sì/No*
    (b) Emorragia? *Sì/No*
    (c) Altro problema?—vedi avanti *Sì/No*

Se ha uno dei problemi sopra elencati, ne indichi la posizione sui disegni.

Se non ha nessuno dei problemi sopra elencati, indichi dov'è il problema e Le faremo altre domande.

Russian	Spanish
1.15 Как зовут Вашего врача (врача общей практики)? Знаете ли Вы его/её номер телефона и адрес?	**1.15** ¿Quién es su médico de cabecera? ¿Sabe su dirección y teléfono?
1.16 Вы до этого были в этой больнице по любой причине? *Да/Нет*	**1.16** ¿Ha estado Ud. ingresado en este hospital antes por alguna razón? *Sí/No*
Если да, как зовут врача-специалиста?	**1.17** En caso afirmativo, ¿cómo se llama el especialista que le trató?
2 Классификация проблемы	**2 Clasificación del problema**
2.1 Какая у Вас проблема? (a) Несчастный случай? *Да/Нет* (b) Повреждение? *Да/Нет* (c) Болезнь? *Да/Нет*	**2.1** ¿Cuál es su problema?: (a) ¿Un accidente? *Sí/No* (b) ¿Una herida? *Sí/No* (c) ¿Una enfermedad? *Sí/No*
2.2 Если это несчастный случай или повреждение, у Вас есть: (a) Порез? *Да/Нет* (b) Синяк? *Да/Нет* (c) Шишка? *Да/Нет* (d) Опухоль? *Да/Нет* (e) Боль? *Да/Нет* (f) Трудность двигаться? *Да/Нет*	**2.2** Si se trata de accidente o herida, tiene Ud: (a) ¿Un corte? *Sí/No* (b) ¿Un hematoma? *Sí/No* (c) ¿Una hinchazón? *Sí/No* (d) ¿Un bulto? *Sí/No* (e) ¿Dolor? *Sí/No* (f) ¿Dificultad para moverse? *Sí/No*
2.3 Если у Вас болезнь, у Вас есть: (a) Боль? *Да/Нет* (b) Кровотечение? *Да/Нет* (c) Другая проблема? — читаите ниже. *Да/Нет* Если у Вас будет какая-нибудь проблема из выше указанных, то покажите пальцем ниже на предоставляемых зерокскопиях. Если у Вас нет выше указанных проблем то покажите пальцем, где проблема, и мы зададим ещё вопросы.	**2.3** Si se trata de una enfermedad, tiene Ud: (a) ¿Dolor? *Sí/No* (b) ¿Hemorragia? *Sí/No* Si se trata de otro problema, ver más abajo. Si padece algo de lo mencionado más arriba, señálelo en el dibujo. Si Ud no tiene ninguno de los problemas indicados más arriba, por favor señale donde está su problema y le haremos nuevas preguntas.

English	Italian
2.4 There now follows a long list of questions. Please point to the one that describes what you are most worried about. (a) Cough (b) Shortness of breath/difficulty in breathing (c) Wheeze (d) Coughing up blood (e) Coughing up green/yellow sputum (f) Palpitations (g) Swelling of ankles/legs (h) Sweating (i) Fever (j) Indigestion (k) Vomiting (l) Nausea (m) Diarrhoea (n) Constipation (o) Difficulty in swallowing (p) Something stuck in your throat (q) Loss of appetite (r) Weight loss (s) Difficulty in passing a motion (t) Discharge from back passage (u) Fits (v) Loss of consciousness (w) Faints (x) Blackouts (y) Headache (z) Paralysis (a1) Loss of feeling (b1) Dizziness (c1) Loss of vision (d1) Difficulty in seeing (e1) Difficulty in hearing (f1) Ringing in ears (g1) Difficulty in passing urine (h1) Pain on passing urine (i1) Burning on passing urine (j1) Blood in urine (k1) Discharge from penis (l1) Women's problems (m1) Pain with periods (n1) Irregular periods (o1) Missed periods (p1) Pregnancy (q1) Miscarriage (r1) Earache	**2.4** Segue una lunga lista di domande. Indichi quella che si riferisce alla situazione che la preoccupa di più. (a) Tosse (b) Fatica a respirare (c) Respiro con rantoli (d) Sangue quando tossisce (e) Espettorato verde/giallo (f) Palpitazioni (g) Caviglie/piedi gonfi (h) Sudorazione profusa (i) Febbre (j) Indigestione (k) Vomito (l) Nausea (m) Diarrea (n) Costipazione (o) Difficoltà ad inghiottire (p) Qualcosa rimasto in gola (q) Inappetenza (r) Perdita di peso (s) Difficoltà ad andare di corpo (t) Perdite dall'ano (u) Convulsioni (v) Perdita di coscienza (w) Svenimenti (x) Amnesie (y) Mal di testa (z) Paralisi (a1) Perdita di sensibilità (b1) Vertigine (c1) Perdita della vista (d1) Difficoltà di vista (e1) Difficoltà d'udito (f1) Ronzio (g1) Difficoltà ad orinare (h1) Dolore ad orinare (i1) Bruciore durante la minzione (j1) Sangue nelle urine (k1) Perdite dal pene (l1) Problemi ginecologici (m1) Dolori mestruali (n1) Mestruazioni irregolari (o1) Amenorrea (p1) Gravidanza (q1) Aborto spontaneo (r1) Mal d'orecchio

Russian	Spanish
2.4 Вот длинный список выражений. Покажите пальцем, пожалуйста, какая проблема Вас больше всего волнует.	**2.4** Seguidamente le haremos una serie de preguntas. Por favor señale el término que mejor describa su problem.

Russian:
- (a) Кашель
- (b) Одышка/трудность дышать
- (c) Хрип
- (d) Кашель с кровью
- (e) Кашель с зелёной/жёлтой мокротой
- (f) Сильное сердцебиение
- (g) Распухание лодыжек/ног
- (h) Потоотделение
- (i) Лихорадка
- (j) Несварение желудка
- (k) Рвота
- (l) Тошнота
- (m) Понос
- (n) Запор
- (o) Затруднённое глотание
- (p) Что-то застряло в горле
- (q) Потеря аппетита
- (r) Потеря веса
- (s) Затруднённое испражнение
- (t) Выделение из заднего прохода
- (u) Конвульсии
- (v) Потеря сознания
- (w) Обмороки
- (x) Приступы затемнения сознания
- (y) Головная боль
- (z) Паралич
- (a1) Потеря чувствительности (например в пальцах)
- (b1) Головокружение
- (c1) Потеря зрения
- (d1) Затруднённое зрение
- (e1) Затруднённый слух
- (f1) Звон в ушах
- (g1) Затруднённое мочеиспускание
- (h1) Боль при мочеиспускании
- (i1) Резь при мочеиспускании
- (j1) Кровь в моче
- (k1) Выделение из мужского члена
- (l1) Женские проблемы
- (m1) Боль при менструации
- (n1) Неравномерные менструации
- (o1) Не появившиеся менструации
- (p1) Беременность
- (q1) Выкидыш
- (r1) Боль в ухе

Spanish:
- (a) Tos
- (b) Dificultad para respirar
- (c) Respiración jadeante/sibilancias
- (d) Expulsión de sangre al toser
- (e) Expulsión de esputo verde/amarillento al toser
- (f) Palpitaciones
- (g) Hinchazón de tobillos/piernas
- (h) Sudoración
- (i) Fiebre
- (j) Indigestión
- (k) Vómito
- (l) Náusea
- (m) Diarrea
- (n) Estreñimiento
- (o) Dificultad al tragar
- (p) Cuerpo extraño en la garganta
- (q) Pérdida de apetito
- (r) Pérdida de peso
- (s) Dificultad para defecar
- (t) Sangrado al defecar
- (u) Convulsión epiléptica
- (v) Pérdida de conocimiento
- (w) Mareo/Desmayo
- (x) Pérdida de conocimiento transitorio
- (y) Dolor de cabeza
- (z) Parálisis
- (a1) Pérdida de sensibilidad
- (b1) Mareo/Vértigo
- (c1) Pérdida de visión
- (d1) Dificultad para ver
- (e1) Dificultad para oír
- (f1) Zumbido en los oídos
- (g1) Dificultad para orinar
- (h1) Dolor al orinar
- (i1) Quemazón/escozor al orinar
- (j1) Sangre al orinar
- (k1) Presencia de secreción peneana
- (l1) Problemas de la mujer
- (m1) Menstruación doloros/a
- (n1) Menstruaciones irregulares
- (o1) Ausencia de menstruación
- (p1) Embarazo
- (q1) Aborto
- (r1) Dolor de oídos

English	Italian
(s1) Discharge from ear(s)	(s1) Perdite dall'orecchio
(t1) Sore throat	(t1) Mal di gola
(u1) Pain in joints	(u1) Dolore alle articolazioni
(v1) Swelling of joints	(v1) Articolazioni gonfie
(w1) Difficulty in walking	(w1) Difficoltà a camminare
(x1) Rash	(x1) Macchie sulla pelle/eruzione cutanea
(y1) Itchy skin	(y1) Prurito

If you have pain: | *Se ha dolore:*

2.5 Please point to where it is. | **2.5** Indichi dove si trova.

2.6 Does it go anywhere else? Please point. | **2.6** Tende ad irradiarsi ad un altro punto? Lo indichi.

2.7 How long have you had it:
(a) Minutes?
(b) Hours?
(c) Days?
(d) Weeks?
(e) Months?
(f) Years?

2.7 Da quanto tempo ha questo dolore?
(a) Minuti?
(b) Ore?
(c) Giorni?
(d) Settimane?
(e) Mesi?
(f) Anni?

2.8 Is it there all the time? *Yes/No* | **2.8** È sempre presente? *Sì/No*

2.9 Does it come and go? *Yes/No* | **2.9** È intermittente? *Sì/No*

3 Past medical history | ## 3 Anamnesi

3.1 Do you have, or have you ever had, any of the following?
(a) Rheumatic fever? *Yes/No*
(b) High blood pressure? *Yes/No*
(c) Angina? *Yes/No*
(d) Heart attack? *Yes/No*
(e) Asthma? *Yes/No*
(f) Bronchitis? *Yes/No*
(g) Tuberculosis? *Yes/No*
(h) Yellow fever? *Yes/No*
(i) Yellow jaundice? *Yes/No*
(j) Hepatitis? *Yes/No*

3.1 Ha, o ha mai avuto, le seguenti malattie?
(a) Febbre reumatica? *Sì/No*
(b) Ipertensione? *Sì/No*
(c) Angina? *Sì/No*
(d) Infarto? *Sì/No*
(e) Asma? *Sì/No*
(f) Bronchite? *Sì/No*
(g) Tubercolosi? *Sì/No*
(h) Febbre gialla? *Sì/No*
(i) Ittero? *Sì/No*
(j) Epatite? *Sì/No*

Russian	Spanish

(s1)	Выделение из ушей	
(t1)	Горловая боль	
(u1)	Боль в суставах	
(v1)	Распухание суставов	
(w1)	Затруднённое хождение	
(x1)	Сыпь	
(y1)	Зудящая кожа	

Если у Вас есть боль:

2.5 Покажите пальцем, пожалуйста, где она находится.

2.6 Если она распространяется куда-нибудь ещё, то покажите пальцем, пожалуйста.

2.7 Сколько времени у Вас есть боль? Несколько:
(a) Минут
(b) Часов
(c) Дней
(d) Недель
(e) Месяцев
(f) Лет

2.8 Болит всё время? *Да/Нет*

2.9 Болит время от времени? *Да/Нет*

3 История болезни

3.1 У Вас есть теперь или у Вас когда-нибудь была любая из следующих болезней?
(a) Суставной ревматизм? *Да/Нет*
(b) Повышенное кровяное давление? *Да/Нет*
(c) Грудная жаба? *Да/Нет*
(d) Сердечный приступ (инфаркт)? *Да/Нет*
(e) Астма? *Да/Нет*
(f) Бронхит? *Да/Нет*
(g) Туберкулёз? *Да/Нет*
(h) Жёлтая лихорадка? *Да/Нет*
(i) Желтуха? *Да/Нет*
(j) Гепатит? *Да/Нет*

(s1) Supuración de oídos
(t1) Dolor de garganta
(u1) Dolor en las articulaciones
(v1) Hinchazón de las articulaciones
(w1) Dificultad para andar
(x1) Erupción cutánea
(y1) Prurito/Picazón en la piel

Si tiene usted dolor:

2.5 Por favor señale donde.

2.6 ¿Se irradiahacia a algún otro punto? Por favor señálelo.

2.7 ¿Desde cuándo lo tiene?:
(a) ¿Minutos? *Sí/No*
(b) ¿Horas? *Sí/No*
(c) ¿Días? *Sí/No*
(d) ¿Semanas? *Sí/No*
(e) ¿Meses? *Sí/No*
(f) ¿Años? *Sí/No*

2.8 ¿Es contínuo? *Sí/No*

2.9 ¿Es intermitente? *Sí/No*

3 Historia clínica pasada

3.1 ¿Padece Ud. o ha padecido con anterioridad?:
(a) ¿Fiebre Reumática? *Sí/No*
(b) ¿Hipertensión (tensión alta)? *Sí/No*
(c) ¿Angina? *Sí/No*
(d) ¿Infarto de miocardio? *Sí/No*
(e) ¿Asma? *Sí/No*
(f) ¿Bronquitis? *Sí/No*
(g) ¿Tuberculosis? *Sí/No*
(h) ¿Fiebre amarilla? *Sí/No*
(i) ¿Ictericia (ojos y cara amarillos)? *Sí/No*
(j) ¿Hepatitis? *Sí/No*

English	Italian
(k) HIV-positive? Yes/No	(k) AIDS? Sì/No
(l) Syphilis? Yes/No	(l) Sifilide? Sì/No
(m) A stroke? Yes/No	(m) Ictus cerebrale? Sì/No
(n) Epilepsy? Yes/No	(n) Epilessia? Sì/No
(o) Anaemia? Yes/No	(o) Anemia? Sì/No
(p) Cancer? Yes/No	(p) Tumore? Sì/No
If yes: (i) Where?	Se sì: (i) Dove?
(ii) When?	(ii) Quando?

3.2 Have you ever had an operation? Yes/No
If yes:
(a) Please point to the scar.
(b) When did you have it?
(c) Name the surgeon who did it.
(d) Name the hospital where it was done.

3.2 Ha mai avuto un intervento chirurgico? Sì/No
Se sì:
(a) Indichi la cicatrice.
(b) Quando è stato l'intervento?
(c) Nomini il chirurgo che l'ha operata.
(d) Nomini l'ospedale dove è stato operato.

3.3 Do you take any tablets or medications now? Yes/No
If yes:
(a) What are they for?
(b) What are their names?
(c) Do you have them with you? Yes/No

3.3 Prende attualmente qualche medicina? Sì/No
Se sì:
(a) Per quale motivo?
(b) Nomi delle medicine?
(c) Lei ha con sè? Sì/No

3.4 Are you allergic to any drugs? Yes/No
If yes, what are their names?

3.4 È allergico a qualche medicina? Sì/No
Se sì, a quale?

3.5 Are you allergic to anything else? Yes/No
If yes, what?

3.5 È allergico/a ad altra cosa? Sì/No
Se sì, a che cosa?

Smoking
3.6 Do you smoke? Yes/No
If yes:
(a) Cigarettes? Yes/No
(b) Cigars? Yes/No
(c) Pipe? Yes/No

Fumo
3.6 Fuma? Sì/No
Se sì:
(a) Sigarette? Sì/No
(b) Sigari? Sì/No
(c) Pipa? Sì/No

3.7 For how many years have you smoked?
(a) Less than 5 years? Yes/No
(b) 5–10 years? Yes/No
(c) More than 10 years? Yes/No

3.7 Da quanti anni fuma? Da:
(a) Meno di 5 anni? Sì/No
(b) 5–10 anni? Sì/No
(c) Più di 10 anni? Sì/No

Russian	Spanish

(k) Вирус, способный вызвать СПИД? *Да/Нет*
(l) Сифилис? *Да/Нет*
(m) Инсульт (мозговой удар)? *Да/Нет*
(n) Эпилепсия? *Да/Нет*
(o) Малокровие (анемия)? *Да/Нет*
(p) Рак? *Да/Нет*
  Если да, то: (i) Где?
      (ii) Когда?
	(k) ¿SIDA positivo? *Sí/No*
	(l) ¿Sífilis? *Sí/No*
	(m) ¿Una trombosis? *Sí/No*
	(n) ¿Epilepsia? *Sí/No*
	(o) ¿Anemia? *Sí/No*
	(p) ¿Cáncer?
	  En caso afirmativo:
	    (i) ¿Dónde?
	    (ii) ¿Desde Cuándo?

3.2 У Вас когда-нибудь была операция? *Да/Нет* Если да: (a) Покажите пальцем, пожалуйста, где шрам. (b) Когда это было? (c) Назовите хирурга. (d) Назовите больницу, в которой Вы лежали.	**3.2** ¿Ha sido Ud. operado alguna vez? *Sí/No* En caso afirmativo: (a) Por favor, señale la cicatríz (b) ¿Cuándo fue operado? (c) ¿Cómo se llama el cirujano que le operó? (d) ¿En qué hospital tuvo lugar la operación?
3.3 Вы сейчас принимаете таблетки или другие лекарства? *Да/Нет* Если да: (a) От чего они? (b) Какие их названия? (c) У Вас есть такие при себе? *Да/Нет*	**3.3** ¿Toma Ud. algún tipo de medicación ahora? *Sí/No* En caso afirmativo: (a) ¿Para qué? (b) ¿Cómo se llaman los medicamentos? (c) ¿Los tiene Ud. aquí? *Sí/No*
3.4 У Вас есть аллергия от каких-либо лекарств? *Да/Нет* Если да, какие их названия?	**3.4** ¿Es Ud. alérgico a algún medicamento? *Sí/No* En caso afirmativo, ¿cuál?
3.5 У Вас есть аллергия от чего-либо ещё? *Да/Нет* Если да, от чего?	**3.5** ¿Es Ud. alérgico a algo más? *Sí/No* En caso afirmativo, ¿de qué se trata?
Курение **3.6** Вы курите? *Да/Нет* Если да: Сигареты/папиросы? *Да/Нет* Сигары? *Да/Нет* Трубку? *Да/Нет*	*Consumo de tabaco* **3.6** ¿Fuma Ud? *Sí/No* En caso afirmativo: (a) ¿Cigarrillos? *Sí/No* (b) ¿Puros? *Sí/No* (c) ¿En pipa? *Sí/No*
3.7 Сколько лет Вы курите? (a) Менее 5 лет? *Да/Нет* (b) От 5 до 10 лет? *Да/Нет* (c) Более 10 лет? *Да/Нет*	**3.7** ¿Desde cuándo fuma Ud?: (a) ¿Hace menos de 5 años? *Sí/No* (b) ¿Entre 5 y 10 años? *Sí/No* (c) ¿Hace más de 10 años? *Sí/No*

English	Italian
3.8 How many cigars/cigarettes do you smoke a day? (a) Less than 10? *Yes/No* (b) 10–20? *Yes/No* (c) More than 20? *Yes/No*	**3.8** Quante sigarette/sigari fuma al giorno? (a) Meno di 10? *Sì/No* (b) 10–20? *Sì/No* (c) Più di 20? *Sì/No*
3.9 Have you recently stopped smoking? *Yes/No*	**3.9** Ha smesso di fumare recentemente? *Sì/No*
3.10 If yes, how long ago did you stop? (a) Days? *Yes/No* (b) Weeks? *Yes/No* (c) Years? *Yes/No*	**3.10** Se sì, da quanto ha smesso di fumare? Da: (a) Giorni? *Sì/No* (b) Settimane? *Sì/No* (c) Anni? *Sì/No*
Alcohol consumption **3.11** Do you drink alcohol? *Yes/No*	*Alcolici* **3.11** Fa uso di bevande alcoliche? *Sì/No*
3.12 If yes, how much do you drink per day? Beer (a) Less than 5 pints (2.5 litres)? *Yes/No* (b) 5–10 pints (2.5–5 litres)? *Yes/No* (c) More than 10 pints (5 litres)? *Yes/No* Wine (a) Less than 1 bottle? *Yes/No* (b) 1–2 bottles? *Yes/No* (c) More than 2 bottles? *Yes/No* Spirits (a) Less than 5 measures? *Yes/No* (b) 5–10 measures? *Yes/No* (c) More than 10 measures? *Yes/No*	**3.12** Se sì, quanto beve al giorno? Birra (a) Meno di 2,5 litri? *Sì/No* (b) 2,5–5 litri? *Sì/No* (c) Più di 5 litri? *Sì/No* Vino (a) Meno di un litro? *Sì/No* (b) 1–2 litri? *Sì/No* (c) Più di 2 litri? *Sì/No* Superalcolici (a) Meno di 1 bicchiere? *Sì/No* (b) 1–2 bicchieri? *Sì/No* (c) Più di 2 bicchieri? *Sì/No*

Russian	Spanish

Russian

3.8 Сколько сигар или сигарет/папирос Вы курите в день?
(a) Менее 10? *Да/Нет*
(b) От 10 до 20? *Да/Нет*
(c) Более 20? *Да/Нет*

3.9 Вы недавно бросили курение? *Да/Нет*

3.10 Если да, то сколько времени тому назад? Несколько:
(a) Дней? *Да/Нет*
(b) Недель? *Да/Нет*
(c) Лет? *Да/Нет*

Употребление алкоголя
3.11 Вы употребляете алкоголь? *Да/Нет*

3.12 Если да, то сколько Вы пьёте каждый день в среднем?
Пиво
(a) Менее 2.5 литров?
(b) От 2.5 до 5 литров?
(c) Более 5 литров?

Вино (одна бутылка = 0.75) литра
(d) Менее 1 бутылки?
(e) От 1 до 2 бутылок?
(f) Более 2 бутылок?

Крепкие спиртные напитки
(g) Менее 120 граммов?
(h) От 120 до 240 граммов?
(i) Более 240 граммов?

Spanish

3.8 ¿Cuántos puros/cigarrillos fuma Ud. al día?:
(a) ¿Menos de 10? *Sí/No*
(b) ¿Entre 10 y 20? *Sí/No*
(c) ¿Más de 20? *Sí/No*

3.9 ¿Ha dejado Ud. de fumar recientemente? *Sí/No*

3.10 En caso afirmativo, ¿cuánto tiempo hace?:
(a) ¿Días? *Sí/No*
(b) ¿Semanas? *Sí/No*
(c) ¿Años? *Sí/No*

Consumo de alcohol
3.11 ¿Toma Ud. alcohol? *Sí/No*

3.12 En caso afirmativo, ¿cuánto bebe Ud. al día?:
Cervezas
(a) ¿Menos de 10? *Sí/No*
(b) ¿Entre 10 y 20? *Sí/No*
(c) ¿Más de 20? *Sí/No*

Vino
(a) ¿Menos de 1 botella? *Sí/No*
(b) ¿Entre 1 y 2 botellas? *Sí/No*
(c) ¿Más de 2 botellas? *Sí/No*

Copas de licor
(a) ¿Menos de 5? *Sí/No*
(b) ¿Entre 5 y 10? *Sí/No*
(c) ¿Más de 10? *Sí/No*

Section B
Trauma

English	French
4 Classification	**4 Classification**

English	French
Accident	*Accident*
4.1 Have you had an accident? Yes/No If yes, did this accident occur: (a) At your workplace? Yes/No (b) At home? Yes/No (c) In a motor vehicle (car, motorbike, lorry, bicycle)? Yes/No (d) Playing sport? Yes/No (e) At school/college? Yes/No	**4.1** Avez-vous eu un accident? Oui/Non Si oui, cet accident s'est-il passé: (a) Sur votre lieu de travail? Oui/Non (b) Chez vous? Oui/Non (c) Dans un véhicule (voiture, moto, camion, vélo)? Oui/Non (d) En pratiquant un sport? Oui/Non (e) À l'école/l'université? Oui/Non
4.2 Have you been assaulted/beaten up? Yes/No	**4.2** Avez-vous été agressé(e)? Oui/Non
4.3 Did you fall over? Yes/No	**4.3** Êtes-vous tombé(e)? Oui/Non
Work	*Travail*
4.4 Did the accident happen at work? Yes/No	**4.4** L'accident s'est-il passé sur votre lieu de travail? Oui/Non
4.5 Did it happen during your normal duties? Yes/No	**4.5** Si oui, était-ce durant votre travail ordinaire? Oui/Non
4.6 Were you working at a machine? Yes/No	**4.6** Utilisiez-vous une machine lors de l'accident? Oui/Non
4.7 Did anything: (a) Burn you? Yes/No (b) Crush you? Yes/No (c) Electrocute you? Yes/No (d) Fall on you? Yes/No (e) Hit you? Yes/No (f) Spray onto you? Yes/No (g) Stick into you? Yes/No	**4.7** (a) Avez-vous été brulé(e)? Oui/Non (b) Avez-vous eu un membre écrasé? Oui/Non (c) Avez-vous été électrocuté(e)? Oui/Non (d) Un objet est-il tombé sur vous? Oui/Non (e) Avez-vous été heurté(e) par quelque chose? Oui/Non (f) Avez-vous été éclaboussé(e)? Oui/Non (g) Un objet vous a-t-il transpercé(e)? Oui/Non
Home	*Maison*
4.8 Did the accident happen at home? Yes/No	**4.8** L'accident s'est-il passé chez-vous? Oui/Non

German	Hindi
4 Einteilung	**4 वर्गीकरण**

Unfall

4.1 Haben Sie einen Unfall gehabt?   *Ja/Nein*
      Falls ja, passierte der Unfall:
      (a) Am Arbeitsplatz?   *Ja/Nein*
      (b) Zu Hause?   *Ja/Nein*
      (c) In einem Fahrzeug (Auto, Motorrad, Lastwagen, Fahrrad)?   *Ja/Nein*
      (d) Beim Sport?   *Ja/Nein*
      (e) In der Schule/Universität?   *Ja/Nein*

4.2 Sind Sie überfallen/tätlich angegriffen worden?   *Ja/Nein*

4.3 Sind Sie gefallen?   *Ja/Nein*

Arbeitsplatz

4.4 Ist der Unfall bei der Arbeit passiert?   *Ja/Nein*

4.5 Ist er während der üblichen Tätigkeiten passiert?   *Ja/Nein*

4.6 Ist es passiert, während Sie an oder mit einer Maschine arbeiteten?   *Ja/Nein*

4.7 Trifft eine der folgenden Aussagen zu?
      (a) Haben Sie sich verbrannt?   *Ja/Nein*
      (b) Wurden Sie eingeklemmt?   *Ja/Nein*
      (c) Haben Sie einen Stromschlag versetzt bekommen?   *Ja/Nein*
      (d) Ist etwas auf Sie gefallen?   *Ja/Nein*
      (e) Hat Sie etwas gestoßen?   *Ja/Nein*
      (f) Wurde etwas auf Sie gespritzt?   *Ja/Nein*
      (g) Wurde etwas in Sie hineingestoßen?   *Ja/Nein*

Zu Hause

4.8 Ist der Unfall zu Hause passiert?   *Ja/Nein*

दुर्घटनाः

4.1 क्या आपके साथ दुर्घटना हुई है?   हाँ/नहीं
      यदि हाँ, तो ये दुर्घटना कहाँ हुई?
      (a) आपके काम की जगह में?   हाँ/नहीं
      (b) घर में?   हाँ/नहीं
      (c) किसी वाहन में (कार, मोटरसाइकल, लॉरी, साइकल)?   हाँ/नहीं
      (d) खेलते हुए?   हाँ/नहीं
      (e) स्कूल/कालेज में?   हाँ/नहीं

4.2 क्या आपको किसी ने मारा है या आपके उपर हमला किया है?   हाँ/नहीं

4.3 क्या आप गिर गये थे?   हाँ/नहीं

काम पर दुर्घटनाः

4.4 क्या ये दुर्घटना काम पर हुई?   हाँ/नहीं

4.5 क्या ये दुर्घटना आपके काम के समय पर हुई?   हाँ/नहीं

4.6 क्या आप उस वक्त मशीन पर काम कर रहे थे?   हाँ/नहीं

4.7 क्या आप–
      (a) जल गये थे?   हाँ/नहीं
      (b) दब गये थे?   हाँ/नहीं
      (c) को बिजली का झटका लगा था?   हाँ/नहीं
      (d) के उपर कुछ गिर गया था?   हाँ/नहीं
      (e) को कोई टक्कर लगी?   हाँ/नहीं
      (f) के उपर कोई छिटें पड़े थे?   हाँ/नहीं
      (g) में कोई चीज घुस गई थी?   हाँ/नहीं

घर पर दुर्घटनाः

4.8 क्या ये दुर्घटना घर पर हुई?   हाँ/नहीं

English	French
4.9 In which room did it happen: (a) Bathroom? Yes/No (b) Bedroom? Yes/No (c) Dining room? Yes/No (d) Garage? Yes/No (e) Garden? Yes/No (f) Kitchen? Yes/No (g) Living room? Yes/No	**4.9** Dans quelle pièce a-t-il eu lieu? Dans: (a) La salle de bain? Oui/Non (b) La chambre à coucher? Oui/Non (c) La salle à manger? Oui/Non (d) Le garage? Oui/Non (e) Le jardin? Oui/Non (f) La cuisine? Oui/Non (g) Le salon? Oui/Non
4.10 Did anything: (a) Burn you? Yes/No (b) Crush you? Yes/No (c) Electrocute you? Yes/No (d) Fall on you? Yes/No (e) Hit you? Yes/No (f) Spray onto you? Yes/No (g) Stick into you? Yes/No	**4.10** (a) Avez-vous été brulé(e)? Oui/Non (b) Avez-vous eu un membre écrasé? Oui/Non (c) Avez-vous été électrocuté(e)? Oui/Non (d) Un objet est-il tombé sur vous? Oui/Non (e) Avez-vous été heurté(e) par quelque chose? Oui/Non (f) Avez-vous été éclaboussé(e)? Oui/Non (g) Un objet vous a-t-il transpercé(e)? Oui/Non
Motor vehicle **4.11** Did the injury occur in a car crash/car accident? Yes/No If yes, were you in/on one of the vehicles involved? Yes/No	*Véhicule* **4.11** Avez-vous été blessé(e) dans un accident de voiture? Oui/Non Si oui, étiez-vous dans/sur l'un de ces véhicules? Oui/Non
4.12 Were you in/on a: (a) Car? Yes/No (b) Motorbike? Yes/No (c) Lorry? Yes/No (d) Bicycle? Yes/No	**4.12** Étiez-vous: (a) Dans une voiture? Oui/Non (b) Sur une moto? Oui/Non (c) Dans un camion? Oui/Non (d) Sur un vélo? Oui/Non
4.13 Were you driving? Yes/No	**4.13** Conduisiez-vous? Oui/Non
4.14 Were you a passenger? Yes/No If yes: (a) Front seat? Yes/No (b) Back seat? Yes/No	**4.14** Étiez-vous un(e) passager(e)? Oui/Non Si oui: (a) Devant? Oui/Non (b) Dérrière? Oui/Non
4.15 Were you wearing a seat belt? Yes/No	**4.15** Portiez-vous une ceinture de sécurité? Oui/Non
4.16 Was your vehicle hit: (a) From the front? Yes/No (b) From the back? Yes/No (c) From the side? Yes/No	**4.16** Votre véhicule a-t-il été heurté: (a) À l'avant? Oui/Non (b) À l'arrière? Oui/Non (c) Sur le côté? Oui/Non

German	Hindi

4.9 In welchem Zimmer ist es passiert?
    (a) Badezimmer? *Ja/Nein*
    (b) Schlafzimmer? *Ja/Nein*
    (c) Eßzimmer? *Ja/Nein*
    (d) Garage? *Ja/Nein*
    (e) Garten? *Ja/Nein*
    (f) Küche? *Ja/Nein*
    (g) Wohnzimmer? *Ja/Nein*

4.10 Trifft eine der folgenden Aussagen zu?
    (a) Haben Sie sich verbrannt? *Ja/Nein*
    (b) Wurden Sie eingeklemmt? *Ja/Nein*
    (c) Haben Sie einen Stromschlag versetzt bekommen? *Ja/Nein*
    (d) Ist etwas auf Sie gefallen? *Ja/Nein*
    (e) Hat Sie etwas gestoßen? *Ja/Nein*
    (f) Wurde etwas auf Sie gespritzt? *Ja/Nein*
    (g) Wurde etwas in Sie hineingestoßen? *Ja/Nein*

Fahrzeug

4.11 Haben Sie sich bei einem Verkehrsunfall verletzt? *Ja/Nein*
Falls ja, waren Sie in ouf einem der beteiligten Fahrzeuge? *Ja/Nein*

4.12 Waren Sie in/auf einem:
    (a) Auto? *Ja/Nein*
    (b) Motorrad? *Ja/Nein*
    (c) Lastwagen? *Ja/Nein*
    (d) Fahrrad? *Ja/Nein*

4.13 Haben Sie am Steuer gesessen? *Ja/Nein*

4.14 Waren Sie Beifahrer? *Ja/Nein*
Falls ja:
    (a) Auf dem Vordersitz? *Ja/Nein*
    (b) Auf dem Rücksitz? *Ja/Nein*

4.15 Waren Sie angeschnallt? *Ja/Nein*

4.16 Wurde Ihr Fahrzeug angefahren von:
    (a) Vorne? *Ja/Nein*
    (b) Hinten? *Ja/Nein*
    (c) Der Seite? *Ja/Nein*

4.9 ये घर के किस कमरे में हुई?
    (a) गुसलखाना? हाँ/नहीं
    (b) शयनकक्ष? हाँ/नहीं
    (c) डाईनींग हाल (खाने के कमरे में)? हाँ/नहीं
    (d) गैरेज? हाँ/नहीं
    (e) बगीचे? हाँ/नहीं
    (f) रसोई? हाँ/नहीं
    (g) स्वागत कक्ष (लिविन्ग रूम)? हाँ/नहीं

4.10 क्या आप—
    (a) जल गये थे? हाँ/नहीं
    (b) दब गये थे? हाँ/नहीं
    (c) को बिजली का झटका लगा था? हाँ/नहीं
    (d) के उपर कोई चीज गिर गई थी? हाँ/नहीं
    (e) को कोई टक्कर लगी थी? हाँ/नहीं
    (f) के उपर कोई छिटें पड़े थे? हाँ/नहीं
    (g) में कोई चीज घुस गई थी? हाँ/नहीं

वाहन की दुर्घटना

4.11 क्या आपके साथ ये दुर्घटना किसी गाड़ी से हुई? हाँ/नहीं
यदि हाँ, तो क्या आप किसी वाहन में थे? हाँ/नहीं

4.12 आप किस वाहन में थे?
    (a) कार? हाँ/नहीं
    (b) मोटर साईकल? हाँ/नहीं
    (c) लॉरी? हाँ/नहीं
    (d) साईकल? हाँ/नहीं

4.13 क्या आप वाहन चला रहे थे? हाँ/नहीं

4.14 क्या आप सहयात्री (पैसेन्जर) थे? हाँ/नहीं
यदि हाँ, तो क्या आप
    (a) आगे बैठे थे? हाँ/नहीं
    (b) पीछे बैठे थे? हाँ/नहीं

4.15 क्या आपने सीटबेल्ट पहना था? हाँ/नहीं

4.16 क्या आपके वाहन को टक्कर लगी थी? यदि हाँ, तो क्या
    (a) आगे से? हाँ/नहीं
    (b) पीछे से? हाँ/नहीं
    (c) बगल से? हाँ/नहीं

English	French
4.17 How fast was your vehicle going? (a) Stationary? Yes/No (b) 0–30 mph (0–50 km/h)? Yes/No (c) 30–60 mph (50–100 km/h)? Yes/No (d) More than 60 mph (100 km/h)? Yes/No	**4.17** À quelle vitesse votre véhicule roulait-il? (a) Était-il stationné? Oui/Non (b) 15–50 km/h? Oui/Non (c) 50–100 km/h? Oui/Non (d) Plus de 100 km/h? Oui/Non
4.18 How fast was the other vehicle going: (a) Stationary? Yes/No (b) 0–30 mph (0–50 km/h)? Yes/No (c) 30–60 mph (50–100 km/h)? Yes/No (d) More than 60 mph (100 km/h)? Yes/No	**4.18** À quelle vitesse l'autre véhicule roulait-il? (a) Était-il stationné? Oui/Non (b) 15–50 km/h? Oui/Non (c) 50–100 km/h? Oui/Non (d) Plus de 100 km/h Oui/Non
4.19 Did your vehicle windscreen smash? Yes/No	**4.19** Le pare-brise a-t-il été brisé? Oui/Non
4.20 Did your vehicle leave the road? Yes/No	**4.20** Votre véhicule a-t-il quitté la route? Oui/Non
4.21 Were you trapped in the vehicle? Yes/No	**4.21** Êtes-vous resté(e) coincé(e) dans le véhicule? Oui/Non
4.22 If you were a pedestrian were you hit by: (a) Car? Yes/No (b) Motorbike? Yes/No (c) Lorry? Yes/No (d) Other? Yes/No	**4.22** Si vous étiez à pied, avez-vous été heurté(e) par: (a) Une voiture? Oui/Non (b) Une moto? Oui/Non (c) Un camion? Oui/Non (d) Autre chose? Oui/Non
4.23 Were you knocked over? Yes/No	**4.23** Avez-vous été renversé(e)? Oui/Non
4.24 Did you land on the vehicle? Yes/No	**4.24** Avez-vous atterri sur le véhicule? Oui/Non
4.25 Were you thrown into the air? Yes/No	**4.25** Avez-vous été projeté(e) dans l'air? Oui/Non
4.26 Were you dragged along the road? Yes/No	**4.26** Avez-vous été traîné(e) sur la route? Oui/Non
Sport **4.27** Did the accident happen while you were playing sport? Yes/No	***Sport*** **4.27** L'accident c'est-il passé pendant que vous pratiquiez un sport? Oui/Non

German	Hindi

German

4.17 Wie schnell fuhr das Auto, in dem Sie saßen?
(a) Es stand? *Ja/Nein*
(b) 10–30 mph (15–50 km/h)? *Ja/Nein*
(b) 30–60 mph (50–100 km/h)? *Ja/Nein*
(c) Mehr als 60 mph (100 km/h)? *Ja/Nein*

4.18 Wie schnell fuhr das andere Auto?
(a) Es stand? *Ja/Nein*
(b) 15–50 km/h? *Ja/Nein*
(c) 50–100 km/h? *Ja/Nein*
(d) 100 km/h? *Ja/Nein*

4.19 Wurde die Windschutzscheibe Ihres Autos zerschlagen? *Ja/Nein*

4.20 Wurde Ihr Auto von der Straße gedrängt? *Ja/Nein*

4.21 Waren Sie in dem Auto eingeklemmt? *Ja/Nein*

4.22 Falls Sie Fußgänger waren, wurden Sie angefahren von einem:
(a) Auto? *Ja/Nein*
(b) Motorrad? *Ja/Nein*
(c) Lastwagen? *Ja/Nein*
(d) Anderes? *Ja/Nein*

4.23 Sind Sie angefahren worden? *Ja/Nein*

4.24 Wurden Sie auf das Fahrzeug draufgeschleudert? *Ja/Nein*

4.25 Wurden Sie in die Luft geworfen? *Ja/Nein*

4.26 Wurden Sie die Straße entlanggeschleift? *Ja/Nein*

Sport
4.27 Haben Sie sich beim Sport verletzt? *Ja/Nein*

Hindi

4.17 आपका वाहन किस गति से चल रहा था?
(a) अपनी जगह में खड़ा था? हाँ/नहीं
(b) 10-30 किलोमीटर प्रति घण्टा? हाँ/नहीं
(c) 30-60 किलोमीटर प्रति घण्टा? हाँ/नहीं
(d) 60 किलोमीटर से ज्यादा? हाँ/नहीं

4.18 दूसरा वाहन किस गति से चल रहा था?
(a) अपनी जगह में खड़ा था? हाँ/नहीं
(b) 10-30 किलोमीटर प्रति घण्टा? हाँ/नहीं
(c) 30-60 किलोमीटर प्रति घण्टा? हाँ/नहीं
(d) 60 किलोमीटर से ज्यादा? हाँ/नहीं

4.19 क्या आपके वाहन का आगे का शीशा टूटा था? हाँ/नहीं

4.20 क्या आपका वाहन रास्ते से नीचे उतर गया था? हाँ/नहीं

4.21 क्या आप अपने वाहन में फँस गये थे? हाँ/नहीं

4.22 यदि आप पैदल चल रहे थे तो आपको किससे टक्कर लगी?
(a) मोटरगाड़ी से? हाँ/नहीं
(b) मोटर सायकल से? हाँ/नहीं
(c) लॉरी से? हाँ/नहीं
(d) अन्य किसी वाहन से? हाँ/नहीं

4.23 क्या आप धक्के से गिर गये थे? हाँ/नहीं

4.24 क्या आप वाहन के उपर गिरे थे? हाँ/नहीं

4.25 क्या आप हवा में फैंके गए थे? हाँ/नहीं

4.26 क्या आप रास्ते में घसीटे गए थे? हाँ/नहीं

खेल के समय दुर्घटनाः
4.27 क्या आपके साथ दुर्घटना खेलकुद के दौरान हुई? हाँ/नहीं

English	French
4.28 Was the sport: (a) Rugby? *Yes/No* (b) Football? *Yes/No* (c) Cricket? *Yes/No* (d) Hockey? *Yes/No* (e) Squash? *Yes/No* (f) Tennis? *Yes/No* (g) Running? *Yes/No* (h) Cycling? *Yes/No* (i) Other? *Yes/No*	**4.28** Pratiquiez-vous? (a) du Rugby? *Oui/Non* (b) du Football? *Oui/Non* (c) du Cricket? *Oui/Non* (d) du Hockey? *Oui/Non* (e) du Squash? *Oui/Non* (f) du Tennis? *Oui/Non* (g) de la Course à pied? *Oui/Non* (h) du Cyclisme? *Oui/Non* (i) du Autre? *Oui/Non*
4.29 Did your injury occur by: (a) Being hit by other people? *Yes/No* (b) Being crushed under other people? *Yes/No* (c) Hit by an object/ball? *Yes/No* (d) A fall? *Yes/No* (e) Twisting? *Yes/No*	**4.29** Quelle était la cause de votre blessure? (a) Bousculé(e) par quelqu'un? *Oui/Non* (b) Ecrasé(e) par d'autres personnes? *Oui/Non* (c) Heurté(e) par un objet/une balle? *Oui/Non* (d) Une chute? *Oui/Non* (e) Vous êtes-vous tordu(e) quelque chose? *Oui/Non*
Assault **4.30** Did the injury occur by being assaulted? *Yes/No*	*Agression* **4.30** Avez-vous été victime d'une agression? *Oui/Non*
4.31 How many people were involved? (a) 1? *Yes/No* (b) 2–5? *Yes/No* (c) More than 5? *Yes/No*	**4.31** Combien de personnes étaient impliquées? (a) 1? *Oui/Non* (b) 2–5? *Oui/Non* (c) Plus de 5? *Oui/Non*
4.32 Were you kicked/punched? *Yes/No*	**4.32** Avez-vous reçu un coup de pied/un coup de poing? *Oui/Non*
4.33 Did they use any weapons? *Yes/No* If yes, were they: (a) Knife? *Yes/No* (b) Glass? *Yes/No* (c) Bottles? *Yes/No* (d) Club/piece of wood? *Yes/No* (e) Club/piece of metal? *Yes/No*	**4.33** Ont-ils utilisé des armes? *Oui/Non* Si oui, de quelle sorte d'armes s'agit-il? (a) Un couteau? *Oui/Non* (b) Un verre? *Oui/Non* (c) Des bouteilles? *Oui/Non* (d) Une matraque/un morceau de bois? *Oui/Non* (e) Une matraque/barre de fer? *Oui/Non*
Knife **4.34** Have you been stabbed? *Yes/No*	*Couteau* **4.34** Avez-vous été poignardé(e)? *Oui/Non*

German	Hindi
4.28 War der Sport: (a) Rugby? *Ja/Nein* (b) Fußball? *Ja/Nein* (c) Kricket? *Ja/Nein* (d) Hockey? *Ja/Nein* (e) Squash? *Ja/Nein* (f) Tennis? *Ja/Nein* (g) Laufen? *Ja/Nein* (h) Fahrrad fahren? *Ja/Nein* (i) Etwas anderes? *Ja/Nein*	**4.28** तो वो कौनसा खेल था? (a) रगबी? हाँ/नहीं (b) फुटबाल? हाँ/नहीं (c) क्रिकेट? हाँ/नहीं (d) हॉकी? हाँ/नहीं (e) स्क्वाश? हाँ/नहीं (f) टेनिस? हाँ/नहीं (g) दौड़ना? हाँ/नहीं (h) साइक्लींग? हाँ/नहीं (i) अन्य किसी खेल? हाँ/नहीं
4.29 Sind Sie: (a) Von anderen gestoßen worden? *Ja/Nein* (b) Von anderen eingeklemmt worden? *Ja/Nein* (c) Von einem Objekt/Ball getroffen worden? *Ja/Nein* (d) Gefallen? *Ja/Nein* (e) Haben Sie sich verrenkt/verdreht? *Ja/Nein*	**4.29** आपको चोट कैसे लगी? (a) किसी दूसरे खिलाड़ी ने आपको मारा? हाँ/नहीं (b) आप लोगों के बीच दब गए? हाँ/नहीं (c) किसी चीज से या बॉल से आपको चोट लगी? हाँ/नहीं (d) गिर गये थे? हाँ/नहीं (e) मुड़ते हुए मोच आई? हाँ/नहीं
Überfall **4.30** Wurden Sie bei einem Überfall verletzt? *Ja/Nein*	**हमला (आक्रमण) होनाः** **4.30** क्या आपके उपर हमला (आक्रमण) हुआ है: हाँ/नहीं
4.31 Wieviele Personen waren beteiligt? (a) 1? *Ja/Nein* (b) Zwischen 2 u. 5? *Ja/Nein* (c) Mehr als 5? *Ja/Nein*	**4.31** कितने लोग शामिल थे? (a) 1? हाँ/नहीं (b) 1-5? हाँ/नहीं (c) 5 से ज्यादा? हाँ/नहीं
4.32 Wurden Sie getreten/geschlagen? *Ja/Nein*	**4.32** क्या आपको लात मारी/ मुक्के मारे? हाँ/नहीं
4.33 Wurde eine Waffe benutzt? *Ja/Nein* Falls ja, war es: (a) Ein Messer? *Ja/Nein* (b) Glas? *Ja/Nein* (c) Flaschen? *Ja/Nein* (d) Ein Holzknüppel? *Ja/Nein* (e) Ein Metallknüppel? *Ja/Nein*	**4.33** क्या उन्होने किसी हथियार का ईस्तेमाल किया था? हाँ/नहीं यदि हाँ, तो वो क्या था? (a) चाकू? हाँ/नहीं (b) काँच? हाँ/नहीं (c) बोतल? हाँ/नहीं (d) लकड़ी का डन्डा या टुकड़ा? हाँ/नहीं (e) धातु का डन्डा या टुकड़ा? हाँ/नहीं
Messer **4.34** Wurden Sie niedergestochen? *Ja/Nein*	**चाकू** **4.34** क्या आपको किसी ने चाकू मारा है? हाँ/नहीं

English	French
4.35 If yes, can you remember how long the knife was: (a) 1 inch (3 cm)? Yes/No (b) 1–6 inches (3 cm to 15 cm)? Yes/No (c) 1 foot (30 cm)? Yes/No	**4.35** Si oui, vous souvenez-vous de la longeur du couteau? (a) 3 cm? Oui/Non (b) 3–15 cm? Oui/Non (c) 30 cm? Oui/Non
4.36 Did it have a: (a) Straight blade? Yes/No (b) Thin blade? Yes/No (c) Thick blade? Yes/No (d) Curved blade? Yes/No (e) Serrated edge? Yes/No	**4.36** La lame du couteau était-elle: (a) Droite? Oui/Non (b) Fine? Oui/Non (c) Épaisse? Oui/Non (d) Courbée? Oui/Non (e) À dents de scie? Oui/Non
4.37 How many times were you stabbed? (a) 1? Yes/No (b) 2–5? Yes/No (c) More than 5? Yes/No	**4.37** Combien de coups de couteau avez-vous reçu? (a) 1? Oui/Non (b) 2–5? Oui/Non (c) Plus de 5? Oui/Non
4.38 Who pulled the knife out? (a) Yourself? Yes/No (b) Friend? Yes/No (c) Assailant? Yes/No	**4.38** Qui a extrait le couteau? (a) Vous-même? Oui/Non (b) Un(e) ami(e)? Oui/Non (c) L'agresseur? Oui/Non

Shooting	*Arme à feu*
4.39 Have you been shot? Yes/No If yes, was it a: (a) Shotgun? Yes/No (b) Handgun? Yes/No (c) Rifle? Yes/No (d) Airgun? Yes/No	**4.39** Avez-vous reçu une balle? Oui/Non Si oui, était-ce celle d'un: (a) Fusil de chasse? Oui/Non (b) Pistolet? Oui/Non (c) Fusil? Oui/Non (d) Fusil à air comprimé? Oui/Non
4.40 How many times? (a) 1? Yes/No (b) 2–5? Yes/No (c) More than 5? Yes/No	**4.40** Combien de fois? (a) 1? Oui/Non (b) 2–5? Oui/Non (c) Plus de 5? Oui/Non
4.41 How far away was the person who shot you? (a) 10 yards (10 m)? Yes/No (b) 100 yards (100 m)? Yes/No (c) More than 100 yards (100 m)? Yes/No	**4.41** À quelle distance était la personne qui a tiré sur vous? (a) 10 m? Oui/Non (b) 100 m? Oui/Non (c) Plus de 100 m? Oui/Non

German	Hindi
4.35 Falls ja, können Sie sich erinnern wie lang das Messer war? (a) 3 cm? Ja/Nein (b) 3–15 cm? Ja/Nein (c) 30 cm? Ja/Nein	**4.35** यदि हँ तो क्या आप याद कर सकते हैं कि चाकू कितना लम्बा था? (a) 1 ईन्च (3 सें.मी.)? हाँ/नहीं (b) 1-6 ईन्च (3-15 सें.मी.)? हाँ/नहीं (c) 2 फूट (30 सें.मी.)? हाँ/नहीं
4.36 Hatte das Messer: (a) Eine gerade Klinge? Ja/Nein (b) Eine dünne Klinge? Ja/Nein (c) Eine dicke Klinge? Ja/Nein (d) Eine gebogene Klinge? Ja/Nein (e) Eine gezackte Klinge? Ja/Nein	**4.36** क्या तो चाकू (a) सीधा था? हाँ/नहीं (b) पतला था? हाँ/नहीं (c) मोटा था? हाँ/नहीं (d) टेढ़ा था? हाँ/नहीं (e) आरी जैसा (दाँत वाला) था? हाँ/नहीं
4.37 Wieviele Male wurden Sie getroffen? (a) 1? Ja/Nein (b) Zwischen 2 u. 5? Ja/Nein (c) Mehr als 5? Ja/Nein	**4.37** आपको कितनी बार चाकू मारा गया? (a) 1 ? हाँ/नहीं (b) 2-5? हाँ/नहीं (c) 5 से ज्यादा बार? हाँ/नहीं
4.38 Wer hat das Messer wieder herausgezogen? (a) Sie selber? Ja/Nein (b) Ein Freund? Ja/Nein (c) Der Angreifer? Ja/Nein	**4.38** मारने के बाद चाकू आपके शरीर से किसने निकाला? (a) आपने? हाँ/नहीं (b) किसी दोस्त ने? हाँ/नहीं (c) हमलावर (चाकू मारने वाले) ने? हाँ/नहीं
Schußverletzung **4.39** Wurden Sie angeschossen? Ja/Nein Falls ja, war die Waffe: (a) Eine Schrotflinte? Ja/Nein (b) Eine Handwaffe? Ja/Nein (c) Ein Gewehr? Ja/Nein (d) Ein Luftgewehr? Ja/Nein	शूटिंग **4.39** क्या आपको गोली मारी गई है? यदि हाँ, तो किस चीज से: (a) शॉट गन? हाँ/नहीं (b) हैण्डगन? हाँ/नहीं (c) राईफल? हाँ/नहीं (d) एअरगन? हाँ/नहीं
4.40 Wie oft wurde auf Sie geschossen? (a) 1? Ja/Nein (b) Zwischen 2 u. 5? Ja/Nein (c) Mehr als 5? Ja/Nein	**4.40** आपको कितनी बार गोली मारी गई? (a) 1? हाँ/नहीं (b) 2-5? हाँ/नहीं (c) 5 से ज्यादा बार? हाँ/नहीं
4.41 Wie weit entfernt war die Person, die auf Sie schoß? (a) 10 Meter? Ja/Nein (b) 100 Meter? Ja/Nein (c) Mehr als 100 Meter? Ja/Nein	**4.41** गोली मारने वाला आपसे कितनी दूर था? (a) 10 मीटर? हाँ/नहीं (b) 100 मीटर? हाँ/नहीं (c) 100 मीटर से ज्यादा? हाँ/नहीं

English	French
5 Head injury	**5 La tête**

Adult

5.1   Have you hit your head? *Yes/No*
      If yes can you remember what happened? *Yes/No*

5.2   If you can remember what happened, did you:
      (a) Fall over and hit your head? *Yes/No*
      (b) Walk into something? *Yes/No*
      (c) Get hit by something? *Yes/No*
      (d) Get hit by someone? *Yes/No*

5.3   What part of your head did you hit?—please point.

5.4   Were you knocked out? *Yes/No*
      This means that you were lying on the ground completely unresponsive and have no memory of this period. This does not mean you would be feeling dazed or dizzy.

5.5   If knocked out, do you know how long for?
      (a) Less than 1 minute? *Yes/No*
      (b) 1–5 minutes? *Yes/No*
      (c) More than 5 minutes? *Yes/No*

5.6   Can you remember waking up? *Yes/No*

5.7   When did this happen?
      (a) Minutes ago? *Yes/No*
      (b) Hours ago? *Yes/No*
      (c) Days ago? *Yes/No*
      (d) Weeks ago? *Yes/No*
      (e) Months ago? *Yes/No*

5.8   Since the injury have you felt:
      (a) Sick? *Yes/No*
      (b) Dizzy? *Yes/No*
      (c) Tired? *Yes/No*

Adulte

5.1   Avez-vous reçu un coup à la tête? *Oui/Non*
      Si oui, vous souvenez-vous de ce qui s'est passé? *Oui/Non*

5.2   Si vous vous souvenez de ce qu'il s'est passé:
      (a) Êtes-vous tombé(e)? *Oui/Non*
      (b) Avez-vous heurté un objet en marchant? *Oui/Non*
      (c) Quelque chose vous a-t-il heurté? *Oui/Non*
      (d) Quelqu'un vous a frappé(e)? *Oui/Non*

5.3   A quel endroit de la tête avez-vous reçu le coup? Veuillez l'indiquer.

5.4   Avez-vous perdu connaissance? *Oui/Non*
      Cela signifie que vous étiez par terre entièrement inconscient(e) et que vous ne gardez aucun souvenir de ce moment. Cela ne signifie pas que vous étiez simplement abasourdi(e) ou pris(e) de vertige.

5.5   Si vous avez perdu connaissance, savez-vous combien de temps?
      (a) Moins d'une minute? *Oui/Non*
      (b) 1–5 minutes? *Oui/Non*
      (c) Plus de 5 minutes? *Oui/Non*

5.6   Vous souvenez-vous du moment du réveil? *Oui/Non*

5.7   Quand est-ce que cela s'est passé? Il y a:
      (a) Quelques minutes? *Oui/Non*
      (b) Quelques heures? *Oui/Non*
      (c) Quelques jours? *Oui/Non*
      (d) Quelques semaines? *Oui/Non*
      (e) Quelques mois? *Oui/Non*

5.8   Depuis la blessure avez-vous:
      (a) Eu envie de vomir? *Oui/Non*
      (b) Été étourdi(e)? *Oui/Non*
      (c) Été fatigué(e)? *Oui/Non*

German	Hindi

German

5 Kopfverletzung

Erwachsene

5.1 Haben Sie sich den Kopf angeschlagen? *Ja/Nein*
Falls ja, können Sie sich erinnern, was passiert ist? *Ja/Nein*

5.2 Falls Sie sich an das was passiert ist erinnern können, sind Sie
(a) Gefallen und haben sich den Kopf angeschlagen? *Ja/Nein*
(b) Gegen etwas gelaufen? *Ja/Nein*
(c) Von etwas getroffen worden? *Ja/Nein*
(d) Von jemandem auf den Kopf geschlagen worden? *Ja/Nein*

5.3 Welchen Teil Ihres Kopfes haben Sie sich angeschlagen? Bitte zeigen Sie darauf.

5.4 Waren Sie bewußtlos? *Ja/Nein*
Dies bedeutet, daß Sie auf dem Boden lagen, überhaupt nicht reagiert haben und sich an diese Zeit nicht erinnern können. Es bedeutet nicht, daß Sie sich benommen oder schwindelig gefühlt haben.

5.5 Falls Sie bewußtlos waren, wissen Sie, für wie lange?
(a) Weniger als 1 Minute? *Ja/Nein*
(b) Zwischen 1–5 Minuten? *Ja/Nein*
(c) Mehr als 5 Minuten? *Ja/Nein*

5.6 Können Sie sich daran erinnern, wieder zu sich gekommen zu sein? *Ja/Nein*

5.7 Wann war das?
(a) Vor Minuten? *Ja/Nein*
(b) Vor Stunden? *Ja/Nein*
(c) Vor Tagen? *Ja/Nein*
(d) Vor Wochen? *Ja/Nein*
(e) Vor Monaten? *Ja/Nein*

5.8 Fühlen Sie seit dieser Verletzung:
(a) Übelkeit? *Ja/Nein*
(b) Schwindel? *Ja/Nein*
(c) Müdigkeit? *Ja/Nein*

Hindi

5 सिर की चोट

बालिग

5.1 क्या आपके सिर पर चोट लगी है? हाँ/नहीं
यदि हाँ, तो क्या आप याद कर सकते हैं कि क्या हुआ था? हाँ/नहीं

5.2 यदि आपको याद है तो कृपया बताएँ कि क्या:
(a) आप गिर गए थे और सर पर चोट लगी? हाँ/नहीं
(b) आपको चलते हुए किसी चीज से टक्कर लगी? हाँ/नहीं
(c) कोई वस्तु सर पर लगी? हाँ/नहीं
(d) किसी ने सर पर मारा? हाँ/नहीं

5.3 कृपया हाथ से इशारा करके बताईए कि सर के किस भाग में चोट लगी है?

5.4 क्या आप बेहोश हो गए थे? हाँ/नहीं
बेहोशी का मतलब आप जमीन पर बिना किसी हरकत के पड़े थे और आपको उस समय की कोई याद्दाश्त नहीं है । इसका मतलब चक्कर आना या आँखों में अन्धेरा छाना नहीं है ।

5.5 यदि आप बेहोश हो गए थे, तो क्या आप बता सकते हैं कि आप कितनी देर तक बेहोश थे?
(a) 1 मिनट से कम समय? हाँ/नहीं
(b) 1-5 मिनट? हाँ/नहीं
(c) 5 मिनट से ज्यादा समय? हाँ/नहीं

5.6 क्या आपको होश में आना याद है? हाँ/नहीं

5.7 ये कितनी देर पहले हुआ?
(a) कुछ मिनट पहले? हाँ/नहीं
(b) कुछ घण्टे पहले? हाँ/नहीं
(c) कुछ दिन पहले? हाँ/नहीं
(d) कुछ हफ्ते पहले? हाँ/नहीं
(e) कुछ महीने पहले? हाँ/नहीं

5.8 चोट लगने के बाद से क्या आपको:
(a) जी मिचलाया था? हाँ/नहीं
(b) चक्कर आया था? हाँ/नहीं
(c) थकावट महसूस हुई थी? हाँ/नहीं

English	French
5.9 Since the injury have you vomited? *Yes/No* If yes, how many times: (a) 1? *Yes/No* (b) 2–5? *Yes/No* (c) More than 5? *Yes/No*	**5.9** Depuis la blessure avez-vous vomi? *Oui/Non* Si oui, combien de fois? (a) 1? *Oui/Non* (b) 2–5? *Oui/Non* (c) Plus de 5? *Oui/Non*
5.10 Since the injury have you been seeing double? *Yes/No*	**5.10** Depuis la blessure avez-vous vu double? *Oui/Non*
5.11 Since the injury have you had a headache? *Yes/No*	**5.11** Depuis idem avez-vous eu mal à la tête? *Oui/Non*
5.12 Since the injury have you had any bleeding from the ears or nose? *Yes/No*	**5.12** Depuis idem avez-vous eu des saignements de nez ou d'oreilles? *Oui/Non*
5.13 Have you ever been admitted to a hospital with a head injury before? *Yes/No* If yes: (a) Where? (b) When?	**5.13** Avez-vous déjà été hospitalisé(e) après une blessure à la tête? *Oui/Non* Si oui: (a) Où? (b) Quand?
5.14 Have you ever cracked/fractured your head before? *Yes/No* If yes: (a) Where? (b) When?	**5.14** Avez-vous déjà eu une fracture du crâne? *Oui/Non* Si oui: (a) Où? (b) Quand?
5.15 Have you ever had an operation on your head? *Yes/No* If yes: (a) Where? (b) When?	**5.15** Avez-vous déjà subi une opération de la tête? *Oui/Non* Si oui: (a) Où? (b) Quand?
5.16 Do you suffer from epilepsy? *Yes/No*	**5.16** Souffrez-vous d'épilepsie? *Oui/Non*
5.17 Have you ever had an operation on your eyes? *Yes/No* If yes: (a) Where? (b) When?	**5.17** Avez-vous déjà été opéré(e) des yeux? *Oui/Non* Si oui: (a) Où? (b) Quand?
Child **5.18** Has the child hit his/her head? *Yes/No*	***Enfant*** **5.18** L'enfant a-t-il été heurté à la tête? *Oui/Non*

German	Hindi
5.9 Haben Sie seit der Verletzung erbrochen? *Ja/Nein* Falls ja, wie oft? (a) 1 mal? *Ja/Nein* (b) 2–5 mal? *Ja/Nein* (c) Mehr als 5 mal? *Ja/Nein*	**5.9** क्या चोट लगने के बाद आपको उल्टी हुई है? हाँ/नहीं यदि हाँ तो कितनी उल्टी हुई थी? (a) १? (b) २-५? (c) ५ से ज्यादा?
5.10 Haben Sie seit der Verletzung doppelt gesehen? *Ja/Nein*	**5.10** क्या चोट लगने के बाद आपको दो दिखाई देता है? हाँ/नहीं
5.11 Haben Sie seit der Verletzung Kopfschmerzen? *Ja/Nein*	**5.11** क्या चोट लगने के बाद आपको सरर्दद हुआ है? हाँ/नहीं
5.12 Haben Sie seit der Verletzung aus den Ohren oder der Nase geblutet? *Ja/Nein*	**5.12** क्या चोट लगने के बाद आपके नाक या कान से खुन निकला है? हाँ/नहीं
5.13 Sind Sie schon einmal mit einer Kopfverletzung stationär im Krankenhaus gewesen? *Ja/Nein* Falls ja: (a) Wo? (b) Wann?	**5.13** क्या आप पहले कभी सिर की चोट के लिए अस्पताल में दाखिल हुए हैं? हाँ/नहीं यदि हाँ, तो : (a) कहाँ? (b) कब?
5.14 Haben Sie jemals einen Schädelbruch gehabt? *Ja/Nein* Falls ja: (a) Wo? (b) Wann?	**5.14** क्या कभी पहले आपकी सिर की हड्डी टूटी है? हाँ/नहीं यदि हाँ, तो : (a) कहाँ? (b) कब?
5.15 Sind Sie jemals am Kopf operiert worden? *Ja/Nein* Falls ja: (a) Wo? (b) Wann?	**5.15** क्या आपके सिर का कभी ऑपरेशन (शल्य चिकित्सा) हुआ है? हाँ/नहीं यदि हाँ, तो : (a) कहाँ? (b) कब?
5.16 Leiden Sie an Epilepsie? *Ja/Nein*	**5.16** क्या आपको मिरगी (एपिलेप्सी) की बिमारी है? हाँ/नहीं
5.17 Sind Sie jemals an Ihren Augen operiert worden? *Ja/Nein* Falls ja: (a) Wo? (b) Wann?	**5.17** क्या आपके आखों का कभी ऑपरेशन हुआ है? हाँ/नहीं यदि हाँ, तो : (a) कहाँ? (b) कब?
Kind **5.18** Hat das Kind seinen Kopf angeschlagen? *Ja/Nein*	**बच्चे** **5.18** क्या बच्चे के सिर पर चोट लगी है? हाँ/नहीं

English	French
5.19 Did the child: (a) Fall over and hit his/her head? *Yes/No* (b) Walk into something? *Yes/No* (c) Get hit by something? *Yes/No* (d) Get hit by someone? *Yes/No*	**5.19** L'enfant: (a) S'est-il cogné la tête en tombant? *Oui/Non* (b) S'est il heurté contre quelque chose en marchant? *Oui/Non* (c) A-t-il été heurté par quelque chose? *Oui/Non* (d) A-t-il été frappé par quelqu'un? *Oui/Non*
5.20 Did the child cry immediately? *Yes/No*	**5.20** L'enfant a-t-il pleuré immédiatement? *Oui/Non*
5.21 Was the child knocked out? *Yes/No* This means that the child would have been lying on the ground completely unresponsive. This does not mean he/she would have been feeling dazed or dizzy.	**5.21** L'enfant a-t-il perdu connaissance? *Oui/Non* Cela veut dire que l'enfant était entièrement inconscient par terre et qu'il ne garde aucun souvenir de ce moment. Cela ne veut pas dire que l'enfant était simplement abasourdi ou pris de vertige.
5.22 Since the injury has the child vomited? *Yes/No* If yes, how many times? (a) 1? *Yes/No* (b) 2–5? *Yes/No* (c) More than 5? *Yes/No*	**5.22** Depuis l'incident, l'enfant a-t-il vomi? *Oui/Non* Si oui, combien de fois? (a) 1? *Oui/Non* (b) 2–5? *Oui/Non* (c) Plus de 5? *Oui/Non*
5.23 Since the injury has he/she been drowsy? *Yes/No* This means he/she has been sleepy and more difficult to wake than normal.	**5.23** Depuis l'incident l'enfant a-t-il été assoupi. *Oui/Non* Ceci veut dire qu'il a eu envie de dormir et qu'il a été plus difficile que d'habitude de le réveiller.
5.24 Since the injury has he/she been eating normally? *Yes/No*	**5.24** Depuis l'incident, l'enfant a-t-il mangé normalement? *Oui/Non*
5.25 Since the injury has he/she been playing normally? *Yes/No*	**5.25** Depuis l'incident, l'enfant a-t-il joué comme d'habitude? *Oui/Non*
Alcohol consumption **5.26** Have you been drinking alcohol today? *Yes/No* If yes, have you been drinking: (a) Beer/lager? *Yes/No* (b) Wine? *Yes/No* (c) Spirits? *Yes/No*	***Alcool*** **5.26** Avez-vous bu de l'alcool aujourd'hui? *Oui/Non* Si oui, avez-vous bu: (a) De la bière? *Oui/Non* (b) Du vin? *Oui/Non* (c) Des alcools? *Oui/Non*

German	Hindi
5.19 Ist das Kind (a) Hingefallen und hat seinen Kopf angeschlagen? *Ja/Nein* (b) Gegen etwas gelaufen? *Ja/Nein* (c) Von etwas getroffen worden? *Ja/Nein* (d) Von jemandem geschlagen worden? *Ja/Nein*	**5.19** क्या बच्चा: (a) गिर गया और सिर पर चोट लगी? हाँ/नहीं (b) को चलते हुए किसी चीज से टक्कर लगी? हाँ/नहीं (c) को कोई वस्तु सर पर लगी? हाँ/नहीं (d) को किसी ने सर पर मारा? हाँ/नहीं
5.20 Hat das Kind sofort geschrieen? *Ja/Nein*	**5.20** क्या बच्चा चोट लगने के तुरन्त बाद रोया था? हाँ/नहीं
5.21 War das Kind bewußtlos? *Ja/Nein* Dies bedeutet, daß das Kind auf dem Boden lag und überhaupt nicht ansprechbar war. Es bedeutet nicht, daß es sich benommen oder schwindelig gefühlt hat.	**5.21** क्या बच्चा बेहोश हुआ था? हाँ/नहीं (बेहोशी का मतलब जमीन पर बिना किसी हरकत के पड़े रहना है/इसका मतलब चक्कर आना या आखों के अन्धेरा छाना नहीं है)
5.22 Hat das Kind sich seit der Verletzung erbrochen? *Ja/Nein* Falls ja, wie oft: (a) 1? *Ja/Nein* (b) Zwischen 2–5? *Ja/Nein* (c) Mehr als 5? *Ja/Nein*	**5.22** क्या चोट लगने के बाद बच्चे ने उल्टी की है? हाँ/नहीं यदि हाँ, तो कितनी बार: (a) 1 ? हाँ/नहीं (b) 1-5? हाँ/नहीं (c) 5 से ज्यादा बार? हाँ/नहीं
5.23 War das Kind seit der Verletzung benommen? *Ja/Nein* Dies bedeutet, daß es schläfrig war und schwieriger aufzuwecken war als normal.	**5.23** क्या चोट लगने के बाद से बच्चा नींद में लगता है? हाँ/नहीं (इसका मतलब बच्चा रोजमर्रा की तुलना में सुस्त और आलसी लगता है और जगाना मुश्किल हो ।)
5.24 Hat das Kind seit dem Unfall normal gegessen? *Ja/Nein*	**5.24** क्या चोट लगने के बाद से बच्चा ठीक से खाता पीता है? हाँ/नहीं
5.25 Hat das Kind seit dem Unfall gespielt, so wie es normalerweise spielt? *Ja/Nein*	**5.25** क्या चोट लगने के बाद से बच्चा हमेशा की तरह खेलता कुदता है? हाँ/नहीं
Alkoholgenuß **5.26** Haben Sie heute Alkohol getrunken? *Ja/Nein* Falls ja, tranken Sie: (a) Bier? *Ja/Nein* (b) Wein? *Ja/Nein* (c) Spirituosen? *Ja/Nein*	मदिरापान **5.26** क्या आज आपने शराब पी है? हाँ/नहीं यदि हाँ, तो आपने कौन सी शराब पी है? (a) बीयर/लागर? हाँ/नहीं (b) वाईन? हाँ/नहीं (c) स्पीरीट? हाँ/नहीं

English	French

5.27 When did you have your last drink today?
    (a) Minutes ago?   *Yes/No*
    (b) 1 hour ago?   *Yes/No*
    (c) 1–5 hours ago?   *Yes/No*
    (d) More than 5 hours ago?   *Yes/No*
	5.27 Quand avez-vous bu votre dernière boisson alcoolisée? Il ya:
	    (a) Quelques minutes? *Oui/Non*
	    (b) 1 heure? *Oui/Non*
	    (c) 1–5 heures? *Oui/Non*
	    (d) Plus de 5 heures? *Oui/Non*

5.28 If you have been drinking today, how much have you had to drink today:
Beer
    (a) Less than 5 pints (2.5 litres)?   *Yes/No*
    (b) 6–10 pints (2.5–5 litres)?   *Yes/No*
    (c) More than 10 pints (5 litres)?   *Yes/No*
 	
Wine
    (a) Less than 1 bottle?   *Yes/No*
    (b) 2–3 bottles?   *Yes/No*
    (c) More than 3 bottles?   *Yes/No*
 	
Spirits
    (a) Less than 5 measures?   *Yes/No*
    (b) 5–10 measures?   *Yes/No*
    (c) More than 10 measures?   *Yes/No*
	5.28 Si vous avez bu aujourd'hui, combien avez-vous bu?
	Bière
	    (a) Moins de 2.5 litres? *Oui/Non*
	    (b) 2.5–5 litres? *Oui/Non*
	    (c) Plus de 5 litres? *Oui/Non*
	
	Vin
	    (a) Moins d' 1 bouteille? *Oui/Non*
	    (b) 2–3 bouteilles? *Oui/Non*
	    (c) Plus de 3 bouteilles? *Oui/Non*
	
	Alcools
	    (a) Moins de 5 verres? *Oui/Non*
	    (b) 5–10 verres? *Oui/Non*
	    (c) Plus de 10 verres? *Oui/Non*

6 Whiplash injury	**6 Coup du lapin**
6.1 Was your neck thrown backwards and forwards in the crash? *Yes/No*	**6.1** Est-ce que votre cou a été projeté en avant et en arrière au moment de l'accident? *Oui/Non*
6.2 Did you hit your head? *Yes/No*	**6.2** Vous êtes-vous cogné la tête? *Oui/Non*
6.3 Does your neck hurt? *Yes/No* If yes, where?—please point.	**6.3** Avez-vous mal au cou? *Oui/Non* Si oui, où? Veuillez indiquer.
6.4 Does your neck feel stiff? *Yes/No*	**6.4** Avez-vous des raideurs au cou? *Oui/Non*

6.5 Do you have any pins and needles in your:
    (a) Arms?   *Yes/No*
    (b) Hands?   *Yes/No*
    (c) Fingers?   *Yes/No*
    (d) Legs?   *Yes/No*
	6.5 Avez-vous des fourmillements dans les:
	    (a) Bras? *Oui/Non*
	    (b) Mains? *Oui/Non*
	    (c) Doigts? *Oui/Non*
	    (d) Jambes? *Oui/Non*

German	Hindi
5.27 Wann haben Sie heute das letze alkoholische Getränk zu sich genommen? (a) Vor Minuten? *Ja/Nein* (b) Vor einer Stunde? *Ja/Nein* (c) Vor ein bis fünf Stunden? *Ja/Nein* (d) Vor mehr als fünf Stunden? *Ja/Nein*	**5.27** आपने कितनी देर पहले शराब पी थी? (a) कुछ मिनट पहले? हाँ/नहीं (b) एक घण्टे पहले? हाँ/नहीं (c) एक से पाँच घण्टे पहले? हाँ/नहीं (d) पाँच घण्टे से ज्यादा समय पहले? हाँ/नहीं
5.28 Falls Sie heute getrunken haben, wieviel haben Sie getrunken? Bier (a) Weniger als 2,5 Liter? *Ja/Nein* (b) Zwischen 2,5–5 Liter? *Ja/Nein* (c) Mehr als 5 Liter? *Ja/Nein* Wein (a) Weniger als 1 Flasche? *Ja/Nein* (b) Zwischen 1–3 Flaschen? *Ja/Nein* (c) Mehr als 3 Flaschen? *Ja/Nein* Spirituosen (a) Weniger als 0.018 lt? *Ja/Nein* (b) Zwischen 0.018 ~ 5 × 0.018 lt? *Ja/Nein* (c) Mehr als 10 × 0.018 lt? *Ja/Nein*	**5.28** यदि आज आप शराब पी रहे थे, तो कृपया बताएँ कि आपने कितनी पी है: बीयर (a) पाँच पाईन्ट (2.5 लीटर) से कम? हाँ/नहीं (b) पाँच से दस पाईन्ट (2.5 -5 लीटर) के बीच? हाँ/नहीं (c) दस पाईन्ट (5 लीटर)से ज्यादा? हाँ/नहीं वाईन (a) एक बोतल से कम? हाँ/नहीं (b) दो से तीन बोतल के बीच? हाँ/नहीं (c) तीन बोतल से ज्यादा? हाँ/नहीं स्पीरीट (a) 5 मेजर (पेग) से कम? हाँ/नहीं (b) 5-10 मेजर (पेग) के बीच? हाँ/नहीं (c) 10 मेजर (पेग) से ज्यादा? हाँ/नहीं
6 HWS–Schleudertrauma	**6 व्हिपलैश चोट**
6.1 Wurde Ihr Kopf bei dem Unfall vor- und zurückgeschleudert? *Ja/Nein*	**6.1** क्या दुर्घटना के समय आपकी गरदन आगे और पिछे झुल गई थी? हाँ/नहीं
6.2 Haben Sie sich Ihren Kopf angeschlagen? *Ja/Nein*	**6.2** क्या आपके सिर पर चोट लगी है? हाँ/नहीं
6.3 Haben Sie Nackenschmerzen? *Ja/Nein* Falls ja, bitte zeigen Sie, wo.	**6.3** क्या आपकी गरदन में दर्द है? हाँ/नहीं यदि हाँ, तो कृपया हाथ से ईशारा करके बताइए कि दर्द कहाँ है?
6.4 Haben Sie einen steifen Nacken? *Ja/Nein*	**6.4** क्या आपकी गरदन अकड़ गई है? हाँ/नहीं
6.5 Haben Sie ein Kribbeln in Ihren: (a) Armen? *Ja/Nein* (b) Händen? *Ja/Nein* (c) Fingern? *Ja/Nein* (d) Beinen? *Ja/Nein*	**6.5** क्या आपको कहीं पर सुईयाँ चुभती/चींटीया चलती महसूस होती हैं? (a) बाहों में? हाँ/नहीं (b) हाथों में? हाँ/नहीं (c) उँगलियों में? हाँ/नहीं (d) पैरों में? हाँ/नहीं

English	French
6.6 Do you have any weakness in your: 　(a) Arms?　　　　　　　　　　　Yes/No 　(b) Hands?　　　　　　　　　　　Yes/No 　(c) Fingers?　　　　　　　　　　Yes/No 　(d) Legs?　　　　　　　　　　　Yes/No	**6.6** Vous sentez-vous faible an niveau des: 　(a) Bras?　　　　　　　　　　　Oui/Non 　(b) Mains?　　　　　　　　　　Oui/Non 　(c) Doigts?　　　　　　　　　　Oui/Non 　(d) Jambes?　　　　　　　　　Oui/Non
6.7 Do you feel dizzy?　　　　　　Yes/No	**6.7** Avez-vous le vertige?　　　　Oui/Non
6.8 Do you feel sick?　　　　　　Yes/No	**6.8** Avez-vous des nausées?　　Oui/Non
6.9 Have you ever had: 　(a) An operation on your neck?　Yes/No 　(b) Arthritis of your neck?　　　Yes/No 　(c) A fracture/break of your neck/spine?　　　　　　　　　Yes/No	**6.9** Avez-vous déjà: 　(a) Été opéré(e) au cou?　　　Oui/Non 　(b) Eu de l'arthrose dans le cou?　　　　　　　　　　Oui/Non 　(c) Souffert d'une fracture du cou/de la colonne vertébrale?　Oui/Non

7 Chest injury / 7 Le thorax

English	French
7.1 Do you have pain in your chest?　Yes/No If yes: 　(a) Did it start immediately after the injury?　　　　　　　　　　　Yes/No 　(b) Has it come on gradually since then?　　　　　　　　　　　Yes/No	**7.1** Avez-vous mal à la poitrine?　Oui/Non Si oui: 　(a) Cela *a-t-il* commencé tout de suite après l'accident?　　Oui/Non 　(b) La douleur a-t-elle augmenté progressivement depuis l'accident?　　　　　　　　Oui/Non
7.2 Please point to where the pain is worst.	**7.2** Montrez s.v.p. l'endroit où la douleur est la plus intense?　　Oui/Non
7.3 Have you any other less severe pain elsewhere?　　　　　　　　　Yes/No If yes, please point.	**7.3** Avez-vous d'autres douleurs moins intenses quelque part?　Oui/Non Si oui, indiquez-les s.v.p.
7.4 Is the pain: 　(a) Sharp?　　　　　　　　　　Yes/No 　(b) Dull?　　　　　　　　　　　Yes/No 　(c) Worse when you breathe in?　Yes/No 　(d) Worse when you move/lift something?　　　　　　　　　Yes/No 　(e) Worse on coughing?　　　　Yes/No 　(f) Better when you rest?　　　Yes/No	**7.4** La douleur est-elle: 　(a) Aiguë?　　　　　　　　　　Oui/Non 　(b) Sourde?　　　　　　　　　Oui/Non 　(c) Plus forte quand vous respirez?　　　　　　　　　Oui/Non 　(d) Plus forte quand vous déplacez/soulevez quelque chose?　Oui/Non 　(e) Plus forte quand vous toussez?　　　　　　　　Oui/Non 　(f) Moins intense quand vous vous reposez?　　　　　Oui/Non

German	Hindi

German

6.6 Haben Sie eine Schwäche in Ihren:
    (a) Armen?   *Ja/Nein*
    (b) Händen?   *Ja/Nein*
    (c) Fingern?   *Ja/Nein*
    (d) Beinen?   *Ja/Nein*

6.7 Fühlen Sie sich schwindelig?   *Ja/Nein*

6.8 Ist Ihnen übel?   *Ja/Nein*

6.9 Hatten Sie jemals:
    (a) Eine Operation an Ihrem Nacken?   *Ja/Nein*
    (b) Arthritis in Ihrem Nacken?   *Ja/Nein*
    (c) Einen Bruch/eine Fraktur Ihrer Halswirbelsäule?   *Ja/Nein*

7 Brustkorb

7.1 Haben Sie Schmerzen in Ihrem Brustkorb?   *Ja/Nein*

    Falls ja:
    (a) Haben die Schmerzen sofort nach dem Unfall eingesetzt?   *Ja/Nein*
    (b) Haben sie sich langsam nach dem Unfall entwickelt?   *Ja/Nein*

7.2 Bitte zeigen Sie an den Punkt, an dem der Schmerz am stärksten ist.

7.3 Haben Sie noch an einer anderen Stelle weniger starke Schmerzen?   *Ja/Nein*
    Falls ja, bitte zeigen Sie, wo.

7.4 Ist der Schmerz:
    (a) Scharf?   *Ja/Nein*
    (b) Dumpf?   *Ja/Nein*
    (c) Stärker bei Einatmen?   *Ja/Nein*
    (d) Stärker, wenn Sie sich bewegen, etwas hochheben?   *Ja/Nein*
    (e) Stärker, wenn Sie Husten?   *Ja/Nein*
    (f) Schwächer in Ruhe?   *Ja/Nein*

Hindi

6.6 क्या आपको शरीर के किसी भाग में कमजोरी महसूस होती है?
    (a) बाहों में?   हाँ/नहीं
    (b) हाथों में?   हाँ/नहीं
    (c) उँगलियों में?   हाँ/नहीं
    (d) पैरों में?   हाँ/नहीं

6.7 क्या आपको चक्कर आ रहे हैं?   हाँ/नहीं

6.8 क्या आपका जी मिचलाता है?   हाँ/नहीं

6.9 क्या आपको कभी:
    (a) गरदन का ऑपरेशन करवाना पड़ा है?   हाँ/नहीं
    (b) गरदन की जोड़ो की बिमारी (आरथ्राईटिस) हुई है?   हाँ/नहीं
    (c) गरदन या रीढ़ की हड्डी टूटी है?   हाँ/नहीं

7 छाती की चोट

7.1 क्या आपको छाती में दर्द होता है?   हाँ/नहीं

    यदि हाँ, तो:
    (a) क्या दर्द चोट लगने के तुरन्त बाद शुरू हुआ?   हाँ/नहीं
    (b) या दर्द धीरे धीरे बढ़ना शुरू हुआ?   हाँ/नहीं

7.2 कृपया हाथ से ईशारा करके बताएँ कि सबसे ज्यादा दर्द कहाँ है ।

7.3 क्या आपको किसी और जगह में भी थोड़ा कम दर्द महसूस हो रहा है?   हाँ/नहीं
    यदि हाँ, तो कृपया ईशारा करके बताँए ।

7.4 क्या ये दर्द:
    (a) तेज और चुभता हुआ है?   हाँ/नहीं
    (b) कम पर भारीपन के साथ है?   हाँ/नहीं
    (c) अन्दर साँस लेते हुए बढ़ता है?   हाँ/नहीं
    (d) आपके हिलने से या कुछ उठाने से बढ़ता है?   हाँ/नहीं
    (e) आपके खाँसने से बढ़ता है?   हाँ/नहीं
    (f) आपके आराम करने से राहत देता है?   हाँ/नहीं

English	**French**

7.5 Do you feel short of breath?   *Yes/No*
    If yes:
    (a) Did this start immediately after the injury?   *Yes/No*
    (b) Has this come on gradually since then?   *Yes/No*

7.6 Have you coughed up any blood?   *Yes/No*

7.7 Do you feel:
    (a) Faint?   *Yes/No*
    (b) Dizzy?   *Yes/No*
    (c) Sick?   *Yes/No*
    (d) Sweaty?   *Yes/No*
    (e) As if your heart is racing?   *Yes/No*

8 Abdomen

8.1 Have you any pain in your abdomen?   *Yes/No*

8.2 Did the pain start immediately after the accident?   *Yes/No*

8.3 Did the pain come on gradually after the accident?   *Yes/No*

8.4 Please point to the worst area of pain.
If the pain has moved, please point to the starting place first and then to where the pain is now.

8.5 Is the pain:
    (a) Constant?   *Yes/No*
    (b) Intermittent (comes and goes)?   *Yes/No*

7.5 Manquez-vous de souffle?   *Oui/Non*
    Si oui:
    (a) Est-ce que cela a commencé tout de suite après l'accident?   *Oui/Non*
    (b) Est-ce que cela s'est manifesté petit à petit apres l'accident?   *Oui/Non*

7.6 Avez-vous craché du sang?   *Oui/Non*

7.7 (a) Vous sentez-vous faible?   *Oui/Non*
    (b) Êtes-vous pris(e) de vertige?   *Oui/Non*
    (c) Avez-vous des nausées?   *Oui/Non*
    (d) Êtes-vous en sueur?   *Oui/Non*
    (e) Avez-vous l'impression que votre coeur bat trop vite?   *Oui/Non*

8 L'abdomen

8.1 Avez-vous mal au ventre?   *Oui/Non*

8.2 La douleur est-elle apparue immédiatement après l'accident?   *Oui/Non*

8.3 La douleur est-elle survenue petit à petit après l'accident?   *Oui/Non*

8.4 Indiquez l'endroit où la douleur est la plus intense s.v.p.
Si la douleur s'est déplacée, indiquez d'abord l'endroit où elle est apparue puis l'endroit où elle se trouve maintenant.

8.5 La douleur est-elle:
    (a) Constante?   *Oui/Non*
    (b) Intermittente (va et vient)?   *Oui/Non*

German	Hindi

German

7.5 Fühlen Sie sich kurzatmig? *Ja/Nein*
 Falls ja:
 (a) Hat das sofort nach dem Unfall angefangen? *Ja/Nein*
 (b) Hat es sich langsam nach dem Unfall entwickelt? *Ja/Nein*

7.6 Haben Sie Blut gehustet?

7.7 Fühlen Sie sich:
 (a) Schwach? *Ja/Nein*
 (b) Schwindelig? *Ja/Nein*
 (c) Übel? *Ja/Nein*
 (d) Schweißausbruch? *Ja/Nein*
 (e) Als ob Ihr Herz sehr schnell schlägt? *Ja/Nein*

8 Bauch

8.1 Haben Sie Schmerzen im Bauch? *Ja/Nein*

8.2 Haben die Schmerzen sofort nach dem Unfall eingesetzt? *Ja/Nein*

8.3 Haben die Schmerzen sich nach dem Unfall langsam entwickelt? *Ja/Nein*

8.4 Bitte zeigen Sie auf die Stelle, an der der Schmerz am stärksten ist.
 Falls der Schmerz an einer anderen Stelle angefangen hat, zeigen Sie bitte zuerst auf diese und dann auf die Stelle, an der der Schmerz jetzt ist.

8.5 Ist der Schmerz:
 (a) Ständig da? *Ja/Nein*
 (b) Periodisch auftretend (kommt und geht)? *Ja/Nein*

Hindi

7.5 क्या आपकी साँस फूलती है?
 यदि हाँ, तो:
 (a) क्या ये चोट लगने के तुरन्त बाद से हुआ है? हाँ/नहीं
 (b) या धीरे धीरे बढ़ा? हाँ/नहीं

7.6 क्या खाँसते हुए आपको खून निकला है? हाँ/नहीं

7.7 क्या आप:
 (a) मुर्च्छित हो जाएगें जैसा लगता है? हाँ/नहीं
 (b) को चक्कर आता है? हाँ/नहीं
 (c) का जी मिचलाता है? हाँ/नहीं
 (d) को पसीना आता है? हाँ/नहीं
 (e) की दिल की धड़कन बढ़ गई है? हाँ/नहीं

8 पेट की चोट

8.1 क्या आपको पेट में कोई दर्द है? हाँ/नहीं

8.2 क्या ये दर्द दुर्घटना के तुरन्त बाद शुरू हुआ? हाँ/नहीं

8.3 क्या ये दर्द दुर्घटना के बाद धीरे धीरे बढ़ता गया? हाँ/नहीं

8.4 कृपया हाथ से इशारा करके बताएँ कि सबसे ज्यादा दर्द कहाँ है?
 यदि दर्द अपनी जगह से और कहीं चला गया है, तो कृपया हाथ से इशारा करके बताएँ कि दर्द शुरू कहाँ हुआ था और अब कहाँ है।

8.5 क्या ये दर्द:
 (a) हमेशा रहता है? हाँ/नहीं
 (b) रह रह के आता जाता रहता है? हाँ/नहीं

English	French
8.6 If the pain comes and goes what is the interval between the pains? (a) Less than 5 minutes? Yes/No (b) Less than 30 minutes? Yes/No (c) Less than 1 hour? Yes/No (d) 1–2 hours? Yes/No (e) More than 2 hours? Yes/No	**8.6** Si la douleur est intermittente, quel est l'intervalle entre deux accès? (a) Moins de 5 minutes? Oui/Non (b) Moins de 30 minutes? Oui/Non (c) Moins d'une heure? Oui/Non (d) 1–2 heures? Oui/Non (e) Plus de 2 heures? Oui/Non
8.7 If the pain is intermittent how long does it last for when it is present? (a) Less than 5 minutes? Yes/No (b) Less than 30 minutes? Yes/No (c) Less than 1 hour? Yes/No (d) 1–2 hours? Yes/No (e) More than 2 hours? Yes/No	**8.7** Si la douleur est intermittente, combien de temps dure-t-elle quand elle est présente? (a) Moins de 5 minutes? Oui/Non (b) Moins de 30 minutes? Oui/Non (c) Moins d'une heure? Oui/Non (d) 1–2 heures? Oui/Non (e) Plus de 2 heures? Oui/Non
8.8 Is the pain: (a) Sharp? Yes/No (b) Squeezing? Yes/No (c) Dull? Yes/No	**8.8** La douleur est-elle: (a) Aiguë? Oui/Non (b) Comprimante? Oui/Non (c) Sourde/diffuse? Oui/Non
8.9 Is the pain made worse by: (a) Moving? Yes/No (b) Coughing? Yes/No (c) Breathing? Yes/No	**8.9** La douleur augmente-t-elle: (a) Suite à un mouvement? Oui/Non (b) Quand vous toussez? Oui/Non (c) Quand vous respirez? Oui/Non
8.10 Has there been any blood in your: (a) Vomit? Yes/No (b) Urine? Yes/No (c) Front passage? Yes/No (d) Back passage? Yes/No (e) Stool? Yes/No	**8.10** Y a-t-il eu du sang dans votre/vos: (a) Vomissements? Oui/Non (b) Urine? Oui/Non (c) Vagin/pénis? Oui/Non (d) Anus? Oui/Non (e) Selles? Oui/Non
8.11 Have you any pain in your shoulder tip? Yes/No	**8.11** Avez-vous mal à la pointe de l'épaule? Oui/Non
8.12 Have you passed urine since the accident? Yes/No	**8.12** Avez-vous uriné depuis l'accident? Oui/Non

9 Back	**9 Le dos**
9.1 Have you hurt your back? Yes/No	**9.1** Avez-vous mal au dos? Oui/Non
9.2 Can you point to where your back hurts?	**9.2** Pouvez-vous indiquer le point douloureux? Oui/Non

German	Hindi

8.6 Falls der Schmerz kommt und geht, wie lang ist das schmerzfreie Intervall dazwischen?
   (a) Weniger als 5 Minuten?   *Ja/Nein*
   (b) Weniger als 30 Minuten?   *Ja/Nein*
   (c) Weniger als 1 Stunde?   *Ja/Nein*
   (d) Zwischen 1–2 Stunden?   *Ja/Nein*
   (e) Mehr als 2 Stunden?   *Ja/Nein*

8.7 Falls der Schmerz kommt und geht, wie lange hält er an, wenn er da ist?
   (a) Weniger als 5 Minuten?   *Ja/Nein*
   (b) Weniger als 30 Minuten?   *Ja/Nein*
   (c) Weniger als 1 Stunde?   *Ja/Nein*
   (d) Zwischen 1–2 Stunden?   *Ja/Nein*
   (e) Mehr als 2 Stunden?   *Ja/Nein*

8.8 Ist der Schmerz:
   (a) Scharf?   *Ja/Nein*
   (b) Drückend?   *Ja/Nein*
   (c) Dumpf?   *Ja/Nein*

8.9 Verschlimmert sich der Schmerz durch:
   (a) Bewegung?   *Ja/Nein*
   (b) Husten?   *Ja/Nein*
   (c) Atmen?   *Ja/Nein*

8.10 Hatten Sie Blut in Ihrem:
   (a) Erbrochenen?   *Ja/Nein*
   (b) Urin?   *Ja/Nein*
   (c) Von Scheide/Penis?   *Ja/Nein*
   (d) Vom After?   *Ja/Nein*
   (e) Stuhlgang?   *Ja/Nein*

8.11 Haben Sie Schmerzen in der Schulter?   *Ja/Nein*

8.12 Haben Sie seit dem Unfall Wasser gelassen?   *Ja/Nein*

9 Rücken

9.1 Haben Sie sich Ihren Rücken verletzt?   *Ja/Nein*

9.2 Können Sie zeigen, wo es Ihnen schmerzt?   *Ja/Nein*

8.6 यदि दर्द आता जाता रहता है तो कृपया बताएँ कि उनके बीच में कितने समय का अन्तर होता है?
   (a) पाँच मिनट से कम समय?   हाँ/नहीं
   (b) तीस मिनट से कम समय?   हाँ/नहीं
   (c) एक घण्टे से कम समय?   हाँ/नहीं
   (d) एक से दो घण्टे के बीच?   हाँ/नहीं
   (e) दो घण्टे से ज्यादा समय?   हाँ/नहीं

8.7 यदि दर्द रह रह के आता है तो जब ये आता है तो कितनी देर तक रहता है?
   (a) पाँच मिनट से कम समय?   हाँ/नहीं
   (b) तीस मिनट से कम समय?   हाँ/नहीं
   (c) एक घण्टे से कम समय?   हाँ/नहीं
   (d) एक से दो घण्टे के बीच?   हाँ/नहीं
   (e) दो घण्टे से ज्यादा समय?   हाँ/नहीं

8.8 क्या ये दर्द:
   (a) तेज और चुभता हुआ है?   हाँ/नहीं
   (b) मरोड़ की तरह उठता है?   हाँ/नहीं
   (c) कम पर भारीपन के साथ है?   हाँ/नहीं

8.9 ये दर्द किस चीज से बढ़ जाता है?
   (a) हिलने डुलने से?   हाँ/नहीं
   (b) खाँसने से?   हाँ/नहीं
   (c) साँस लेने से?   हाँ/नहीं

8.10 क्या नीचे लिखी किसी चीज में आपको खून नजर आया है?
   (a) उल्टी में?   हाँ/नहीं
   (b) पेशाब में?   हाँ/नहीं
   (c) मूत्रद्वार में?   हाँ/नहीं
   (d) मलद्वार (गुदा) में?   हाँ/नहीं
   (e) टट्टी में?   हाँ/नहीं

8.11 क्या आपको कहीं अपने कन्धे में दर्द महसूस हुआ?   हाँ/नहीं

8.12 दुर्घटना के बाद आपने पेशाब किया है?   हाँ/नहीं

9 पीठ की चोट

9.1 क्या आपको पीठ में चोट लगी है?   हाँ/नहीं

9.2 क्या आप हाथ से ईशारा करके दिखा सकते हैं कि दर्द कहाँ है?

English	French
9.3 Did you hurt your back: (a) By falling on it? *Yes/No* (b) Being hit on it? *Yes/No* (c) In a road traffic accident? *Yes/No* (d) In an accident at work? *Yes/No*	**9.3** Vous êtes-vous fait(e) mal au dos: (a) En tombant dessus? *Oui/Non* (b) En étant heurté(e) par quelque chose? *Oui/Non* (c) Lors d'un accident de la route? *Oui/Non* (d) Lors d'un accident de travail? *Oui/Non*
9.4 Does it hurt to move your back? *Yes/No*	**9.4** Avez-vous mal au dos lorsque vous le bougez? *Oui/Non*
9.5 Does it hurt to bend forwards? *Yes/No*	**9.5** Avez-vous mal au dos quand vous vous pliez en avant? *Oui/Non*
9.6 Can you move your arms? *Yes/No*	**9.6** Pouvez-vous bouger les bras? *Oui/Non*
9.7 Can you move your legs? *Yes/No*	**9.7** Pouvez-vous bouger les jambes? *Oui/Non*
9.8 Have you passed urine since the injury? *Yes/No*	**9.8** Avez-vous uriné depuis l'accident? *Oui/Non*
9.9 Do you have any pins and needles in your limbs? *Yes/No*	**9.9** Avez vous des fourmillements dans les membres? *Oui/Non*
9.10 Do you have any altered sensation in your limbs? *Yes/No*	**9.10** Sentez-vous normalement vos membres? *Oui/Non*
10 Upper limb	**10 Les membres supérieurs**
Shoulder **10.1** Have you hurt your shoulder? *Yes/No*	*L'épaule* **10.1** Vous êtes-vous blessé(e) à l'épaule? *Oui/Non*
10.2 Do you have pain in your shoulder? *Yes/No*	**10.2** Avez-vous mal à l'epaule? *Oui/Non*
10.3 Can you move your shoulder? *Yes/No*	**10.3** Pouvez-vous bouger votre épaule? *Oui/Non*
10.4 Did you fall on it? *Yes/No* If yes: (a) Did you fall on the point of your shoulder? *Yes/No* (b) Did you fall on your outstretched arm? *Yes/No*	**10.4** Êtes-vous tombé(e) sur votre épaule? *Oui/Non* Si oui, êtes-vous tombé(e): (a) Sur la pointe de l'épaule? *Oui/Non* (b) Sur votre bras tendu? *Oui/Non*

German	Hindi

German

9.3 Haben Sie sich Ihren Rücken verletzt:
  (a) Indem Sie hingefallen sind? *Ja/Nein*
  (b) Indem Sie von etwas gestoßen wurden? *Ja/Nein*
  (c) In einem Verkehrsunfall? *Ja/Nein*
  (d) In einem Arbeitsunfall? *Ja/Nein*

9.4 Schmerzt es Sie, wenn Sie sich nach hinten beugen? *Ja/Nein*

9.5 Schmerzt es Sie, wenn Sie sich nach vorne beugen? *Ja/Nein*

9.6 Können Sie Ihre Arme bewegen? *Ja/Nein*

9.7 Können Sie Ihre Beine bewegen? *Ja/Nein*

9.8 Haben Sie seit der Verletzung Wasser gelassen? *Ja/Nein*

9.9 Fühlen Sie ein Kribbeln in Ihren Armen/Beinen? *Ja/Nein*

9.10 Fühlen sich Ihre Arme/Beine anders als zuvor? *Ja/Nein*

10 Arme/Gliedmaßen

Schulter

10.1 Haben Sie sich Ihre Schulter verletzt? *Ja/Nein*

10.2 Haben Sie Schmerzen in Ihrer Schulter? *Ja/Nein*

10.3 Können Sie Ihre Schulter bewegen? *Ja/Nein*

10.4 Sind Sie auf Ihre Schulter gefallen? *Ja/Nein*
  Falls ja:
  (a) Sind Sie direkt auf die Schulter gefallen? *Ja/Nein*
  (b) Sind Sie auf Ihre ausgestreckte Hand gefallen? *Ja/Nein*

Hindi

9.3 आपको ये पीठ की चोट कैसे लगी?
  (a) पीठ पर गिरने से? हाँ/नहीं
  (b) किसी चीज से पीठ पर टक्कर लगी? हाँ/नहीं
  (c) सड़क या वाहन दुर्घटना में? हाँ/नहीं
  (d) काम के दौरान किसी दुर्घटना में? हाँ/नहीं

9.4 क्या पीठ हिलाने में आपको दर्द होता है? हाँ/नहीं

9.5 क्या आगे झुकने पर आपकी पीठ में दर्द होता है? हाँ/नहीं

9.6 क्या आप अपने हाथ हिला सकते हैं? हाँ/नहीं

9.7 क्या आप अपने पैर हिला सकते हैं? हाँ/नहीं

9.8 क्या आपने चोट लगने के बाद पेशाब किया है? हाँ/नहीं

9.9 क्या आपको अपने हाथ पैर में सुईयाँ चुभती सी महसूस होती हैं? हाँ/नहीं

9.10 क्या आपको लगता है कि आपके हाथ पैर की स्पर्श संवेदना बदल गई है? हाँ/नहीं
  (छुने पर अलग सा महसूस होता है)

10 बाहों की चोट

कन्धे की चोट

10.1 क्या आपके कन्धे पर चोट लगी है? हाँ/नहीं

10.2 क्या आपके कन्धे में दर्द है? हाँ/नहीं

10.3 क्या आप अपने कन्धे हिला सकते हैं? हाँ/नहीं

10.4 क्या आप अपने कन्धो पर गिरे थे? हाँ/नहीं
  यदि हाँ तो:
  (a) क्या आप सीधे कन्धे पर गिरे थे? हाँ/नहीं
  (b) क्या आप फैले हुए हाथ पर गिरे थे? हाँ/नहीं

English	French
10.5 After the accident did the pain start: (a) Immediately? Yes/No (b) After some time? Yes/No	**10.5** Après l'accident, la douleur est-elle intervenue: (a) Immédiatement? Oui/Non (b) Après un certain temps? Oui/Non

Dislocations

10.6 Have you ever had a dislocated shoulder? Yes/No
If yes, how many times?
(a) 1? Yes/No
(b) 2–5? Yes/No
(c) More than 5? Yes/No

10.7 Can you feel me touching your shoulder here? Yes/No
(Test for upper lateral cutaneous nerve of arm)

10.8 Can you bend your wrist up like this?

Elbow
10.9 Have you hurt your elbow? Yes/No

10.10 Have you pain in your elbow? Yes/No

10.11 Can you move your elbow? Yes/No

10.12 Have you:
(a) Fallen onto your elbow? Yes/No
(b) Fallen onto your outstretched arm? Yes/No
(c) Been hit on the elbow? Yes/No

Pulled elbow
10.13 Has the child stopped using his/her arm as a result of an accident? Yes/No

10.14 Has anyone pulled the child up by his/her arms? Yes/No

10.15 Can the child move his/her arm? Yes/No

Déboîtements

10.6 Avez-vous déjà eu l'épaule déboîtée? Oui/Non
Si oui, combien de fois:
(a) 1? Oui/Non
(b) 2–5? Oui/Non
(c) Plus de 5? Oui/Non

10.7 Sentez-vous quand je touche votre épaule ici? Oui/Non
(Testez le nerf latéro superieur cutané du bras)

10.8 Pouvez-vous fléchir le poignet comme ceci?

Le coude
10.9 Êtes-vous blessé(e) au coude? Oui/Non

10.10 Avez-vous mal au coude? Oui/Non

10.11 Pouvez-vous bouger le coude? Oui/Non

10.12 Êtes-vous:
(a) Tombé(e) sur le coude? Oui/Non
(b) Êtes-vous tombé(e) sur votre bras tendu? Oui/Non
(c) Avez-vous été cogné(e) au coude? Oui/Non

Traction du coude
10.13 L'enfant a-t-il cessé d'utiliser son bras à la suite d'un accident? Oui/Non

10.14 Quelqu'un a-t-il tiré l'enfant par les bras? Oui/Non

10.15 L'enfant peut-il bouger son bras? Oui/Non

German	Hindi
10.5 Kam der Schmerz nach dem Unfall: (a) Sofort? *Ja/Nein* (b) Nach einiger Zeit? *Ja/Nein*	**10.5** दुर्घटना के बाद क्या दर्द: (a) तुरन्त शुरू हुआ था? हाँ/नहीं (b) या थोड़ी देर के बाद शुरू हुआ था? हाँ/नहीं
Verrenkung/Luxation **10.6** Haben Sie jemals Ihre Schulter ausgerenkt? *Ja/Nein* Falls ja, wie oft: (a) 1? *Ja/Nein* (b) Zwischen 2–5? *Ja/Nein* (c) Mehr als 5? *Ja/Nein*	**जोड़ों का उतरना** **10.6** क्या आपके कन्धे की हड्डी कभी उतरी (डिसलोकेट) है? हाँ/नहीं यदि हाँ, तो कितनी बार? (a) 1 ? हाँ/नहीं (b) 2'5? हाँ/नहीं (c) 5 से ज्यादा बार? हाँ/नहीं
10.7 Spüren Sie, daß ich Ihre Schulter hier berühre? *Ja/Nein* (Untersuchung des oberen nervus lateralis cutaneous des Armes)	**10.7** क्या आप मेरे को आपका कन्धा स्पर्श करते हुए महसूस कर सकते हैं? हाँ/नहीं (ये अपर लैटरल क्यूटेनियस नर्व को जाँचने के लिए है)
10.8 Können Sie Ihr Handgelenk in dieser Art und Weise beugen? *Ja/Nein*	**10.8** क्या आप इस तरह से अपनी कलाई मोड़ सकते हैं? हाँ/नहीं
Ellbogen **10.9** Haben Sie Ihren Ellbogen verletzt? *Ja/Nein*	**कोहनी** **10.9** क्या आपको कोहनी पर चोट लगी है? हाँ/नहीं
10.10 Schmerzt Ihr Ellbogen? *Ja/Nein*	**10.10** क्या आपको कोहनी में दर्द है? हाँ/नहीं
10.11 Können Sie Ihren Ellbogen bewegen? *Ja/Nein*	**10.11** क्या आप अपनी कोहनी हिला सकते हैं? हाँ/नहीं
10.12 Sind Sie: (a) Auf den Ellbogen gefallen? *Ja/Nein* (b) Auf die ausgestreckte Hand gefallen? *Ja/Nein* (c) Auf den Ellbogen geschlagen worden? *Ja/Nein*	**10.12** क्या आप: (a) अपनी कोहनी पर गिरे थे? हाँ/नहीं (b) फैले हुए हाथ पर गिरे थे? हाँ/नहीं (c) क्या कोहनी पर टक्कर लगी थी? हाँ/नहीं
Ellbogenverrenkung/Subluxation des Radius—köpfchens **10.13** Hat das Kind seit dem Unfall aufgehört, den Arm zu benutzen? *Ja/Nein*	**कोहनी खींच जाना** **10.13** क्या बच्चे ने दुर्घटना के कारण अपनी बाँह का इस्तेमाल करना बन्द कर दिया है? हाँ/नहीं
10.14 Hat jemand das Kind am Arm hochgezogen? *Ja/Nein*	**10.14** क्या किसी ने बच्चे को उसके बाँह से पकड़कर खींचा है? हाँ/नहीं
10.15 Kann das Kind seinen Arm bewegen? *Ja/Nein*	**10.15** क्या बच्चा अपनी बाँह हिला सकता है? हाँ/नहीं

English	French
Wrist	***Le poignet***
10.16 Have you hurt your wrist? *Yes/No*	**10.16** Êtes-vous blessé(e) au poignet? *Oui/Non*
10.17 Have you any pain in your wrist? *Yes/No*	**10.17** Avez-vous mal au poignet? *Oui/Non*
10.18 Can you move your wrist? *Yes/No*	**10.18** Pouvez-vous bouger votre poignet? *Oui/Non*
10.19 Have you: (a) Bent your wrist backward? *Yes/No* (b) Bent your wrist forward? *Yes/No* (c) Fallen on your outstretched arm? *Yes/No* (d) Been hit on the wrist? *Yes/No* (e) Hurt your wrist on a car steering wheel or bike handlebars? *Yes/No*	**10.19** (a) Avez-vous forcé votre poignet en arrière? *Oui/Non* (b) Avez-vous forcé votre poignet en avant? *Oui/Non* (c) Êtes-vous tombé(e) sur votre bras tendu? *Oui/Non* (d) Avez-vous reçu un coup sur le poignet? *Oui/Non* (e) Avez-vous été blessé(e) au poignet par le volant d'une voiture ou le guidon (d'une moto) d'un vélo? *Oui/Non*
Hand	***La main***
10.20 Have you hurt your finger/thumb? *Yes/No*	**10.20** Êtes-vous blessé(e) au doigt/pouce? *Oui/Non*
10.21 Have you any pain in your finger/thumb? *Yes/No*	**10.21** Avez-vous une douleur quelconque au doigt/pouce? *Oui/Non*
10.22 Can you move your finger/thumb? *Yes/No*	**10.22** Pouvez-vous bouger le doigt/pouce? *Oui/Non*
10.23 Have you: (a) Bent your finger/thumb backward? *Yes/No* (b) Bent your finger/thumb forward? *Yes/No* (c) Crushed your finger/thumb? *Yes/No*	**10.23** Avez-vous: (a) Forcé votre doigt/pouce en arrière? *Oui/Non* (b) Fléchi votre doigt/pouce en avant? *Oui/Non* (c) Eu votre doigt/pouce écrasé? *Oui/Non*

German	Hindi
Handgelenk	कलाई
10.16 Haben Sie Ihr Handgelenk verletzt? *Ja/Nein*	10.16 क्या आपको कलाई में चोट लगी है? हाँ/नहीं
10.17 Haben Sie Schmerzen in Ihrem Handgelenk? *Ja/Nein*	10.17 क्या आपकी कलाई में दर्द है? हाँ/नहीं
10.18 Können Sie Ihr Handgelenk bewegen? *Ja/Nein*	10.18 क्या आप अपनी कलाई हिला सकते हैं? हाँ/नहीं
10.19 Haben Sie: (a) Haben Sie Ihr Handgelenk nach hinten gebogen? *Ja/Nein* (b) Haben Sie Ihr Handgelenk nach vorne gebogen? *Ja/Nein* (c) Sind Sie auf die ausgestreckte Hand gefallen? *Ja/Nein* (d) Wurden Sie auf das Handgelenk geschlagen? *Ja/Nein* (e) Haben Sie sich Ihr Handgelenk an einem Steuerrad oder einer Fahrradlenkstange verletzt? *Ja/Nein*	10.19 क्या आप: (a) अपनी कलाई पीछे की ओर मोड़ सकते हैं? हाँ/नहीं (b) अपनी कलाई आगे की ओर मोड़ सकते हैं? हाँ/नहीं (c) अपने फैले हुए हाथ के उपर गिरे थे? हाँ/नहीं (d) अपनी कलाई के उपर गिरे थे? हाँ/नहीं (e) क्या कलाई पर चोट कार के स्टियरिन्ग व्हील या मोटरसायकल के हैण्डलबार से लगी? हाँ/नहीं
Hand	हाथ
10.20 Haben Sie sich Ihre Finger/Daumen verletzt? *Ja/Nein*	10.20 क्या आपको उँगलियों या अँगूठे के उपर चोट लगी है? हाँ/नहीं
10.21 Haben Sie Schmerzen in Ihren Fingern/Daumen? *Ja/Nein*	10.21 क्या आपके उँगलियों या अँगूठे में दर्द है? हाँ/नहीं
10.22 Können Sie Ihre Finger/Daumen bewegen? *Ja/Nein*	10.22 क्या आप अपनी उँगलियाँ और अँगूठा हिला सकते हैं? हाँ/नहीं
10.23 Haben Sie: (a) Ihre Finger/Daumen nach hinten gebogen? *Ja/Nein* (b) Ihre Finger/Daumen nach vorne gebogen? *Ja/Nein* (c) Ihre Finger/Daumen gequetscht/ eingeklemmt? *Ja/Nein*	10.23 क्या आप: (a) अपनी उँगली/अँगूठा पीछे की ओर मोड़ सकते हैं? हाँ/नहीं (b) अपनी उँगली/अँगूठा आगे की ओर मोड़ सकते हैं? हाँ/नहीं (c) की उँगली/अँगूठा दब गए थे? हाँ/नहीं

English	French
11 Lower limb	**11 Les membres inférieurs**

Hip			*La hanche*	
11.1	Have you hurt your hip? *Yes/No* If yes, have you hurt it in: (a) A fall? *Yes/No* (b) A blow/kick? *Yes/No* (c) A road traffic accident? *Yes/No*		**11.1**	Êtes-vous blessé(e) à la hanche? *Oui/Non* Si oui, vous êtes-vous blessé(e): (a) En tombant? *Oui/Non* (b) En recevant un coup/coup de pied? *Oui/Non* (c) Lors d'un accident de la route? *Oui/Non*
11.2	Can you walk on your leg? *Yes/No*		**11.2**	Pouvez-vous marcher? *Oui/Non*
11.3	Have you ever injured/broken your hip before? *Yes/No*		**11.3**	Avez-vous déjà été blessé(e) à la hanche? *Oui/Non*

Knee			*Le genou*	
11.4	Have you hurt your knee? *Yes/No* If yes, did you do it by: (a) A direct blow to the knee? *Yes/No* (b) A fall? *Yes/No* (c) A twisting injury? *Yes/No*		**11.4**	Êtes-vous blessé(e) au genou? *Oui/Non* Si oui, avez-vous été blessé(e): (a) Par un coup direct au genou? *Oui/Non* (b) En tombant? *Oui/Non* (c) En vous tordant le genou? *Oui/Non*
11.5	Did your kneecap move out to the side of your leg and then back in again? *Yes/No*		**11.5**	La rotule s'est-elle déplacée latéralement avant de revenir en place? *Oui/Non*
11.6	Can you walk on it? *Yes/No*		**11.6**	Pouvez-vous marcher avec cette blessure? *Oui/Non*
11.7	Has your knee given way under you? *Yes/No*		**11.7**	Votre genou s'est-il dérobé sous votre poids? *Oui/Non*
11.8	Has your knee locked so that you cannot straighten it? *Yes/No*		**11.8**	Votre genou est-il bloqué de façon que vous ne pouvez pas mettre la jambe droite? *Oui/Non*
11.9	Did your knee swell: (a) Immediately? *Yes/No* (b) After a delay? *Yes/No*		**11.9**	Votre genou s'est-il mis à gonfler? (a) Immédiatement? *Oui/Non* (b) Après un certain temps? *Oui/Non*

German	Hindi
11 Beine/Gliedmaßen	**11 टाँग की चोट**

Hüfte
11.1 Haben Sie Ihre Hüfte verletzt?   *Ja/Nein*
Falls ja, haben Sie sich verletzt, durch
(a) Einen Fall?   *Ja/Nein*
(b) Einen Stoß/Tritt?   *Ja/Nein*
(c) Einen Verkehrsunfall?   *Ja/Nein*

11.2 Können Sie laufen?   *Ja/Nein*

11.3 Haben Sie jemals zuvor Ihre Hüfte verletzt/gebrochen?   *Ja/Nein*

Knie
11.4 Haben Sie sich Ihr Knie verletzt?   *Ja/Nein*
Falls ja, geschah es durch:
(a) Einen direkten Stoß auf das Knie?   *Ja/Nein*
(b) Einen Fall auf das Knie?   *Ja/Nein*
(c) Eine Verdrehung?   *Ja/Nein*

11.5 Hat sich Ihre Kniescheibe zur Seite bewegt und wieder zurück?   *Ja/Nein*

11.6 Können Sie laufen/das betreffende Bein belasten?   *Ja/Nein*

11.7 Hat Ihr Knie plötzlich nachgegeben?   *Ja/Nein*

11.8 Hat Ihr Knie gesperrt, so daß Sie es nicht mehr ganz durchstrecken konnten?   *Ja/Nein*

11.9 Ist Ihr Knie angeschwollen:
(a) Sofort?   *Ja/Nein*
(b) Etwas später?   *Ja/Nein*

कूल्हा
11.1 क्या आपको कूल्हों पर चोट लगी है?   हाँ/नहीं
यदि हाँ, तो चोट कैसे लगी?
(a) गिरने से?   हाँ/नहीं
(b) टक्कर या लात मारने से?   हाँ/नहीं
(c) सड़क या वाहन दुर्घटना से?   हाँ/नहीं

11.2 क्या आप अपने पैरों पर चल सकते हैं?   हाँ/नहीं

11.3 क्या पहले कभी आपको कूल्हों पर चोट लगी है या कूल्हों की हड्डी टूटी है?   हाँ/नहीं

घुटना
11.4 क्या आपको घुटनों पर चोट लगी है?   हाँ/नहीं
यदि हाँ, तो क्या चोट:
(a) सीधे घुटनों पर टक्कर से लगी?   हाँ/नहीं
(b) आपके घुटनों पर गिरने से लगी?   हाँ/नहीं
(c) घुटनों के मुड़ने से लगी?   हाँ/नहीं

11.5 क्या आपके घुटनों की हड्डी (नी–कैप) बाहर की ओर खिसक गई थी और बाद में अपनी जगह वापस आई थी?   हाँ/नहीं

11.6 क्या आप चल सकते हैं?   हाँ/नहीं

11.7 क्या कभी चलते फिरते आपका घुटना अचानक जवाब दे देता है? (असन्तुलित हो जाता है?)   हाँ/नहीं

11.8 क्या आपका घुटना कभी कभी अटक जाता है जिसके बाद आप उसको सीधा नहीं कर सकते?   हाँ/नहीं

11.9 क्या अपका घुटना सूज गया था?   हाँ/नहीं
यदि हाँ, तो क्या:
(a) तुरन्त बाद?   हाँ/नहीं
(b) थोड़ी देर के बाद?   हाँ/नहीं

English	French

Ankle/foot

11.10 Have you hurt your ankle? *Yes/No*
 If yes, did you do it by:
 (a) Twisting it while walking? *Yes/No*
 (b) Twisting it while running? *Yes/No*
 (c) Twisting it while jumping down? *Yes/No*

11.11 If you twisted it, did the foot bend:
 (a) Inwards? *Yes/No*
 (b) Outwards? *Yes/No*

11.12 Can you walk on it? *Yes/No*

11.13 Did it swell up immediately? *Yes/No*

11.14 Did you hear a crack when you did it? *Yes/No*

12 Lacerations

12.1 Have you been cut? *Yes/No*

12.2 Have you been cut by:
 (a) Glass? *Yes/No*
 (b) A knife? *Yes/No*
 (c) Teeth-bite? *Yes/No*
 (d) Crushing between two objects? *Yes/No*
 (e) A fall? *Yes/No*
 (f) An object? *Yes/No*

12.3 If cut by glass:
 (a) Was the glass broken? *Yes/No*
 (b) Could there be any glass in the wound? *Yes/No*

La cheville/le pied

11.10 Avez-vous mal à la cheville? *Oui/Non*
 Si oui, l'avez-vous tordue:
 (a) En marchant? *Oui/Non*
 (b) En courant? *Oui/Non*
 (c) En sautant? *Oui/Non*

11.11 S'il s'agit d'une entorse, le pied s'est-il tourné:
 (a) Vers l'intérieur? *Oui/Non*
 (b) Vers l'extérieur? *Oui/Non*

11.12 Pouvez-vous marcher sur cette cheville? *Oui/Non*

11.13 Votre cheville a-t-elle enflé tout de suite? *Oui/Non*

11.14 Avez-vous entendu un craquement au moment de l'entorse? *Oui/Non*

12 Les bléssures

12.1 Vous êtes-vous coupé(e)? *Oui/Non*

12.2 Vous êtes-vous blessé(e) par:
 (a) Du verre? *Oui/Non*
 (b) Un couteau? *Oui/Non*
 (c) Une morsure? *Oui/Non*
 (d) Le fait d'avoir été écrasé(e) entre deux objets? *Oui/Non*
 (e) Une chute? *Oui/Non*
 (f) Un objet? *Oui/Non*

12.3 Si vous vous êtes coupé(e) avec du verre:
 (a) Est-ce que le verre était cassé? *Oui/Non*
 (b) Est-il possible qu'il y ait encore du verre dans la blessure? *Oui/Non*

German		Hindi	

Knöchel/Fuß

एड़ी/पाँव

11.10 Haben Sie Ihren Knöchel verletzt? *Ja/Nein*
   Falls ja, haben Sie den Knöchel beim
   (a) Gehen verdreht/verrenkt? *Ja/Nein*
   (b) Rennen verdreht/verrenkt? *Ja/Nein*
   (c) Herunterspringen verdreht/verrenkt? *Ja/Nein*

11.10 क्या आपके पाँव में चोट आई है? हाँ/नहीं
   यदि हाँ, तो क्या ये:
   (a) चलते हुए मुड़ने से हुआ? हाँ/नहीं
   (b) दौड़ते हुए मुड़ने से हुआ? हाँ/नहीं
   (c) उछलते हुए मुड़ने से हुआ? हाँ/नहीं

11.11 Falls Sie den Knöchel verdreht haben, wurde der Fuß
   (a) Nach innen umgeknickt? *Ja/Nein*
   (b) Nach außen umgeknickt? *Ja/Nein*

11.11 यदि आपको मोच आई है, तो आपका पाँव
   (a) अन्दर की ओर मुड़ा था? हाँ/नहीं
   (b) बाहर की ओर मुड़ा था? हाँ/नहीं

11.12 Können Sie den Fuß belasten? *Ja/Nein*

11.12 क्या आप अपने पाँव के उपर चल सकते हैं? हाँ/नहीं

11.13 Ist der Knöchel sofort angeschwollen? *Ja/Nein*

11.13 क्या आपका पाँव तुरन्त सूज गया था? हाँ/नहीं

11.14 Haben Sie einen Knacks gehört, als es passiert ist? *Ja/Nein*

11.14 क्या चोट लगने के समय चटकने की या टूटने की आवाज आई थी? हाँ/नहीं

12 Rißwunde Schnittwunde/Platzwunde

12 घाव

12.1 Haben Sie sich geschnitten? *Ja/Nein*

12.1 क्या आपको कहीं घाव लगा है? हाँ/नहीं

12.2 Haben Sie sich geschnitten mit/durch:
   (a) Einem Stück Glas? *Ja/Nein*
   (b) Einem Messer? *Ja/Nein*
   (c) Einen Biß? *Ja/Nein*
   (d) Quetschung zwischen zwei Gegenständen? *Ja/Nein*
   (e) Einen Fall? *Ja/Nein*
   (f) Einem Gegenstand? *Ja/Nein*

12.2 आपको घाव किस चीज से लगा था?
   (a) शीशे से? हाँ/नहीं
   (b) चाकू से? हाँ/नहीं
   (c) दाँत काटने से? हाँ/नहीं
   (d) दो चीजों के बीच दबने से? हाँ/नहीं
   (e) गिरने से? हाँ/नहीं
   (f) किसी चीज के उपर गिरने से? हाँ/नहीं

12.3 Falls es Glas war:
   (a) War das Glas zerbrochen? *Ja/Nein*
   (b) Könnte Glas in der Wunde zurückgeblieben sein? *Ja/Nein*

12.3 यदि शीशे से घाव लगा हो तो:
   (a) क्या शीशा टूटा हुआ था? हाँ/नहीं
   (b) क्या आपके घाव में शीशे के टुकड़े हो सकते हैं? हाँ/नहीं

English	French
12.4 If cut by a knife: (a) Was the knife sharp? *Yes/No* (b) Did the cut go down to the bone? *Yes/No* (c) Was the knife dirty? *Yes/No*	**12.4** Si vous vous êtes coupé(e) avec un couteau: (a) Le couteau était-il bien affûté? *Oui/Non* (b) Vous êtes-vous coupé(e) jusqú à l'os? *Oui/Non* (c) Le couteau était-il sâle? *Oui/Non*
12.5 If you have been bitten was this by: (a) A dog? *Yes/No* (b) Human? (If you have punched someone and cut your hand on their teeth—this is a bite.) *Yes/No* (c) Something else? *Yes/No*	**12.5** Avez-vous été mordu(e): (a) Par un chien? *Oui/Non* (b) Par quelqu'un? *Oui/Non* (Si vous avez donné un coup de poing dans les dents de quelqu'un, la blessure qui peut en résulter est une morsure.) (c) Par autre chose? *Oui/Non*
12.6 Could the wound have anything in it? *Yes/No* If yes, is it: (a) Soil? *Yes/No* (b) Dirt? *Yes/No* (c) Glass? *Yes/No* (d) Metal? *Yes/No* (e) A splinter? *Yes/No*	**12.6** La blessure pourrait-elle être contaminée? *Oui/Non* Si oui, par: (a) De la terre? *Oui/Non* (b) De la sâleté? *Oui/Non* (c) Du verre? *Oui/Non* (d) Du métal? *Oui/Non* (e) Une écharde? *Oui/Non*

13 Nerve and tendon injuries / 13 Les nerfs et les tendons

English	French
13.1 Have you been cut? *Yes/No*	**13.1** Avez-vous été coupé(e)? *Oui/Non*
13.2 Could the cut be very deep? *Yes/No*	**13.2** Est-il possible que la coupure soit profonde? *Oui/Non*
13.3 Did the cut go down to the bone? *Yes/No*	**13.3** La coupure est-elle allée jusqu'à l'os? *Oui/Non*
13.4 Do you have any pins and needles in the injured part? *Yes/No*	**13.4** Avez-vous des fourmillements dans la partie blessée? *Oui/Non*
13.5 Do you have any numbness in the injured part? *Yes/No*	**13.5** La partie blessée est-elle engourdie? *Oui/Non*
13.6 Are there any movements you are finding difficult? *Yes/No* If yes, please show me.	**13.6** Avez-vous du mal à faire certains mouvements? *Oui/Non* Si oui, lesquels?

German	Hindi
12.4 Falls es ein Messer war: (a) War das Messer scharf? *Ja/Nein* (b) Ging der Schnitt bis auf den Knochen? *Ja/Nein* (c) War das Messer schmutzig? *Ja/Nein*	**12.4** यदि चाकु से घाव लगा हो तोः (a) क्या चाकु तेज था? हाँ/नहीं (b) क्या घाव नीचे हड्डी तक पहुँचा है? हाँ/नहीं (c) क्या चाकु गन्दा था? हाँ/नहीं
12.5 Falls es ein Biß war, war es: (a) Ein Hund? *Ja/Nein* (b) Ein Mensch (Falls Sie auf jemanden eingeschlagen haben und sich dabei Ihre Hand an seinen/ihren Zähnen verletzt haben, dann ist das ein Biß.) *Ja/Nein* (c) Etwas anderes? *Ja/Nein*	**12.5** यदि आपको किसी ने दाँत से काटा हो तो क्याः (a) वो कुत्ता था? हाँ/नहीं (b) आदमी था (आपके किसी को मुक्का मारते हुए किसी के दाँत से लगा हो) हाँ/नहीं (c) कुछ और था? हाँ/नहीं
12.6 Könnte etwas in der Wunde sein? *Ja/Nein* Falls ja: (a) Erde? *Ja/Nein* (b) Schmutz? *Ja/Nein* (c) Glas? *Ja/Nein* (d) Metall? *Ja/Nein* (e) Splitter? *Ja/Nein*	**12.6** क्या घाव के अन्दर कुछ हो सकता है? हाँ/नहीं यदि हाँ, तो क्याः (a) मिट्टी? हाँ/नहीं (b) कचरा/गर्द? हाँ/नहीं (c) शीशा? हाँ/नहीं (d) धातु? हाँ/नहीं (e) लकड़ी की कांस (स्प्लिन्टर)? हाँ/नहीं
13 Nerven-und Sehnenverletzungen	**13 स्नायु तथा टेन्डन की चोट**
13.1 Haben Sie sich geschnitten? *Ja/Nein*	**13.1** क्या आपको घाव लगा है? हाँ/नहीं
13.2 Könnte der Schnitt sehr tief sein? *Ja/Nein*	**13.2** क्या घाव काफी गहरा हो सकता है? हाँ/नहीं
13.3 Ging der Schnitt bis auf den Knochen? *Ja/Nein*	**13.3** क्या घाव नीचे हड्डी तक है? हाँ/नहीं
13.4 Fühlen Sie ein Kribbeln in dem verletzten Körperteil? *Ja/Nein*	**13.4** क्या जख्मी भाग में आपको सूईयाँ चुभती सी महसूस होती हैं? हाँ/नहीं
13.5 Fühlt sich der verletzte Körperteil taub an? *Ja/Nein*	**13.5** क्या आपका जख्मी भाग सुन्न हो गया है? हाँ/नहीं
13.6 Haben Sie Schwierigkeiten mit irgendwelchen Bewegungen? *Ja/Nein* Falls ja, bitte zeigen Sie es mir.	**13.6** क्या आपको किसी अँग को हिलाने/हरकत करने में तकलीफ है? हाँ/नहीं यदि हाँ, तो कृपया मुझे दिखाँए

English	French
13.7 I am now going to test your injury. (a) Can you feel me touching you here? *Yes/No* (b) Does this feel sharp? *Yes/No* (c) Does this feel blunt? *Yes/No* (d) Please copy my movements. (e) Can you push against my hand please? *Yes/No*	**13.7** Je vais maintenant examiner la blessure. (a) Sentez-vous quand je vous touche ici? *Oui/Non* (b) Est-ce que ceci est pointu? *Oui/Non* (c) Est-ce que ceci est arrondi? *Oui/Non* (d) Imitez mes mouvements, s.v.p. (e) Pouvez-vous pousser contre ma main? *Oui/Non*
14 Burns/scalds	**14 Les brûlures et les échaudures**
14.1 Have you burnt yourself? *Yes/No*	**14.1** Avez-vous éte brûlé(e)? *Oui/Non*
14.2 Did you burn yourself with: (a) Chemicals? *Yes/No* (b) Electric current? *Yes/No* (c) Fire? *Yes/No* (d) Firework? *Yes/No* (e) Hot surface? *Yes/No* (f) Hot water/drink? *Yes/No* (g) Metal? *Yes/No* (h) Naked flame? *Yes/No* (i) Steam? *Yes/No*	**14.2** Avez-vous été brûlé(e) par: (a) Un produit chimique? *Oui/Non* (b) Un courant éléctrique? *Oui/Non* (c) Un feu? *Oui/Non* (d) Un pétard? *Oui/Non* (e) Une surface chaude? *Oui/Non* (f) De l'eau chaude/une boisson chaude? *Oui/Non* (g) Du métal? *Oui/Non* (h) Une flamme? *Oui/Non* (i) Un jet de vapeur? *Oui/Non*
14.3 If you were in a house fire: (a) Did you breathe in any smoke? *Yes/No* (b) Did you breathe in any flames? *Yes/No*	**14.3** Si vous étiez dans un incendie: (a) Avez-vous respiré(e) de la fumée? *Oui/Non* (b) Avez-vous respiré des flammes? *Oui/Non*
14.4 Do you feel short of breath now? *Yes/No*	**14.4** Manquez-vous de souffle maintenant? *Oui/Non*
14.5 Do you have a cough? *Yes/No*	**14.5** Toussez-vous? *Oui/Non*
14.6 Do you feel any tightness in your chest? *Yes/No*	**14.6** Sentez vous quelque étroitesse au niveau de la poitrine? *Oui/Non*

German	Hindi
13.7 Ich werde jetzt Ihre Verletzung untersuchen. (a) Können Sie fühlen, daß ich Sie hier berühre? *Ja/Nein* (b) Fühlt sich dies spitz an? *Ja/Nein* (c) Fühlt sich dies stumpf an? *Ja/Nein* (d) Bitte machen Sie meine Bewegungen nach. (e) Können Sie bitte gegen meine Hand drücken? *Ja/Nein*	**13.7** अब मैं आपके चोट की जाँच करने जा रहा हूँ । (a) क्या आप इस जगह में मेरा स्पर्श महसूस कर सकते हैं? हाँ/नहीं (b) क्या ये तेज महसूस होता है? हाँ/नहीं (c) क्या ये कम (ब्लण्ट) महसूस होता है? हाँ/नहीं (d) कृपया मेरी हरकतों को दोहराईए (e) क्या आप मेरे हाथ के आगे जोर लगा सकते हैं? हाँ/नहीं
14 Verbrennungen/Verbrühungen	**14 जलना**
14.1 Haben Sie sich verbrannt? *Ja/Nein*	**14.1** क्या आप जल गये हैं? हाँ/नहीं
14.2 Haben Sie sich verbrannt mit: (a) Chemikalien? *Ja/Nein* (b) Elektrischem Strom? *Ja/Nein* (c) Feuer? *Ja/Nein* (d) Feuerwerk? *Ja/Nein* (e) An einer heißen Oberfläche? *Ja/Nein* (f) Heißem Wasser/Getränk? *Ja/Nein* (g) Metall? *Ja/Nein* (h) Einer direkten Flamme? *Ja/Nein* (i) Dampf? *Ja/Nein*	**14.2** आप किस चीज से जले हैं? (a) रसायन (केमिकल्स) से? हाँ/नहीं (b) विद्युत/बिजली से? हाँ/नहीं (c) आग से? हाँ/नहीं (d) पटाखों (फायरवर्क) से? हाँ/नहीं (e) गरम सतह से? हाँ/नहीं (f) गरम पानी या तरल पदार्थ से? हाँ/नहीं (g) गरम धातु से? हाँ/नहीं (h) लौ या ज्योत (फ्लेम) से? हाँ/नहीं (i) भाप से? हाँ/नहीं
14.3 Falls Sie in einem brennenden Haus waren: (a) Haben Sie Rauch eingeatmet? *Ja/Nein* (b) Standen Sie in den Flammen und haben geatmet? *Ja/Nein*	**14.3** यदि आप किसी घर की आग में फँसे थे तो: (a) क्या उसका धुँआ आपकी साँस में गया है? हाँ/नहीं (b) क्या उसकी लौ (फ्लेम) आपकी साँस में गई है? हाँ/नहीं
14.4 Fühlen Sie sich jetzt kurzatmig? *Ja/Nein*	**14.4** क्या अभी आपको साँस लेने में कोई तकलीफ है? हाँ/नहीं
14.5 Müssen Sie husten? *Ja/Nein*	**14.5** क्या आपको खाँसी आ रही है? हाँ/नहीं
14.6 Haben Sie ein Engegefühl im Brustkorb? *Ja/Nein*	**14.6** क्या आपको सीने में दबाव सा या कसा हुआ सा महसूस होता है? हाँ/नहीं

English	Italian
4 Classification	**4 Classificazione**

<table>
<tr><td colspan="3">*Accident*</td><td colspan="3">*Incidenti*</td></tr>
<tr><td>4.1</td><td colspan="2">Have you had an accident?   Yes/No
If yes, did this accident occur:
(a) At your workplace?   Yes/No
(b) At home?   Yes/No
(c) In a motor vehicle (car, motorbike, lorry, bicycle)?   Yes/No
(d) Playing sport?   Yes/No
(e) At school/college?   Yes/No</td><td>4.1</td><td colspan="2">Ha avuto un incidente?   Sì/No
Se sì, dove è accaduto:
(a) Sul posto di lavoro?   Sì/No
(b) A casa?   Sì/No
(c) In un veicolo (auto, motocicletta, camion, bicicletta)?   Sì/No
(d) Mentre praticava un'attività sportiva?   Sì/No
(e) A scuola/all'università?   Sì/No</td></tr>
<tr><td>4.2</td><td colspan="2">Have you been assaulted/beaten up?   Yes/No</td><td>4.2</td><td colspan="2">È stato vittima di un'aggressione?   Sì/No</td></tr>
<tr><td>4.3</td><td colspan="2">Did you fall over?   Yes/No</td><td>4.3</td><td colspan="2">È caduto?   Sì/No</td></tr>
<tr><td colspan="3">*Work*</td><td colspan="3">*Lavoro*</td></tr>
<tr><td>4.4</td><td colspan="2">Did the accident happen at work? Yes/No</td><td>4.4</td><td colspan="2">L'incidente è accaduto sul lavoro?   Sì/No</td></tr>
<tr><td>4.5</td><td colspan="2">Did it happen during your normal duties?   Yes/No</td><td>4.5</td><td colspan="2">È accaduto durante la sua normale attività lavorativa?   Sì/No</td></tr>
<tr><td>4.6</td><td colspan="2">Were you working at a machine? Yes/No</td><td>4.6</td><td colspan="2">Lavorava accanto ad una macchina?   Sì/No</td></tr>
<tr><td>4.7</td><td colspan="2">Did anything:
(a) Burn you?   Yes/No
(b) Crush you?   Yes/No
(c) Electrocute you?   Yes/No
(d) Fall on you?   Yes/No
(e) Hit you?   Yes/No
(f) Spray onto you?   Yes/No
(g) Stick into you?   Yes/No</td><td>4.7</td><td colspan="2">(a) Si è bruciato?   Sì/No
(b) Si è schiacciato?   Sì/No
(c) Ha preso una scossa elettrica?   Sì/No
(d) Qualcosa Le è caduto addosso?   Sì/No
(e) Qualcosa l'ha colpito?   Sì/No
(f) È stato/a spruzzato?   Sì/No
(g) Qualcosa L'ha trafitto?   Sì/No</td></tr>
<tr><td colspan="3">*Home*</td><td colspan="3">*Casa*</td></tr>
<tr><td>4.8</td><td colspan="2">Did the accident happen at home?   Yes/No</td><td>4.8</td><td colspan="2">L'incidente è accaduto a casa?   Sì/No</td></tr>
</table>

Russian	Spanish

4 Классификация

Несчастный случай

4.1 Это был несчастный случай? *Да/Нет*

Если да, был ли этот несчастный случай:
- (a) На работе? *Да/Нет*
- (b) Дома? *Да/Нет*
- (c) В автомобильном транспорте (на машине, мотоцикле, грузовике, велосипеде)? *Да/Нет*
- (d) Во время того, как Вы занимались спортом? *Да/Нет*
- (e) В школе или другом учебном заведении? *Да/Нет*

4.2 На Вас напали (например избили)? *Да/Нет*

4.3 Вы упали? *Да/Нет*

На работе

4.4 Несчастный случай был на работе? *Да/Нет*

4.5 Это было в течение Ваших обычных служебных обязанностей? *Да/Нет*

4.6 Вы работали у машины (например станка) *Да/Нет*

4.7 Что-то:
- (a) Вас обожгло? *Да/Нет*
- (b) Вас придавило? *Да/Нет*
- (c) Вас ударило током? *Да/Нет*
- (d) На Вас упало? *Да/Нет*
- (e) Вас ударило? *Да/Нет*
- (f) Вас обрызгало? *Да/Нет*
- (g) В Вас вонзилось? *Да/Нет*

Дома

4.8 Несчастный случай был дома? *Да/Нет*

4 Clasificación

Accidente

4.1 ¿Ha tenido Ud. un accidente? *Sí/No*
En caso afirmativo, este accidente ha ocurrido:
- (a) ¿En su lugar de trabajo? *Sí/No*
- (b) ¿En su hogar? *Sí/No*
- (c) ¿En un vehículo (coche, motocicleta, camión, bicicleta)? *Sí/No*
- (d) ¿Haciendo deporte? *Sí/No*
- (e) ¿En el colegio/universidad? *Sí/No*

4.2 ¿Ha sido Ud. atacado/golpeado? *Sí/No*

4.3 ¿Se ha caído Ud? *Sí/No*

Trabajo

4.4 ¿Ha occurrido el accidente en el trabajo? *Sí/No*

4.5 ¿Ha ocurrido durante el horario laboral? *Sí/No*

4.6 ¿Ha ocurrido trabajando con una máquina? *Sí/No*

4.7 Hay algo que le haya:
- (a) ¿Quemado? *Sí/No*
- (b) ¿Aplastado? *Sí/No*
- (c) ¿Electrocutado? *Sí/No*
- (d) ¿Caído encima? *Sí/No*
- (e) ¿Golpeado? *Sí/No*
- (f) ¿Rociado en spray? *Sí/No*
- (g) ¿Se le ha clavado algo? *Sí/No*

Hogar

4.8 ¿Ha ocurrido el accidente en su hogar? *Sí/No*

English		Italian	
4.9 In which room did it happen:		**4.9** In quale stanza è accaduto?	
(a) Bathroom?	Yes/No	(a) Stanza da bagno?	Sì/No
(b) Bedroom?	Yes/No	(b) Stanza da letto?	Sì/No
(c) Dining room?	Yes/No	(c) Sala da pranzo?	Sì/No
(d) Garage?	Yes/No	(d) Garage?	Sì/No
(e) Garden?	Yes/No	(e) Giardino?	Sì/No
(f) Kitchen?	Yes/No	(f) Cucina?	Sì/No
(g) Living room?	Yes/No	(g) Soggiorno?	Sì/No
4.10 Did anything:		**4.10**	
(a) Burn you?	Yes/No	(a) Si è bruciato?	Sì/No
(b) Crush you?	Yes/No	(b) Qualcosa L'ha schiacciato?	Sì/No
(c) Electrocute you?	Yes/No	(c) Ha preso una scossa elettrica?	Sì/No
(d) Fall on you?	Yes/No	(d) Qualcosa Le è caduto addosso?	Sì/No
(e) Hit you?	Yes/No	(e) Qualcosa L'ha colpito?	Sì/No
(f) Spray onto you?	Yes/No	(f) È stato/a spruzzato?	Sì/No
(g) Stick into you?	Yes/No	(g) Qualcosa L'ha trafitto?	Sì/No

English		Italian	
Motor vehicle		***Veicolo***	
4.11 Did the injury occur in a car crash/car accident?	Yes/No	**4.11** La ferita è conseguenza di un incidente stradale?	Sì/No
If yes, were you in/on one of the vehicles involved?	Yes/No	Se sì, era in uno dei veicoli coinvolti nell'incidente?	Sì/No
4.12 Were you in/on a:		**4.12** Era in:	
(a) Car?	Yes/No	(a) Macchina?	Sì/No
(b) Motorbike?	Yes/No	(b) Motocicletta?	Sì/No
(c) Lorry?	Yes/No	(c) Camion?	Sì/No
(d) Bicycle?	Yes/No	(d) Bicicletta?	Sì/No
4.13 Were you driving?	Yes/No	**4.13** Guidava?	Sì/No
4.14 Were you a passenger?	Yes/No	**4.14** Era passeggero?	Sì/No
If yes:		Se sì, dove era seduto:	
(a) Front seat?	Yes/No	(a) Sedile anteriore?	Sì/No
(b) Back seat?	Yes/No	(b) Sedile posteriore?	Sì/No
4.15 Were you wearing a seat belt?	Yes/No	**4.15** Portava la cintura di sicurezza?	Sì/No
4.16 Was your vehicle hit:		**4.16** Il suo veicolo è stato colpito:	
(a) From the front?	Yes/No	(a) Davanti?	Sì/No
(b) From the back?	Yes/No	(b) Dietro?	Sì/No
(c) From the side?	Yes/No	(c) Di lato?	Sì/No

Russian	Spanish

Russian

4.9 В какой комнате это случилось?
   (a) В ванной/уборной? *Да/Нет*
   (b) В спальне? *Да/Нет*
   (c) В столовой? *Да/Нет*
   (d) В гараже *Да/Нет*
   (e) В саду (во дворе)? *Да/Нет*
   (f) На кухне? *Да/Нет*
   (g) В гостиной (в общей комнате)? *Да/Нет*

4.10 Что-то:
   (a) Вас обожгло? *Да/Нет*
   (b) Вас придавило? *Да/Нет*
   (c) Вас ударило током? *Да/Нет*
   (d) На Вас упало? *Да/Нет*
   (e) Вас ударило? *Да/Нет*
   (f) Вас обрызгало? *Да/Нет*
   (g) В Вас вонзилось? *Да/Нет*

Автомобильный транспорт
4.11 Вы получили повреждение вследствие автомобильной аварии? *Да/Нет*
Если да, Вы были в/на транспорте? *Да/Нет*

4.12 Вы были в/на:
   (a) Автомобиле (машине)? *Да/Нет*
   (b) Мотоцикле? *Да/Нет*
   (c) Грузовике? *Да/Нет*
   (d) Велосипеде? *Да/Нет*

4.13 Вы были водителем? *Да/Нет*

4.14 Вы были пассажиром? *Да/Нет*
Если да:
   (a) На переднем сидении? *Да/Нет*
   (b) На заднем сидении? *Да/Нет*

4.15 Вы были пристёгнуты ремнём? *Да/Нет*

4.16 Ваш транспорт ударился:
   (a) Спереди? *Да/Нет*
   (b) Сзади? *Да/Нет*
   (c) Сбоку? *Да/Нет*

Spanish

4.9 ¿En qué habitación ha tenido lugar?:
   (a) ¿Baño? *Sí/No*
   (b) ¿Dormitorio? *Sí/No*
   (c) ¿Comedor? *Sí/No*
   (d) ¿Garaje? *Sí/No*
   (e) ¿Jardín? *Sí/No*
   (f) ¿Cocina? *Sí/No*
   (g) ¿Salón? *Sí/No*

4.10 Hay algo que le haya:
   (a) ¿Quemado? *Sí/No*
   (b) ¿Aplastado? *Sí/No*
   (c) ¿Electrocutado? *Sí/No*
   (d) ¿Caído encima? *Sí/No*
   (e) ¿Golpeado? *Sí/No*
   (f) ¿Rociado en spray? *Sí/No*
   (g) ¿Se le ha clavado algo? *Sí/No*

Vehículo
4.11 ¿Ha sufrido un accidente de coche/le ha atropellado un coche? *Sí/No*
En caso afirmativo, ¿estaba Ud. en uno de los coches implicados? *Sí/No*

4.12 Estaba Ud. en:
   (a) ¿Un coche? *Sí/No*
   (b) ¿Motocicleta? *Sí/No*
   (c) ¿Camión? *Sí/No*
   (d) ¿Bicicleta? *Sí/No*

4.13 ¿Conducía Ud? *Sí/No*

4.14 ¿Era Ud. un pasajero? *Sí/No*
En caso afirmativo:
   (a) ¿En el asiento delantero? *Sí/No*
   (b) ¿En el asiento trasero? *Sí/No*

4.15 ¿Llevaba el cinturón de seguridad puesto? *Sí/No*

4.16 ¿Su vehículo, ha sido golpeado:
   (a) ¿Por delante? *Sí/No*
   (b) ¿Por detrás? *Sí/No*
   (c) ¿De lado? *Sí/No*

English	**Italian**

4.17 How fast was your vehicle going?
    (a) Stationary?   *Yes/No*
    (b) 0–30 mph (0–50 km/h)?   *Yes/No*
    (c) 30–60 mph (50–100 km/h)?   *Yes/No*
    (d) More than 60 mph (100 km/h)?   *Yes/No*

4.18 How fast was the other vehicle going:
    (a) Stationary?   *Yes/No*
    (b) 0–30 mph (0–50 km/h)?   *Yes/No*
    (c) 30–60 mph (50–100 km/h)?   *Yes/No*
    (d) More than 60 mph (100 km/h)?   *Yes/No*

4.19 Did your vehicle windscreen smash? *Yes/No*

4.20 Did your vehicle leave the road? *Yes/No*

4.21 Were you trapped in the vehicle? *Yes/No*

4.22 If you were a pedestrian were you hit by:
    (a) Car?   *Yes/No*
    (b) Motorbike?   *Yes/No*
    (c) Lorry?   *Yes/No*
    (d) Other?   *Yes/No*

4.23 Were you knocked over? *Yes/No*

4.24 Did you land on the vehicle? *Yes/No*

4.25 Were you thrown into the air? *Yes/No*

4.26 Were you dragged along the road? *Yes/No*

Sport
4.27 Did the accident happen while you were playing sport? *Yes/No*

4.17 A che velocità viaggiava il suo veicolo?
    (a) Fermo?   *Sì/No*
    (b) 0–50 km/h?   *Sì/No*
    (c) 50–100 km/h?   *Sì/No*
    (d) Più di 100 km/h?   *Sì/No*

4.18 A che velocità viaggiava l'altro veicolo?
    (a) Fermo?   *Sì/No*
    (b) 0–50 km/h?   *Sì/No*
    (c) 50–100 km/h?   *Sì/No*
    (d) Più di 100 km/h?   *Sì/No*

4.19 Si è rotto il parabrezza del Suo veicolo? *Sì/No*

4.20 Il suo veicolo è finito fuori strada? *Sì/No*

4.21 È rimasto intrappolato nel veicolo? *Sì/No*

4.22 Se era a piedi, è stato colpito da:
    (a) Una macchina?   *Sì/No*
    (b) Una motocicletta?   *Sì/No*
    (c) Un camion?   *Sì/No*
    (d) Altro?   *Sì/No*

4.23 È stato travolto? *Sì/No*

4.24 È finito sul veicolo? *Sì/No*

4.25 È stato buttato in aria? *Sì/No*

4.26 È stato trascinato? *Sì/No*

Sport
4.27 L'incidente è accaduto mentre praticava un'attività sportiva? *Sì/No*

Russian	Spanish
4.17 С какой скоростью двигался Ваш транспорт? (a) Не двигался? *Да/Нет* (b) От 0 до 50 км/ч? *Да/Нет* (c) От 50 до 100 км/ч? *Да/Нет* (d) Более 100 км/ч? *Да/Нет*	**4.17** ¿A qué velocidad iba su vehículo? (a) ¿Estaba parado? *Sí/No* (b) ¿15–50 km/h? *Sí/No* (c) ¿50–100 km/h? *Sí/No* (d) ¿Más de 100 km/h? *Sí/No*
4.18 С какой скоростью двигался другой транспорт? (a) Не двигался? *Да/Нет* (b) От 0 до 50 км/ч? *Да/Нет* (c) От 50 до 100 км/ч? *Да/Нет* (d) Более 100 км/ч? *Да/Нет*	**4.18** ¿A qué velocidad iba el otro vehículo? (a) ¿Estaba parado? *Sí/No* (b) ¿15–50 km/h? *Sí/No* (c) ¿50–100 km/h? *Sí/No* (d) ¿Más de 100 km/h? *Sí/No*
4.19 Разбилось Ваше стекло? *Да/Нет*	**4.19** ¿Se ha roto el parabrisas delantero? *Sí/No*
4.20 Ваш транспорт сошёл с дороги? *Да/Нет*	**4.20** ¿Se ha salido su vehículo de la calzada? *Sí/No*
4.21 Вы застряли в транспорте? *Да/Нет*	**4.21** ¿Ha quedado Ud. atrapado en el vehículo? *Sí/No*
4.22 Если Вы были пешеходом, то Вас ударил: (a) Автомобиль (машина)? *Да/Нет* (b) Мотоцикл? *Да/Нет* (c) Грузовик? *Да/Нет* (d) Другой транспорт? *Да/Нет*	**4.22** Si Ud. era peatón, le ha atropellado: (a) ¿Un coche? *Sí/No* (b) ¿Una motocicleta? *Sí/No* (c) ¿Un camión? *Sí/No* (d) ¿Otro tipo de vehículo? *Sí/No*
4.23 Вы были сбиты с ног? *Да/Нет*	**4.23** ¿Ha sido Ud. derribado al suelo? *Sí/No*
4.24 Вы оказались на кузове транспорта? *Да/Нет*	**4.24** ¿Ha caído Ud. sobre el vehículo? *Sí/No*
4.25 Вас подбросило в воздух? *Да/Нет*	**4.25** ¿Ha sido Ud. lanzado en el aire? *Sí/No*
4.26 Вас потащило по дороге? *Да/Нет*	**4.26** ¿Ha sido arrastrado por el vehículo? *Sí/No*
Спорт **4.27** Случилось ли повреждение во время того, как Вы играли в какой-то вид спорта? *Да/Нет*	*Deporte* **4.27** ¿Ha ocurrido el accidente mientras practicaba algún deporte? *Sí/No*

English	Italian

4.28 Was the sport:
    (a) Rugby?   *Yes/No*
    (b) Football?   *Yes/No*
    (c) Cricket?   *Yes/No*
    (d) Hockey?   *Yes/No*
    (e) Squash?   *Yes/No*
    (f) Tennis?   *Yes/No*
    (g) Running?   *Yes/No*
    (h) Cycling?   *Yes/No*
    (i) Other?   *Yes/No*

4.29 Did your injury occur by:
    (a) Being hit by other people?   *Yes/No*
    (b) Being crushed under other people?   *Yes/No*
    (c) Hit by an object/ball?   *Yes/No*
    (d) A fall?   *Yes/No*
    (e) Twisting?   *Yes/No*

Assault
4.30 Did the injury occur by being assaulted?   *Yes/No*

4.31 How many people were involved?
    (a) 1?   *Yes/No*
    (b) 2–5?   *Yes/No*
    (c) More than 5?   *Yes/No*

4.32 Were you kicked/punched?   *Yes/No*

4.33 Did they use any weapons?   *Yes/No*
If yes, were they:
    (a) Knife?   *Yes/No*
    (b) Glass?   *Yes/No*
    (c) Bottles?   *Yes/No*
    (d) Club/piece of wood?   *Yes/No*
    (e) Club/piece of metal?   *Yes/No*

Knife
4.34 Have you been stabbed?   *Yes/No*

4.28 Era:
    (a) Rugby?   *Sì/No*
    (b) Calcio?   *Sì/No*
    (c) Cricket?   *Sì/No*
    (d) Hockey?   *Sì/No*
    (e) Squash?   *Sì/No*
    (f) Tennis?   *Sì/No*
    (g) Corsa?   *Sì/No*
    (h) Ciclismo?   *Sì/No*
    (i) Altro?   *Sì/No*

4.29 La causa della ferita è:
    (a) Un colpo da parte di altre persone?   *Sì/No*
    (b) Schiacciamento sotto altre persone?   *Sì/No*
    (c) Un colpo da un oggetto/una palla?   *Sì/No*
    (d) Una caduta?   *Sì/No*
    (e) Una distorsione?   *Sì/No*

Aggressione
4.30 La causa della ferita è un'aggressione?   *Sì/No*

4.31 Quante persone erano coinvolte?
    (a) 1?   *Sì/No*
    (b) 2–5?   *Sì/No*
    (c) Più di 5?   *Sì/No*

4.32 Ha ricevuto pugni/calci?   *Sì/No*

4.33 Hanno usato armi?   *Sì/No*
Se sì, erano:
    (a) Coltello?   *Sì/No*
    (b) Vetro?   *Sì/No*
    (c) Bottiglie?   *Sì/No*
    (d) Bastone/pezzo di legno?   *Sì/No*
    (e) Spranga di metallo?   *Sì/No*

Coltello
4.34 È stato accoltellato?   *Sì/No*

Russian	Spanish
4.28 Вид спорта был; (a) Регби *Да/Нет* (b) Футбол? *Да/Нет* (c) Крикет? *Да/Нет* (d) Хоккей? *Да/Нет* (e) Скуош? *Да/Нет* (f) Теннис? *Да/Нет* (g) Бег? *Да/Нет* (h) Велосипедный спорт? *Да/Нет* (i) Другой? *Да/Нет* **4.29** Ваше повреждение случилось от: (a) Того, что Вас ударили другие? *Да/Нет* (b) Того, что Вас придавило под другими? *Да/Нет* (c) Того, что Вас ударил какой-то предмет/мяч? *Да/Нет* (d) Того, что Вы упали? *Да/Нет* (e) Того, что Вы вывихнули чего-то? *Да/Нет* *Нападение* **4.30** Случилось ли повреждение из-за того, что на Вас напали? *Да/Нет* **4.31** Сколько человек участвовало? (a) 1? *Да/Нет* (b) От 2 до 5? *Да/Нет* (c) Более 5? *Да/Нет* **4.32** Вас ударили (кулаком или ногой)? *Да/Нет* **4.33** Употребили оружие? *Да/Нет* Если да, какие? *Да/Нет* (a) Нож? *Да/Нет* (b) Кусок/куски стекла? *Да/Нет* (c) Бутылки? *Да/Нет* (d) Деревянная дубина или кусок дерева? *Да/Нет* (e) Металлическая дубина или кусок металла? *Да/Нет* *Нож* **4.34** В Вас вонзили? *Да/Нет*	**4.28** Qué deporte: (a) ¿Rugby? *Sí/No* (b) ¿Fútbol? *Sí/No* (c) ¿Cricket? *Sí/No* (d) ¿Hockey? *Sí/No* (e) ¿Squash? *Sí/No* (f) ¿Tenis? *Sí/No* (g) ¿Atletismo? *Sí/No* (h) ¿Ciclismo? *Sí/No* (i) ¿Algún otro? *Sí/No* **4.29** Su herida ha ocurrido al: (a) ¿Ser golpeado por otra persona? *Sí/No* (b) ¿Ser aplastado por gente? *Sí/No* (c) ¿Ser golpeado por un objeto/pelota? *Sí/No* (d) ¿Sufrir una caída? *Sí/No* (e) ¿Tras una torcedura? *Sí/No* *Ataque* **4.30** ¿La herida ha ocurrido tras ser agredido? *Sí/No* **4.31** ¿Cuánta gente se ha visto envuelta en el ataque?: (a) ¿Una persona? *Sí/No* (b) ¿Entre 2 y 5 personas? *Sí/No* (c) ¿Más de 5 personas? *Sí/No* **4.32** ¿Ha recibido Ud. patadas/puñetazos? *Sí/No* **4.33** ¿Han usado los agresores algún tipo de arma? *Sí/No* En caso afirmativo, se trata de: (a) ¿Cuchillo? *Sí/No* (b) ¿Cristal? *Sí/No* (c) ¿Botellas? *Sí/No* (d) ¿Un objeto de madera? *Sí/No* (e) ¿Un objeto de metal? *Sí/No* *Cuchillo* **4.34** ¿Ha sido Ud. apuñalado? *Sí/No*

English	Italian
4.35 If yes, can you remember how long the knife was: (a) 1 inch (3 cm)? Yes/No (b) 1–6 inches (3 cm to 15 cm)? Yes/No (c) 1 foot (30 cm)? Yes/No	**4.35** Se sì, si ricorda di che lunghezza era il coltello? (a) 3 cm? Sì/No (b) 3–15 cm? Sì/No (c) 30 cm? Sì/No
4.36 Did it have a: (a) Straight blade? Yes/No (b) Thin blade? Yes/No (c) Thick blade? Yes/No (d) Curved blade? Yes/No (e) Serrated edge? Yes/No	**4.36** Aveva una lama: (a) Diritta? Sì/No (b) Sottile? Sì/No (c) Spessa? Sì/No (d) Curva? Sì/No (e) Serrata? Sì/No
4.37 How many times were you stabbed? (a) 1? Yes/No (b) 2–5? Yes/No (c) More than 5? Yes/No	**4.37** Quante volte è stato accoltellato? (a) 1? Sì/No (b) 2–5? Sì/No (c) Più di 5? Sì/No
4.38 Who pulled the knife out? (a) Yourself? Yes/No (b) Friend? Yes/No (c) Assailant? Yes/No	**4.38** Chi ha tirato fuori il coltello? (a) Lei stesso? Sì/No (b) Un amico? Sì/No (c) L'aggressore? Sì/No
Shooting **4.39** Have you been shot? Yes/No If yes, was it a: (a) Shotgun? Yes/No (b) Handgun? Yes/No (c) Rifle? Yes/No (d) Airgun? Yes/No	*Sparatoria* **4.39** È stato coinvolto in una sparatoria? Sì/No Se sì, l'arma era: (a) Un fucile da caccia? Sì/No (b) Una pistola? Sì/No (c) Un fucile? Sì/No (d) Un fucile ad aria compressa? Sì/No
4.40 How many times? (a) 1? Yes/No (b) 2–5? Yes/No (c) More than 5? Yes/No	**4.40** Quante volte? (a) 1? Sì/No (b) 2–5? Sì/No (c) Più di 5? Sì/No
4.41 How far away was the person who shot you? (a) 10 yards (10 m)? Yes/No (b) 100 yards (100 m)? Yes/No (c) More than 100 yards (100 m)? Yes/No	**4.41** A che distanza era la persona che ha sparato? (a) 10 metri? Sì/No (b) 100 metri? Sì/No (c) Più di 100 metri? Sì/No

Russian	Spanish
4.35 Если да, помните ли Вы, какой длины было лезвие? (a) 3 см? *Да/Нет* (b) 3-15 см? *Да/Нет* (c) 30 см? *Да/Нет*	**4.35** En caso afirmativo, ¿Recuerda Ud. cómo era de largo el cuchillo? (a) ¿De 2.5 cm? *Sí/No* (b) ¿3–15 cm? *Sí/No* (c) ¿De 30 cm? *Sí/No*
4.36 У ножа было: (a) Прямое лезвие? *Да/Нет* (b) Тонкое лезвие? *Да/Нет* (c) Толстое лезвие? *Да/Нет* (d) Кривое лезвие? *Да/Нет* (e) Зубчатое лезвие? *Да/Нет*	**4.36** Tenía: (a) ¿Filo recto? *Sí/No* (b) ¿Cuchilla fina? *Sí/No* (c) ¿Cuchilla gruesa? *Sí/No* (d) ¿Filo curvo? *Sí/No* (e) ¿Filo de sierra/dentado? *Sí/No*
4.37 В Вас сколько раз вонзили? (a) 1? *Да/Нет* (b) От 2 до 5? *Да/Нет* (c) Более 5? *Да/Нет*	**4.37** ¿Cuántas veces ha sido Ud. apuñalado?: (a) ¿1? *Sí/No* (b) ¿2–5? *Sí/No* (c) ¿Más de 5? *Sí/No*
4.38 Кто вынул нож? (a) Вы сам/сама? *Да/Нет* (b) Друг/подруга? *Да/Нет* (c) Нападающий/нападающая? *Да/Нет*	**4.38** ¿Quién le ha extraido el cuchillo? (a) ¿Ud. mismo? *Sí/No* (b) ¿Un amigo? *Sí/No* (c) ¿El agresor? *Sí/No*

Стрельба

Disparo

Russian	Spanish
4.39 В Вас стреляли? Если да, то чем? (a) Дробовиком? *Да/Нет* (b) Пистолетом/револьвером? *Да/Нет* (c) Винтовкой? *Да/Нет* (d) Духовым ружьём? *Да/Нет*	**4.39** ¿Le han disparado? *Sí/No* En caso afirmativo, ¿qué han utilizado?: (a) ¿Escopeta? *Sí/No* (b) ¿Pistola de mano? *Sí/No* (c) ¿Rifle? *Sí/No* (d) ¿Pistola de aire comprimido? *Sí/No*
4.40 Сколько раз? (a) 1? *Да/Нет* (b) От 2 до 5? *Да/Нет* (c) Более 5? *Да/Нет*	**4.40** ¿Cuántas veces?: (a) ¿1? *Sí/No* (b) ¿2–5? *Sí/No* (c) ¿Más de 5? *Sí/No*
4.41 С какого расстояния в Вас стреляли? (a) 10 метров? *Да/Нет* (b) 100 метров? *Да/Нет* (c) Более 100 метров? *Да/Нет*	**4.41** ¿A qué distancia se encontraba la persona que le disparó?: (a) ¿10 metros? *Sí/No* (b) ¿160 metros? *Sí/No* (c) ¿Más de 160 metros? *Sí/No*

English	Italian
5 Head injury	**5 Lesioni al capo**

Adult

5.1 Have you hit your head? *Yes/No*
If yes can you remember what happened? *Yes/No*

5.2 If you can remember what happened, did you:
(a) Fall over and hit your head? *Yes/No*
(b) Walk into something? *Yes/No*
(c) Get hit by something? *Yes/No*
(d) Get hit by someone? *Yes/No*

5.3 What part of your head did you hit?— please point.

5.4 Were you knocked out? *Yes/No*
This means that you were lying on the ground completely unresponsive and have no memory of this period. This does not mean you would be feeling dazed or dizzy.

5.5 If knocked out, do you know how long for?
(a) Less than 1 minute? *Yes/No*
(b) 1–5 minutes? *Yes/No*
(c) More than 5 minutes? *Yes/No*

5.6 Can you remember waking up? *Yes/No*

5.7 When did this happen?
(a) Minutes ago? *Yes/No*
(b) Hours ago? *Yes/No*
(c) Days ago? *Yes/No*
(d) Weeks ago? *Yes/No*
(e) Months ago? *Yes/No*

5.8 Since the injury have you felt:
(a) Sick? *Yes/No*
(b) Dizzy? *Yes/No*
(c) Tired? *Yes/No*

Adulto

5.1 Ha preso un colpo alla testa? *Sì/No*
Se sì, si ricorda che cos'è successo? *Sì/No*

5.2 Se si ricorda:
(a) È caduto, battendo la testa? *Sì/No*
(b) Ha picchiato la testa contra qualcosa? *Sì/No*
(c) È stato colpito da qualcosa? *Sì/No*
(d) È stato colpito da una persona? *Sì/No*

5.3 In che punto ha ricevuto il colpo? Lo indichi.

5.4 Ha perso conoscenza? *Sì/No*
Per perdita di conoscenza si intende che si trovava steso a terra assolutamente insensibile e che non si ricordava nulla dell'accaduto. Non significa sentirsi stordito o avere capogiri.

5.5 Se ha perso conoscenza, sa per quanto tempo?
(a) Meno di 1 minuto? *Sì/No*
(b) 1–5 minuti? *Sì/No*
(c) Più di 5 minuti? *Sì/No*

5.6 Si ricorda quando si è risvegliato? *Sì/No*

5.7 Dopo quanto si è risvegliato?
(a) Minuti? *Sì/No*
(b) Ore? *Sì/No*
(c) Giorni? *Sì/No*
(d) Settimane? *Sì/No*
(e) Mesi? *Sì/No*

5.8 Dopo il colpo:
(a) Ha avuto nausea? *Sì/No*
(b) Ha avuto capogiri? *Sì/No*
(c) Si è sentito stanco? *Sì/No*

Russian	Spanish

5 Повреждение головы　　　　　　**5 Lesión en cabeza**

Взрослые

5.1　Вы ударились головой?　*Да/Нет*
　　　Если да, Вы помните, что
　　　случилось?　　　　　　　　　*Да/Нет*

5.2　Если Вы помните что случилось,
　　　Вы:
　　　(a) Упали и следовательно
　　　　　ударились головой　　　*Да/Нет*
　　　(b) Натолкнулись на что-то?
　　　　　　　　　　　　　　　　　Да/Нет
　　　(c) Были ударены чем-то?　　*Да/Нет*
　　　(d) Были ударены кем-то?　　*Да/Нет*

5.3　Какая часть головы ударилась?
　　　Покажите пальцем пожалуйста.

5.4　Вы потеряли сознание?　　*Да/Нет*
　　　Это значит, что Вы лежали на
　　　земле вообще не реагируя, и что
　　　Вы вообще не помните это время.
　　　Это не значит, что Вы испытывали
　　　затемнение сознания или
　　　головокружение.

5.5　Если Вы потеряли сознание, то
　　　знаете ли Вы, сколько времени это
　　　было?
　　　(a) Менее 1 минуты?　　　*Да/Нет*
　　　(b) От 1 до 5 минут?　　　*Да/Нет*
　　　(c) Более 5 минут?　　　　*Да/Нет*

5.6　Вы помните, как Вы очнулись?
　　　　　　　　　　　　　　　　　Да/Нет

5.7　Когда это случилось? Несколько:
　　　(a) Минут назад?　　　　　*Да/Нет*
　　　(b) Часов назад?　　　　　*Да/Нет*
　　　(c) Дней назад?　　　　　　*Да/Нет*
　　　(d) Неделей назад?　　　　*Да/Нет*
　　　(e) Месяцев назад?　　　　*Да/Нет*

5.8　Со времени повреждения Вы
　　　испытывали:
　　　(a) Тошноту?　　　　　　　*Да/Нет*
　　　(b) Головокружение?　　　*Да/Нет*
　　　(c) Усталость?　　　　　　*Да/Нет*

Adulto

5.1　¿Se ha golpeado Ud. en la cabeza? *Sí/No*
　　　En caso afirmativo, ¿Recuerda lo
　　　ocurrido?　　　　　　　　　　*Sí/No*

5.2　Si lo recuerda:
　　　(a) ¿Se ha caído y golpeado en la cabeza?
　　　　　　　　　　　　　　　　　Sí/No
　　　(b) ¿Ha tropezado con algo?　*Sí/No*
　　　(c) ¿Ha sido golpeado con algún objeto?
　　　　　　　　　　　　　　　　　Sí/No
　　　(d) ¿Ha sido golpeado por alguien?
　　　　　　　　　　　　　　　　　Sí/No

5.3　¿Qué zona de su cabeza ha recibido el
　　　golpe? Por favor señálela.

5.4　¿Ha perdido el conocimiento? *Sí/No*
　　　Esto significa que Ud. ha estado
　　　inconsciente, probablemente en el suelo,
　　　y que no recuerda nada de lo ocurrido.
　　　Esto no significa que Ud. se ha sentido
　　　somnoliento o mareado.

5.5　Si ha perdido el conocimiento, ¿durante
　　　cuánto tiempo?:
　　　(a) ¿Menos de 1 minuto?　　*Sí/No*
　　　(b) ¿Entre 1 y 5 minutos?　　*Sí/No*
　　　(c) ¿Más de 5 minutos?　　　*Sí/No*

5.6　¿Recuerda Ud. cuándo recobró el
　　　conocimiento?　　　　　　　*Sí/No*

5.7　¿Cuándo ocurrió esto?:
　　　(a) ¿Hace unos minutos?　　*Sí/No*
　　　(b) ¿Hace unas horas?　　　*Sí/No*
　　　(c) ¿Hace unos dias?　　　　*Sí/No*
　　　(d) ¿Hace unas semanas?　　*Sí/No*
　　　(e) ¿Hace unos meses?　　　*Sí/No*

5.8　Desde que sufrió la lesión, se ha sentido
　　　Ud.:
　　　(a) ¿Enfermo?　　　　　　　*Sí/No*
　　　(b) ¿Mareado?　　　　　　　*Sí/No*
　　　(c) ¿Cansado?　　　　　　　*Sí/No*

English	Italian

5.9 Since the injury have you vomited? *Yes/No*
If yes, how many times:
(a) 1? *Yes/No*
(b) 2–5? *Yes/No*
(c) More than 5? *Yes/No*

5.10 Since the injury have you been seeing double? *Yes/No*

5.11 Since the injury have you had a headache? *Yes/No*

5.12 Since the injury have you had any bleeding from the ears or nose? *Yes/No*

5.13 Have you ever been admitted to a hospital with a head injury before? *Yes/No*
If yes:
(a) Where?
(b) When?

5.14 Have you ever cracked/fractured your head before? *Yes/No*
If yes:
(a) Where?
(b) When?

5.15 Have you ever had an operation on your head? *Yes/No*
If yes:
(a) Where?
(b) When?

5.16 Do you suffer from epilepsy? *Yes/No*

5.17 Have you ever had an operation on your eyes? *Yes/No*
If yes:
(a) Where?
(b) When?

Child
5.18 Has the child hit his/her head? *Yes/No*

5.9 Ha vomitato dopo il colpo? *Sì/No*
Se sì, quante volte?
(a) 1? *Sì/No*
(b) 2–5? *Sì/No*
(c) Più di 5? *Sì/No*

5.10 Vede doppio dopo il colpo? *Sì/No*

5.11 Ha avuto mal di testa dopo il colpo? *Sì/No*

5.12 Ha perso sangue dalle orecchie o dal naso? *Sì/No*

5.13 È mai stato ricoverato in ospedale per un trauma alla testa? *Sì/No*
Se sì:
(a) Dove?
(b) Quando?

5.14 Si è mai fratturato il cranio? *Sì/No*
Se sì:
(a) Dove?
(b) Quando?

5.15 È mai stato operato alla testa? *Sì/No*
Se sì:
(a) Dove?
(b) Quando?

5.16 Soffre di epilessia? *Sì/No*

5.17 È mai stato operato agli occhi? *Sì/No*
Se sì:
(a) Dove?
(b) Quando?

Bambino/a
5.18 Il bambino ha preso un colpo alla testa? *Sì/No*

Russian	Spanish
5.9 Со времени повреждения Вас рвало? *Да/Нет* Если да, то столько раз? (a) 1? *Да/Нет* (b) От 2 до 5? *Да/Нет* (c) Более 5? *Да/Нет*	**5.9** ¿Ha vomitado Ud. desde que ocurrió la lesión? En caso afirmativo, ¿cuántas veces? *Sí/No* (a) ¿Una? *Sí/No* (b) ¿Entre 1 y 5? *Sí/No* (c) ¿Más de 5? *Sí/No*
5.10 Со времени повреждения двоилось ли у Вас в глазах? *Да/Нет*	**5.10** ¿Ve Ud. doble desde que ocurrió la lesión? *Sí/No*
5.11 Со времени повреждения у Вас болела голова? *Да/Нет*	**5.11** ¿Tiene Ud. dolor de cabeza desde entonces? *Sí/No*
5.12 Со времени повреждения у Вас было кровотечение из ушей или из носа? *Да/Нет*	**5.12** ¿Ha supurado sangre por los oidos o la nariz desde que sufrió la lesión? *Sí/No*
5.13 Вас когда-нибудь до этого помещали в больницу с повреждением головы? *Да/Нет* Если да: (a) Где? (b) Когда?	**5.13** ¿Ha sido Ud. ingresado en el hospital alguna vez por una lesión en la cabeza? *Sí/No* En caso afirmativo: (a) ¿Dónde? *Sí/No* (b) ¿Cuándo? *Sí/No*
5.14 Вы когда-нибудь до этого ломали себе голову/испытывали перелом черепа? *Да/Нет* (a) Где? (b) Когда?	**5.14** ¿Ha sufrido alguna vez una fractura en la cabeza? *Sí/No* En caso afirmativo: (a) ¿Dónde? *Sí/No* (b) ¿Cuándo? *Sí/No*
5.15 У Вас когда-нибудь была операция на голове? *Да/Нет* Если да: (a) Где? (b) Когда?	**5.15** ¿Ha sufrido alguna vez una operación en la cabeza? *Sí/No* En caso afirmativo: (a) ¿Dónde? *Sí/No* (b) ¿Cuándo? *Sí/No*
5.16 Вы эпилептик/эпилептичка? *Да/Нет*	**5.16** ¿Padece Ud. epilepsia? *Sí/No*
5.17 У Вас когда-нибудь была операция на глаза? *Да/Нет* Если да: (a) Где? (b) Когда?	**5.17** ¿Ha sido Ud. operado de los ojos alguna vez? *Sí/No* En caso afirmativo: (a) ¿Dónde? *Sí/No* (b) ¿Cuándo? *Sí/No*
Дети **5.18** Ребёнок ударился головой? *Да/Нет*	**Niños** **5.18** ¿Se ha golpeado el niño/la niña en la cabeza? *Sí/No*

English	Italian
5.19 Did the child: (a) Fall over and hit his/her head? Yes/No (b) Walk into something? Yes/No (c) Get hit by something? Yes/No (d) Get hit by someone? Yes/No	**5.19** Il bambino: (a) È caduto, battendo la testa? Sì/No (b) Ha picchiato la testa contro qualcosa? Sì/No (c) È stato colpito da qualcosa? Sì/No (d) È stato colpito da qualcuno? Sì/No
5.20 Did the child cry immediately? Yes/No	**5.20** Ha pianto subito? Sì/No
5.21 Was the child knocked out? Yes/No This means that the child would have been lying on the ground completely unresponsive. This does not mean he/she would have been feeling dazed or dizzy.	**5.21** Ha perso la conoscenza? Sì/No Perdere conoscenza vuol dire che il bambino si trovava sdraiato per terra assolutamente insensibile e che si ricorda niente del periodo. Non significa sentirsi stordito o avere capogiri.
5.22 Since the injury has the child vomited? Yes/No If yes, how many times? (a) 1? Yes/No (b) 2–5? Yes/No (c) More than 5? Yes/No	**5.22** Ha vomitato dopo l'incidente? Sì/No Se sì, quante volte? (a) 1? Sì/No (b) 2–5? Sì/No (c) Più di 5? Sì/No
5.23 Since the injury has he/she been drowsy? Yes/No This means he/she has been sleepy and more difficult to wake than normal.	**5.23** Il bambino è insonnolito? Sì/No Vuol dire che ha avuto sonno e che trova più difficile del solito svegliarlo/la.
5.24 Since the injury has he/she been eating normally? Yes/No	**5.24** Ha mangiato normalmente dopo l'incidente? Sì/No
5.25 Since the injury has he/she been playing normally? Yes/No	**5.25** Ha giocato normalmente dopo l'incidente? Sì/No
Alcohol consumption **5.26** Have you been drinking alcohol today? Yes/No If yes, have you been drinking: (a) Beer/lager? Yes/No (b) Wine? Yes/No (c) Spirits? Yes/No	*Alcoolici* **5.26** Ha bevuto alcolici oggi? Sì/No Se sì, che cosa? (a) Birra? Sì/No (b) Vino? Sì/No (c) Superalcolici? Sì/No

Russian	Spanish
5.19 Ребёнок: (a) Упал и следовательно ударился головой? *Да/Нет* (b) Натолкнулся на что-то? *Да/Нет* (c) Был ударен чем-то? *Да/Нет* (d) Был ударен кем-то? *Да/Нет*	**5.19** (a) ¿Se ha caido y golpeado en la cabeza? *Sí/No* (b) ¿Ha tropezado con algún objeto? *Sí/No* (c) ¿Ha sido golpeado con algún objeto? *Sí/No* (d) ¿Ha sido golpeado por alguien? *Sí/No*
5.20 Ребёнок сразу заплакал? *Да/Нет*	**5.20** ¿Comenzó a llorar el niño inmediatamente? *Sí/No*
5.21 Ребёнок потерял сознание? *Да/Нет* Это значит, что ребёнок лежал на земле вообще не реагируя. Это не значит, что он испытывал затемнение сознания или головокружение.	**5.21** ¿Perdió el conocimiento? *Sí/No* Esto significa que el niño/a ha estado inconsciente, probablemente en el suelo. Esto no significa que el niño/a se ha sentido somnoliento o mareado.
5.22 Со времени повреждения ребёнка он рвал? *Да/Нет* Если да, то столько раз? (a) 1? *Да/Нет* (b) От 2 до 5? *Да/Нет* (c) Более 5? *Да/Нет*	**5.22** ¿Ha vomitado el niño desde que ocurrió la lesión? *Sí/No* En caso afirmativo, ¿cuántas veces?: (a) ¿Una? *Sí/No* (b) ¿Entre 1 y 5? *Sí/No* (c) ¿Más de 5? *Sí/No*
5.23 Со времени повреждения ребёнок дремотный? *Да/Нет* Это значит, что ребёнок — сонный, и что его более трудно будить, чем обычно.	**5.23** ¿Ha estado somnoliento desde la lesión? *Sí/No* Esto significa que ha estado más adormecido/a que de costumbre y ha sido más difícil despertarlo.
5.24 Со времени повреждения ребёнок кушает нормально? *Да/Нет*	**5.24** ¿Ha comido normalmente desde que ocurrió la lesión? *Sí/No*
5.25 Со времени повреждения ребёнок играет нормально? *Да/Нет*	**5.25** ¿Ha jugado el niño normalmente desde que ocurrió la lesión?
Употребление алкоголя **5.26** Вы сегодня употребляли алкоголь? *Да/Нет* Если да, Вы пили: (a) Пиво? *Да/Нет* (b) Вино? *Да/Нет* (c) Крепкие спиртные напитки? *Да/Нет*	*Consumo de alcohol* **5.26** ¿Ha estado Ud. tomando bebidas alcohólicas hoy? *Sí/No* En caso afirmativo, ha estado Ud bebiendo: (a) ¿Cerveza? *Sí/No* (b) ¿Vino? *Sí/No* (c) ¿Licores? *Sí/No*

English	Italian

5.27 When did you have your last drink today?
    (a) Minutes ago?   *Yes/No*
    (b) 1 hour ago?   *Yes/No*
    (c) 1–5 hours ago?   *Yes/No*
    (d) More than 5 hours ago?   *Yes/No*

5.28 If you have been drinking today, how much have you had to drink today:
Beer
    (a) Less than 5 pints (2.5 litres)?   *Yes/No*
    (b) 6–10 pints (2.5–5 litres)?   *Yes/No*
    (c) More than 10 pints (5 litres)?   *Yes/No*

Wine
    (a) Less than 1 bottle?   *Yes/No*
    (b) 2–3 bottles?   *Yes/No*
    (c) More than 3 bottles?   *Yes/No*

Spirits
    (a) Less than 5 measures?   *Yes/No*
    (b) 5–10 measures?   *Yes/No*
    (c) More than 10 measures?   *Yes/No*

6 Whiplash injury

6.1 Was your neck thrown backwards and forwards in the crash?   *Yes/No*

6.2 Did you hit your head?   *Yes/No*

6.3 Does your neck hurt?   *Yes/No*
If yes, where?—please point.

6.4 Does your neck feel stiff?   *Yes/No*

6.5 Do you have any pins and needles in your:
    (a) Arms?   *Yes/No*
    (b) Hands?   *Yes/No*
    (c) Fingers?   *Yes/No*
    (d) Legs?   *Yes/No*

5.27 Quando ha bevuro l'ultimo bicchiere oggi?
    (a) Qualche minuto fa?   *Sì/No*
    (b) 1 ora fa?   *Sì/No*
    (c) 1–5 ore fa?   *Sì/No*
    (d) Più di 5 ore fa?   *Sì/No*

5.28 Se ha bevuto oggi, quanto ha bevuto?
Birra
    (a) Meno di 2,5 litri?   *Sì/No*
    (b) 2,5–5 litri?   *Sì/No*
    (c) Più di 5 litri?   *Sì/No*

Vino
    (a) Meno di una bottiglia?   *Sì/No*
    (b) 2–3 bottiglie?   *Sì/No*
    (c) Più di 3 bottiglie?   *Sì/No*

Superalcolici
    (a) Meno di un bicchiere?   *Sì/No*
    (b) 1–2 bicchieri?   *Sì/No*
    (c) Più di 2 bicchieri?   *Sì/No*

6 Colpo di frusta

6.1 La testa è stata buttata avanti e indietro nel l'incidente?   *Sì/No*

6.2 Ha battuto la testa?   *Sì/No*

6.3 Le fa male il collo?   *Sì/No*
Se sì, indichi dove.

6.4 Si sente il collo rigido?   *Sì/No*

6.5 Le formicolano:
    (a) Le braccia?   *Sì/No*
    (b) Le mani?   *Sì/No*
    (c) Le dita?   *Sì/No*
    (d) Le gambe?   *Sì/No*

Russian	Spanish
5.27 Когда Вы сегодня употребляли алкоголь в последний раз? (a) Несколько минут назад? *Да/Нет* (b) 1 час назад? *Да/Нет* (c) От 1 до 5 часов назад? *Да/Нет* (d) Более 5 часов назад? *Да/Нет*	**5.27** ¿Cuándo tomó Ud. alcohol hoy por última vez?: (a) ¿Hace unos minutos? *Sí/No* (b) ¿Hace una hora? *Sí/No* (c) ¿Hace 1–5 horas? *Sí/No* (d) ¿Hace más de 5 horas? *Sí/No*
5.28 Если Вы сегодня употребляли алкоголь, то столько? Пиво (a) Менее 2.5 литров? (b) От 2.5 до 5 литров? (c) Более 5 литров? Вино (одна бутылка = 0.75 литра) (a) Менее 1 бутылки? (b) От 2 до 3 бутылок? (c) Более 3 бутылок? Крепкие спиртные напитки (a) Менее 120 граммов? (b) От 120 до 240 граммов? (c) Более 240 граммов?	**5.28** Si Ud. ha estado bebiendo hoy, ¿qué cantidad ha consumido?: Cervezas (a) ¿Menos de 5? *Sí/No* (b) ¿Entre 5 y 10? *Sí/No* (c) ¿Más de 10? *Sí/No* Vino (a) ¿Menos de 1 botella? *Sí/No* (b) ¿Entre 1 y 3 botellas? *Sí/No* (c) ¿Más de 3 botellas? *Sí/No* Licor (a) ¿Menos de 1 copa? *Sí/No* (b) ¿Entre 1 y 10 copas? *Sí/No* (c) ¿Más de 10 copas? *Sí/No*
6 Повреждение шеи от резкого движения	**6 Lesión por sacudida brusca**
6.1 Вашу шею (не только голову, а именно шею тоже) бросало назад и вперёд во время аварии? *Да/Нет*	**6.1** ¿En el accidente, se le ha ido la cabeza hacia delante y hacia atrás? *Sí/No*
6.2 Вы ударились головой? *Да/Нет*	**6.2** ¿Se ha golpeado Ud. en la cabeza? *Sí/No*
6.3 У Вас болит шея? *Да/Нет* Если да, где? — покажите пальцем, пожалуйста.	**6.3** ¿Le duele el cuello? *Sí/No* En caso afirmativo, por favor señale dónde.
6.4 Вам трудно поворачивать голову? *Да/Нет*	**6.4** ¿Siente el cuello rígido? *Sí/No*
6.5 Вы чувствуете покалывание в: (a) Руках выше запястья? *Да/Нет* (b) Кистях? *Да/Нет* (c) Пальцах? *Да/Нет* (d) Ногах? *Да/Нет*	**6.5** Siente Ud. hormigueo en: (a) ¿Brazos? *Sí/No* (b) ¿Manos? *Sí/No* (c) ¿Dedos? *Sí/No* (d) ¿Piernas? *Sí/No*

English	Italian

6.6 Do you have any weakness in your:
    (a) Arms? *Yes/No*
    (b) Hands? *Yes/No*
    (c) Fingers? *Yes/No*
    (d) Legs? *Yes/No*
	6.6 Si sente debole alle:
	    (a) Braccia? *Sì/No*
	    (b) Mani? *Sì/No*
	    (c) Dita? *Sì/No*
	    (d) Gambe? *Sì/No*

6.7 Do you feel dizzy? *Yes/No*	6.7 Si sente girare la testa? *Sì/No*
6.8 Do you feel sick? *Yes/No*	6.8 Ha nausea? *Sì/No*

6.9 Have you ever had:
    (a) An operation on your neck? *Yes/No*
    (b) Arthritis of your neck? *Yes/No*
    (c) A fracture/break of your neck/spine? *Yes/No*
	6.9 Ha mai avuto:
	    (a) Un'operazione al collo? *Sì/No*
	    (b) Artrosi cervicale? *Sì/No*
	    (c) Una frattura del collo/della colonna vertebrale? *Sì/No*

7 Chest injury — **7 Torace**

English	Italian

7.1 Do you have pain in your chest? *Yes/No*
If yes:
    (a) Did it start immediately after the injury? *Yes/No*
    (b) Has it come on gradually since then? *Yes/No*
	7.1 Ha dolore al torace? *Sì/No*
	Se sì:
	    (a) È iniziato subito dopo l'incidente? *Sì/No*
	    (b) È aumentato gradualmente? *Sì/No*

7.2 Please point to where the pain is worst.	7.2 Indichi dove il dolore è il più intenso.
7.3 Have you any other less severe pain elsewhere? *Yes/No* If yes, please point.	7.3 Ha dolore meno intenso altrove? *Sì/No* Se sì, lo indichi.

7.4 Is the pain:
    (a) Sharp? *Yes/No*
    (b) Dull? *Yes/No*
    (c) Worse when you breathe in? *Yes/No*
    (d) Worse when you move/lift something? *Yes/No*
    (e) Worse on coughing? *Yes/No*
    (f) Better when you rest? *Yes/No*
	7.4 Il dolore è:
	    (a) Acuto? *Sì/No*
	    (b) Sordo? *Sì/No*
	    (c) Peggiore quando inspira? *Sì/No*
	    (d) Peggiore quando si muove/solleva qualcosa? *Sì/No*
	    (e) Peggiore quando tossisce? *Sì/No*
	    (f) Migliore quando riposa? *Sì/No*

Russian	Spanish
6.6 У Вас есть слабость в: (a) Руках выше запястья? *Да/Нет* (b) Кистях? *Да/Нет* (c) Пальцах? *Да/Нет* (d) Ногах? *Да/Нет*	**6.6** Siente Ud. debilidad en: (a) ¿Brazos? *Sí/No* (b) ¿Manos? *Sí/No* (c) ¿Dedos? *Sí/No* (d) ¿Piernas? *Sí/No*
6.7 Вы чувствуете головокружение? *Да/Нет*	**6.7** ¿Se siente Ud. mareado? *Sí/No*
6.8 Вас тошнит? *Да/Нет*	**6.8** ¿Se siente Ud. con náuseas? *Sí/No*
6.9 У Вас когда-нибудь был/была: (a) Операция на шее? *Да/Нет* (b) Артрит шеи? *Да/Нет* (c) Перелом шеи/позвоночника? *Да/Нет*	**6.9** Ha sufrido Ud. alguna vez: (a) ¿Una operación en el cuello? *Sí/No* (b) ¿Artritis en el cuello? *Sí/No* (c) ¿Una fractura en el cuello/columna? *Sí/No*
7 Повреждение груди	**7 Lesíon en tórax**
7.1 У Вас есть боль в груди? *Да/Нет* Если да: (a) Она началась сразу после повреждения? *Да/Нет* (b) Она наступила постепенно потом? *Да/Нет*	**7.1** ¿Le duele a Ud. el pecho? *Sí/No* En caso afirmativo: (a) ¿Comenzó el dolor inmediatamente después de la lesión? (b) ¿Se ha producido gradualmente desde entonces? *Sí/No*
7.2 Покажите пальцем, пожалуйста, где больше всего болит.	**7.2** Por favor señale dónde es más intenso el dolor.
7.3 У Вас есть какая-нибудь другая, менее тяжёлая боль в другом месте? *Да/Нет* Если да, покажите пальцем пожалуйста.	**7.3** ¿Le duele en algún otro punto de forma menos severa? *Sí/No* En caso afirmativo, por favor señalelo.
7.4 Боль является: (a) Резкой? *Да/Нет* (b) Тупой? *Да/Нет* (c) Хуже когда вдыхаете? *Да/Нет* (d) Хуже когда что-то двигаете/поднимаете? *Да/Нет* (e) Хуже когда кашляете? *Да/Нет* (f) Лучше когда отдыхаете? *Да/Нет*	**7.4** Es el dolor: (a) ¿Agudo? *Sí/No* (b) ¿Sordo? *Sí/No* (c) ¿Empeora al respirar? *Sí/No* (d) ¿Empeora al moverse o levantar algún objeto? *Sí/No* (e) ¿Empeora al toser? *Sí/No* (f) ¿Mejora al descansar? *Sí/No*

English	Italian
7.5 Do you feel short of breath? *Yes/No* If yes: (a) Did this start immediately after the injury? *Yes/No* (b) Has this come on gradually since then? *Yes/No*	**7.5** Si sente mancare il respiro? *Sì/No* Se sì: (a) È iniziato subito dopo l'incidente? *Sì/No* (b) È aumentato gradualmente? *Sì/No*
7.6 Have you coughed up any blood? *Yes/No*	**7.6** Ha notato sangue quando tossisce? *Sì/No*
7.7 Do you feel: (a) Faint? *Yes/No* (b) Dizzy? *Yes/No* (c) Sick? *Yes/No* (d) Sweaty? *Yes/No* (e) As if your heart is racing? *Yes/No*	**7.7** Si sente: (a) Svenire? *Sì/No* (b) Girare la testa? *Sì/No* (c) Nauseato? *Sì/No* (d) Sudare? *Sì/No* (e) Palpitazioni? *Sì/No*

English	Italian
8 Abdomen	**8 Addome**
8.1 Have you any pain in your abdomen? *Yes/No*	**8.1** Ha dolore alla pancia? *Sì/No*
8.2 Did the pain start immediately after the accident? *Yes/No*	**8.2** Il dolore è iniziato subito dopo l'incidente? *Sì/No*
8.3 Did the pain come on gradually after the accident? *Yes/No*	**8.3** Si el sviluppato poco a poco dopo l'incidente? *Sì/No*
8.4 Please point to the worst area of pain. If the pain has moved, please point to the starting place first and then to where the pain is now.	**8.4** Indichi il punto dove il dolore è il più intenso. Se il dolore si è spostato, indichi dov'è iniziato e dov'è ora.
8.5 Is the pain: (a) Constant? *Yes/No* (b) Intermittent (comes and goes)? *Yes/No*	**8.5** Il dolore è: (a) Costante? *Sì/No* (b) Intermittente? *Sì/No*

Russian	Spanish
7.5 У Вас есть одышка? *Да/Нет* Если да: (a) Она началась сразу после повреждения? *Да/Нет* (b) Она появилось постепенно потом? *Да/Нет*	**7.5** ¿Tiene dificultad para respirar? *Sí/No* En caso afirmativo: (a) ¿Empezó inmediatamente tras la lesión? *Sí/No* (b) ¿Se ha producido gradualmente desde entonces? *Sí/No*
7.6 Вы кашляли с кровью? *Да/Нет*	**7.6** ¿Ha expulsado Ud. sangre, por la naríz o la boca, al toser? *Sí/No*
7.7 Вы чувствуете: (a) Дурноту (полуобморочное состояние)? *Да/Нет* (b) Головокружение? *Да/Нет* (c) Тошноту? *Да/Нет* (d) Потоотделение? *Да/Нет* (e) Такое чувство, как будто сердце гоняет? *Да/Нет*	**7.7** Se siente Ud: (a) ¿Desmayado? *Sí/No* (b) ¿Mareado? *Sí/No* (c) ¿Con náuseas? *Sí/No* (d) ¿Sudoroso? *Sí/No* (e) ¿Como si su corazón estuviera acelerado? *Sí/No*
8 Брюшная полость	**8 Abdomen**
8.1 У Вас есть боль в брюшной полости? *Да/Нет*	**8.1** ¿Tiene Ud. algún dolor en el abdomen? *Sí/No*
8.2 Боль началась сразу после несчастного случая? *Да/Нет*	**8.2** ¿Comenzó el dolor inmediatamente después del accidente? *Sí/No*
8.3 Боль наступило постепенно после несчастного случая? *Да/Нет*	**8.3** ¿Se produjo gradualmente tras el accidente? *Sí/No*
8.4 Покажите пальцем, пожалуйста, где больше всего болит. Если боль двигалось, то покажите пальцем сначала на первоначальное место, а потом на место, где боль находится сейчас.	**8.4** Por favor señale la zona donde el dolor es más intenso. Si el dolor ha cambiado de localización, por favor señale dónde comenzó y dónde le duele ahora.
8.5 Боль является: (a) Постоянной: *Да/Нет* (b) Непостоянной (т.е. появляется время от времени)? *Да/Нет*	**8.5** Es el dolor: (a) ¿Contínuo? *Sí/No* (b) ¿Intermitente? *Sí/No*

English	Italian
8.6 If the pain comes and goes what is the interval between the pains? (a) Less than 5 minutes? *Yes/No* (b) Less than 30 minutes? *Yes/No* (c) Less than 1 hour? *Yes/No* (d) 1–2 hours? *Yes/No* (e) More than 2 hours? *Yes/No*	**8.6** Se è intermittente, qual'è l'intervallo tra un episodio e l'altro? (a) Meno di 5 minuti? *Sì/No* (b) Meno di 30 minuti? *Sì/No* (c) Meno di 1 ora? *Sì/No* (d) 1–2 ore? *Sì/No* (e) Più di 2 ore? *Sì/No*
8.7 If the pain is intermittent how long does it last for when it is present? (a) Less than 5 minutes? *Yes/No* (b) Less than 30 minutes? *Yes/No* (c) Less than 1 hour? *Yes/No* (d) 1–2 hours? *Yes/No* (e) More than 2 hours? *Yes/No*	**8.7** Se il dolore è intermittente, quanto dura ogni volta? (a) Meno di 5 minuti? *Sì/No* (b) Meno di 30 minuti? *Sì/No* (c) Meno di 1 ora? *Sì/No* (d) 1–2 ore? *Sì/No* (e) Più di 2 ore? *Sì/No*
8.8 Is the pain: (a) Sharp? *Yes/No* (b) Squeezing? *Yes/No* (c) Dull? *Yes/No*	**8.8** Il dolore è: (a) Acuto? *Sì/No* (b) Pesante? *Sì/No* (c) Sordo? *Sì/No*
8.9 Is the pain made worse by: (a) Moving? *Yes/No* (b) Coughing? *Yes/No* (c) Breathing? *Yes/No*	**8.9** Il dolore si aggrava quando: (a) Si muove? *Sì/No* (b) Tossisce? *Sì/No* (c) Respira? *Sì/No*
8.10 Has there been any blood in your: (a) Vomit? *Yes/No* (b) Urine? *Yes/No* (c) Front passage? *Yes/No* (d) Back passage? *Yes/No* (e) Stool? *Yes/No*	**8.10** Ha notato sangue: (a) Nel vomito? *Sì/No* (b) Nell urine? *Sì/No* (c) Dal pene/dalla vagina? *Sì/No* (d) Dall'ano? *Sì/No* (e) Nelle feci? *Sì/No*
8.11 Have you any pain in your shoulder tip? *Yes/No*	**8.11** Ha dolore alla spalla? *Sì/No*
8.12 Have you passed urine since the accident? *Yes/No*	**8.12** Ha urinato dopo l'incidente? *Sì/No*

9 Back	**9 Schiena**
9.1 Have you hurt your back? *Yes/No*	**9.1** Si è fatto male alla schiena? *Sì/No*
9.2 Can you point to where your back hurts?	**9.2** Può indicare dove fa male? *Sì/No*

Russian	Spanish
8.6 Если боль появляется время от времени, какой между болями промежуток? (a) Менее 5 минут? *Да/Нет* (b) Менее 30 минут? *Да/Нет* (c) Менее 1 часа? *Да/Нет* (d) От 1 до 2 часов? *Да/Нет* (e) Более 2 часов? *Да/Нет*	**8.6** Si el dolor es intermitente, ¿con qué frecuencia se presenta?: (a) ¿Menos de 5 minutos? *Sí/No* (b) ¿Menos de 30 minutos? *Sí/No* (c) ¿Menos de 1 hora? *Sí/No* (d) ¿Entre 1 y 2 horas? *Sí/No* (e) ¿Más de 2 horas? *Sí/No*
8.7 Если боль появляется время от времени, сколько времени длится? (a) Менее 5 минут? *Да/Нет* (b) Менее 30 минут? *Да/Нет* (c) Менее 1 часа? *Да/Нет* (d) От 1 до 2 часов? *Да/Нет* (e) Более 2 часов? *Да/Нет*	**8.7** Si el dolor es intermitente, ¿cuánto tiempo le dura cuándo se presenta?: (a) ¿Menos de 5 minutos? *Sí/No* (b) ¿Menos de 30 minutos? *Sí/No* (c) ¿Menos de 1 hora? *Sí/No* (d) ¿Entre 1 y 2 horas? *Sí/No* (e) ¿Más de 2 horas? *Sí/No*
8.8 Боль является: (a) Резкой? *Да/Нет* (b) Сдавливающей? *Да/Нет* (c) Тупой? *Да/Нет*	**8.8** Es el dolor: (a) ¿Agudo? *Sí/No* (b) ¿Opresivo? *Sí/No* (c) ¿Sordo? *Sí/No*
8.9 Боль ухудшается при: (a) Движении? *Да/Нет* (b) Кашле? *Да/Нет* (c) Дыхании? *Да/Нет*	**8.9** Empeora el dolor al: (a) ¿Moverse? *Sí/No* (b) ¿Toser? *Sí/No* (c) ¿Respirar? *Sí/No*
8.10 У Вас была кровь в: (a) Рвоте? *Да/Нет* (b) Моче? *Да/Нет* (c) Мочеполовых органах? *Да/Нет* (d) Заднем проходе? *Да/Нет* (e) Кале? *Да/Нет*	**8.10** Ha expulsado Ud. sangre: (a) ¿Al vomitar? *Sí/No* (b) ¿Al orinar? *Sí/No* (c) ¿Por la uretra/vagina? *Sí/No* (d) ¿Por el ano? *Sí/No* (e) ¿Al defecar? *Sí/No*
8.11 У Вас есть боль в конце плеча? *Да/Нет*	**8.11** ¿Tiene Ud. dolor en el hombro? *Sí/No*
8.12 Вы мочились со времени несчастного случая? *Да/Нет*	**8.12** ¿Ha orinado Ud. desde que ocurrió el accidente? *Sí/No*

9 Спина

9.1 Вы повредили себе спину? *Да/Нет*

9.2 Если можете, покажите пальцем, пожалуйста, где спина болит.

9 Espalda

9.1 ¿Se ha hecho Ud. daño en la espalda? *Sí/No*

9.2 ¿Puede Ud. señalar dónde le duele en la espalda?

English		Italian	
9.3 Did you hurt your back: (a) By falling on it? (b) Being hit on it? (c) In a road traffic accident? (d) In an accident at work?	 Yes/No Yes/No Yes/No Yes/No	**9.3** Si è fatto male: (a) Cadendo sulla schiena? (b) Per un colpo alla schiena? (c) In un incidente stradale? (d) In un incidente sul lavoro?	 *Sì/No* *Sì/No* *Sì/No* *Sì/No*
9.4 Does it hurt to move your back?	Yes/No	**9.4** Le fa male muovere la schiena?	*Sì/No*
9.5 Does it hurt to bend forwards?	Yes/No	**9.5** Le fa male piegarsi in avanti?	*Sì/No*
9.6 Can you move your arms?	Yes/No	**9.6** Riesce a muovere le braccia?	*Sì/No*
9.7 Can you move your legs?	Yes/No	**9.7** Riesce a muovere le gambe?	*Sì/No*
9.8 Have you passed urine since the injury?	Yes/No	**9.8** Ha urinato dopo il colpo?	*Sì/No*
9.9 Do you have any pins and needles in your limbs?	Yes/No	**9.9** Le formicolano le braccia/gambe?	*Sì/No*
9.10 Do you have any altered sensation in your limbs?	Yes/No	**9.10** Ha qualche sensazione strana agli arti?	*Sì/No*

10 Upper limb

Shoulder

10 Arti superiori

Spalla

10.1 Have you hurt your shoulder?	Yes/No	**10.1** Si è fatto male alla spalla?	*Sì/No*
10.2 Do you have pain in your shoulder?	Yes/No	**10.2** Le duole la spalla?	*Sì/No*
10.3 Can you move your shoulder?	Yes/No	**10.3** Riesce a muovere la spalla?	*Sì/No*
10.4 Did you fall on it? If yes: (a) Did you fall on the point of your shoulder? (b) Did you fall on your outstretched arm?	Yes/No Yes/No Yes/No	**10.4** È caduto sulla spalla? Se sì: (a) È caduto sulla punta della spalla? (b) È caduto sul braccio esteso?	*Sì/No* *Sì/No* *Sì/No*

Russian	Spanish

Russian

9.3 Вы повредили себе спину:
    (a) При падении? *Да/Нет*
    (b) При ударе? *Да/Нет*
    (c) В автомобильной аварии? *Да/Нет*
    (d) При несчастном случае на работе? *Да/Нет*

9.4 Больно двигать спиной? *Да/Нет*

9.5 Больно наклоняться? *Да/Нет*

9.6 Вы можете двигать руками? *Да/Нет*

9.7 Вы можете двигать ногами? *Да/Нет*

9.8 Вы мочились со времени повреждения? *Да/Нет*

9.9 У Вас есть покалывание в конечностях? *Да/Нет*

9.10 У Вас есть какое-нибудь необычное ощущение в конечностях? *Да/Нет*

10 Верхние конечности

Плечо

10.1 Вы повредили себе плечо? *Да/Нет*

10.2 У Вас есть боль в плече? *Да/Нет*

10.3 Вы можете двигать плечом? *Да/Нет*

10.4 Вы упали на него? *Да/Нет*
    Если да:
    (a) Вы упали на конец плеча? *Да/Нет*
    (b) Вы упали на протянутую руку? *Да/Нет*

Spanish

9.3 Se ha hecho daño en la espalda:
    (a) ¿Al caer sobre ella? *Sí/No*
    (b) ¿Al ser golpeado? *Sí/No*
    (c) ¿En un accidente de tráfico? *Sí/No*
    (d) ¿En un accidente laboral? *Sí/No*

9.4 ¿Le duele la espalda al moverse? *Sí/No*

9.5 ¿Le duele al inclinarse hacia adelante? *Sí/No*

9.6 ¿Puede mover los brazos? *Sí/No*

9.7 ¿Puede mover las piernas? *Sí/No*

9.8 ¿Ha orinado Ud. desde que se produjo, la lesión? *Sí/No*

9.9 ¿Siente Ud. hormigueo en las extremidades? *Sí/No*

9.10 Ha notado algún cambio de sensibilidad en las extremidades? *Sí/No*

10 Extremidades superiores

Hombro

10.1 ¿Se ha hecho Ud. daño en el hombro? *Sí/No*

10.2 ¿Le duele el hombro? *Sí/No*

10.3 ¿Puede mover el hombro? *Sí/No*

10.4 ¿Se ha caído sobre él? *Sí/No*
    En caso afirmativo:
    (a) ¿Se ha caído Ud. sobre el hombro? *Sí/No*
    (b) ¿Se ha caído Ud. sobre su brazo extendido? *Sí/No*

English	Italian

10.5 After the accident did the pain start:
    (a) Immediately?   *Yes/No*
    (b) After some time?   *Yes/No*

10.5 Dopo l'incidente, il dolore è cominciàto:
    (a) Subito?   *Sì/No*
    (b) Dopo qualche tempo?   *Sì/No*

Dislocations

10.6 Have you ever had a dislocated shoulder?   *Yes/No*
If yes, how many times?
    (a) 1?   *Yes/No*
    (b) 2–5?   *Yes/No*
    (c) More than 5?   *Yes/No*

Slogature

10.6 Ha mai avuto una slogatura di una spalla?   *Sì/No*
Se sì, quante volte?
    (a) 1?   *Sì/No*
    (b) 2–5?   *Sì/No*
    (c) Più di 5?   *Sì/No*

10.7 Can you feel me touching your shoulder here?   *Yes/No*
(Test for upper lateral cutaneous nerve of arm)

10.7 Mi sente quando tocco qui la spalla?   *Sì/No*
(Controllo del nervo cutaneo laterale superiore del braccio)

10.8 Can you bend your wrist up like this?

10.8 Riesce a piegare così il polso?   *Sì/No*

Elbow

10.9 Have you hurt your elbow?   *Yes/No*

Gomito

10.9 Si è fatto male al gomito?   *Sì/No*

10.10 Have you pain in your elbow?   *Yes/No*

10.10 Le fa male il gomito?   *Sì/No*

10.11 Can you move your elbow?   *Yes/No*

10.11 Riesce a muovere il gomito?   *Sì/No*

10.12 Have you:
    (a) Fallen onto your elbow?   *Yes/No*
    (b) Fallen onto your outstretched arm?   *Yes/No*
    (c) Been hit on the elbow?   *Yes/No*

10.12 (a) È caduto sul gomito?   *Sì/No*
    (b) È caduto sul braccio esteso?   *Sì/No*
    (c) Ha ricevuto un colpo al gomito?   *Sì/No*

Pulled elbow

10.13 Has the child stopped using his/her arm as a result of an accident?   *Yes/No*

Slogatura del gomito

10.13 Il bambino ha smesso di usare il braccio a causa di un incidente?   *Sì/No*

10.14 Has anyone pulled the child up by his/her arms?   *Yes/No*

10.14 Il bambino è stato sollevato dalle braccia?   *Sì/No*

10.15 Can the child move his/her arm?   *Yes/No*

10.15 Il bambino riesce a muovere il braccio?   *Sì/No*

Russian	Spanish
10.5 После несчастного случая боль началась: (a) Сразу? *Да/Нет* (b) Потом? *Да/Нет*	**10.5** Después del accidente, el dolor empezó: (a) ¿Inmediatamente? *Sí/No* (b) ¿Tras un lapso de tiempo? *Sí/No*
Вывихи **10.6** У Вас когда-нибудь был вывих плеча? *Да/Нет* Если да, то столько раз? (a) 1? *Да/Нет* (b) От 2 до 5? *Да/Нет* (c) Более 5? *Да/Нет*	*Dislocaciones* **10.6** ¿Se ha dislocado el hombro alguna vez? *Sí/No* En caso afirmativo, ¿cuántas veces?: (a) ¿Una vez? *Sí/No* (b) ¿Entre 1 y 5 veces? *Sí/No* (c) ¿Más de 5 veces? *Sí/No*
10.7 Вы чувствуете, как я здесь трогаю Ваше плечо? *Да/Нет* (Проверяется верхний боковой кожный нерв руки)	**10.7** ¿Siente Ud. que le toco el hombro aquí? *Sí/No* (Compruebe el territorio del nervio cutáneo superior lateral del brazo?)
10.8 Вы можете согнуть руку назад в запястье вот таким образом? *Да/Нет*	**10.8** ¿Puede Ud. doblar su muñeca así?
Локоть **10.9** Вы повредили себе локоть? *Да/Нет*	*Codo* **10.9** ¿Se ha hecho Ud. daño en el codo? *Sí/No*
10.10 У Вас есть боль в локте? *Да/Нет*	**10.10** ¿Tiene dolor en el codo? *Sí/No*
10.11 Вы можете двигать локтём? *Да/Нет*	**10.11** ¿Puede Ud. mover su codo? *Sí/No*
10.12 Вы: (a) Упали на локоть? *Да/Нет* (b) Упали на протянутую руку? *Да/Нет* (c) Ударились локтём? *Да/Нет*	**10.12** (a) ¿Se ha caído Ud. sobre el codo? *Sí/No* (b) ¿Se ha caído sobre el brazo extendido? *Sí/No* (c) ¿Ha recibido un golpe en el codo? *Sí/No*
Растянутый локоть **10.13** Ребёнок перестал пользоваться рукой вследствие несчастного случая? *Да/Нет*	*Tirón del codo* **10.13** ¿Ha dejado de usar el brazo desde el accidente el niño/a? *Sí/No*
10.14 Кто-нибудь поднял ребёнка за руки? *Да/Нет*	**10.14** ¿Ha estirado alguien el brazo del niño/a? *Sí/No*
10.15 Ребёнок может двигать рукой? *Да/Нет*	**10.15** ¿Puede el niño/a mover el brazo? *Sí/No*

English	Italian
Wrist	*Polso*
10.16 Have you hurt your wrist? Yes/No	**10.16** Si è fatto male al polso? Sì/No
10.17 Have you any pain in your wrist? Yes/No	**10.17** Gli fa male il polso? Sì/No
10.18 Can you move your wrist? Yes/No	**10.18** Riesce a muovere il polso? Sì/No
10.19 Have you: (a) Bent your wrist backward? Yes/No (b) Bent your wrist forward? Yes/No (c) Fallen on your outstretched arm? Yes/No (d) Been hit on the wrist? Yes/No (e) Hurt your wrist on a car steering wheel or bike handlebars? Yes/No	**10.19** (a) Ha piegato il polso indietro? Sì/No (b) Ha piegato il polso in avanti? Sì/No (c) È caduto sul braccio esteso? Sì/No (d) Ha preso una botta sul polso? Sì/No (e) Ha colpito il polso sul volante della macchina o sul manubrio della bicicletta? Sì/No
Hand	*Mano*
10.20 Have you hurt your finger/thumb? Yes/No	**10.20** Si è fatto male ad un dito/pollice? Sì/No
10.21 Have you any pain in your finger/thumb? Yes/No	**10.21** Le fa male il dito/pollice? Sì/No
10.22 Can you move your finger/thumb? Yes/No	**10.22** Riesce a muovere il dito/pollice? Sì/No
10.23 Have you: (a) Bent your finger/thumb backward? Yes/No (b) Bent your finger/thumb forward? Yes/No (c) Crushed your finger/thumb? Yes/No	**10.23** Si è fatto male al dito/pollice: (a) Piegandolo indietro? Sì/No (b) Piegandolo in avanti? Sì/No (c) Schiacciandolo? Sì/No

Russian	Spanish
Запястье	*Muñeca*
10.16 Вы повредили себе запястье? *Да/Нет*	**10.16** ¿Se ha hecho Ud. daño en la muñeca? *Sí/No*
10.17 У Вас есть боль в запястье? *Да/Нет*	**10.17** ¿Tiene Ud. algún dolor en la muñeca? *Sí/No*
10.18 Вы можете двигать запястьем? *Да/Нет*	**10.18** ¿Puede Ud. mover la muñeca? *Sí/No*
10.19 (a) У Вас запястье сместилось назад? *Да/Нет* (b) У Вас запястье сместилось вперёд? *Да/Нет* (c) Вы упали на протянутую руку? *Да/Нет* (d) Вы ударились запястьем? *Да/Нет* (e) Вы повредили себе запястье на руле автомобиля или велосипеда? *Да/Нет*	**10.19** (a) ¿Se ha torcido la muñeca hacia atrás? *Sí/No* (b) ¿Se ha torcido la muñeca hacia delante? *Sí/No* (c) ¿Se ha caído Ud. sobre el brazo extendido? *Sí/No* (d) ¿Ha recibido un golpe en la muñeca? *Sí/No* (e) ¿Se ha hecho daño en la muñeca con el volante de un coche o con el manillar de una bicicleta? *Sí/No*
Кисть	*Mano*
10.20 Вы повредили себе палец? *Да/Нет*	**10.20** ¿Se ha hecho Ud. daño en el dedo/en el pulgar? *Sí/No*
10.21 У Вас есть боль в пальце? *Да/Нет*	**10.21** ¿Tiene Ud. algún dolor en el dedo/en el pulgar? *Sí/No*
10.22 Вы можете двигать пальцем? *Да/Нет*	**10.22** ¿Puede mover el dedo/pulgar? *Sí/No*
10.23 (a) У Вас палец сместился назад? *Да/Нет* (b) У Вас палец сместился вперёд? *Да/Нет* (c) Вы придавили себе палец? *Да/Нет*	**10.23** (a) ¿Se ha torcido el dedo/pulgar hacia atrás? *Sí/No* (b) ¿Se ha torcido el dedo/pulgar hacia delante? *Sí/No* (c) ¿Se ha aplastado el dedo/pulgar? *Sí/No*

English	Italian
11 Lower limb	**11 Arti inferiori**

Hip				*Anca*			
11.1	Have you hurt your hip?	*Yes/No*		**11.1**	Si è fatto male all'anca?	*Sì/No*	
	If yes, have you hurt it in:				Se sì, la causa è:		
	(a) A fall?	*Yes/No*			(a) Una caduta?	*Sì/No*	
	(b) A blow/kick?	*Yes/No*			(b) Un colpo/calcio?	*Sì/No*	
	(c) A road traffic accident?	*Yes/No*			(c) Un incidente stradale?	*Sì/No*	
11.2	Can you walk on your leg?	*Yes/No*		**11.2**	Riesce a camminare su quella gamba? *Sì/No*		
11.3	Have you ever injured/broken your hip before?	*Yes/No*		**11.3**	Ha mai avuto una frattura/si è mai fatto male all'anca?	*Sì/No*	
Knee				*Ginocchio*			
11.4	Have you hurt your knee?	*Yes/No*		**11.4**	Si è fatto male al ginocchio?	*Sì/No*	
	If yes, did you do it by:				Se sì, la causa è:		
	(a) A direct blow to the knee?	*Yes/No*			(a) Un colpo diretto al ginocchio? *Sì/No*		
	(b) A fall?	*Yes/No*			(b) Una caduta sul ginocchio?	*Sì/No*	
	(c) A twisting injury?	*Yes/No*			(c) Una distorsione del ginocchio? *Sì/No*		
11.5	Did your kneecap move out to the side of your leg and then back in again? *Yes/No*			**11.5**	La rotula si è spostata temporaneamente lateralmente?	*Sì/No*	
11.6	Can you walk on it?	*Yes/No*		**11.6**	Riesce a camminare su quella gamba? *Sì/No*		
11.7	Has your knee given way under you? *Yes/No*			**11.7**	Il ginocchio ha ceduto?	*Sì/No*	
11.8	Has your knee locked so that you cannot straighten it?	*Yes/No*		**11.8**	Il ginocchio si è bloccato e non riesce a muoverlo?	*Sì/No*	
11.9	Did your knee swell:			**11.9**	Il ginocchio si è gonfiato:		
	(a) Immediately?	*Yes/No*			(a) Subito?	*Sì/No*	
	(b) After a delay?	*Yes/No*			(b) Dopo un intervallo?	*Sì/No*	

Russian	Spanish
11 Нижние конечности	**11 Extremidades inferiores**

Бедро			*Cadera*		
11.1	Вы повредили себе бедро? *Да/Нет* Если да, оно было повреждено: (a) При падении? *Да/Нет* (b) При ударе? *Да/Нет* (c) В автомобильной аварии? *Да/Нет*		**11.1**	Se ha hecho Ud. daño en la cadera? *Sí/No* En caso afirmativo, se ha hecho daño: (a) ¿Al caerse? *Sí/No* (b) ¿Al recibir un golpe/patada? *Sí/No* (c) ¿En un accidente de tráfico? *Sí/No*	
11.2	Вы можете наступать на эту ногу? *Да/Нет*		**11.2**	¿Puede caminar con su pierna? *Sí/No*	
11.3	Вы когда-нибудь до этого повреждали/ломали себе бедро? *Да/Нет*		**11.3**	¿Se ha lesionado/roto la cadera alguna vez? *Sí/No*	
Колено			*Rodilla*		
11.4	Вы повредили себе колено? *Да/Нет* Если да, то оно было повреждено: (a) Прямым ударом в колено? *Да/Нет* (b) Тем, что Вы упали на него? *Да/Нет* (c) Тем, что оно было вывихнуто? *Да/Нет*		**11.4**	¿Se ha hecho Ud. daño en la rodilla? *Sí/No* En caso afirmativo, ha ocurrido: (a) ¿Al recibir un golpe directo en la rodilla? *Sí/No* (b) ¿Al caer sobre ella? *Sí/No* (c) ¿Al torcerse la rodilla? *Sí/No*	
11.5	У Вас коленная чашечка сдвинулась в сторону и потом обратно *Да/Нет*		**11.5**	Se ha desplazado la rótula de su lugar y vuelto a su posición original tras algún tiempo? *Sí/No*	
11.6	Вы можете наступать на эту ногу? *Да/Нет*		**11.6**	¿Puede andar con su rodilla lesionada? *Sí/No*	
11.7	У Вас колено вдруг подкосилось? *Да/Нет*		**11.7**	¿Ha notado como cedía su rodilla? *Sí/No*	
11.8	У Вас нога в колене больше не выпрямляется? *Да/Нет*		**11.8**	¿Se ha quedado rígida la rodilla, es decir, no puede ponerla recta? *Sí/No*	
11.9	У Вас колено распухло: (a) Сразу *Да/Нет* (b) Потом? *Да/Нет*		**11.9**	¿Se ha hinchado su rodilla? *Sí/No* (a) ¿Inmediatamente? *Sí/No* (b) ¿Tras un lapso de tiempo? *Sí/No*	

English	Italian
Ankle/foot	*Caviglia/piede*

11.10	Have you hurt your ankle? If yes, did you do it by:	Yes/No	11.10	Si è fatto male alla caviglia? Se sì, è accaduto:	Sì/No	
	(a) Twisting it while walking?	Yes/No		(a) Camminando?	Sì/No	
	(b) Twisting it while running?	Yes/No		(b) Correndo?	Sì/No	
	(c) Twisting it while jumping down?	Yes/No		(c) Saltando?	Sì/No	
11.11	If you twisted it, did the foot bend:		11.11	Slogando la caviglia, il piede si è torto:		
	(a) Inwards?	Yes/No		(a) Verso l'interno?	Sì/No	
	(b) Outwards?	Yes/No		(b) Verso l'esterno?	Sì/No	
11.12	Can you walk on it?	Yes/No	11.12	Riesce a camminare?	Sì/No	
11.13	Did it swell up immediately?	Yes/No	11.13	Si è gonfiato subito?	Sì/No	
11.14	Did you hear a crack when you did it?	Yes/No	11.14	Ha sentito un crac quando è successo?	Sì/No	

12 Lacerations / 12 Lacerazioni

12.1	Have you been cut?	Yes/No	12.1	Si è tagliato?	Sì/No	
12.2	Have you been cut by:		12.2	Si è tagliato:		
	(a) Glass?	Yes/No		(a) Con vetro?	Sì/No	
	(b) A knife?	Yes/No		(b) Con un coltello?	Sì/No	
	(c) Teeth-bite?	Yes/No		(c) Con un morso?	Sì/No	
	(d) Crushing between two objects?	Yes/No		(d) Schiacciato tra due oggetti?	Sì/No	
	(e) A fall?	Yes/No		(e) Cadendo?	Sì/No	
	(f) An object?	Yes/No		(f) Con un oggetto?	Sì/No	
12.3	If cut by glass:		12.3	Se si tratta di vetro:		
	(a) Was the glass broken?	Yes/No		(a) Il vetro era rotto?	Sì/No	
	(b) Could there be any glass in the wound?	Yes/No		(b) Potrebbe esserci del vetro nella ferita?	Sì/No	

Russian	Spanish
Лодыжка/нога	*Tobillo/pie*
11.10 Вы повредили себе лодыжку? *Да/Нет* Если да, она была повреждена: (a) Вывихом при ходьбе? *Да/Нет* (b) Вывихом при беге? *Да/Нет* (c) Вывихом вследствие того, что Вы спрыгнули? *Да/Нет*	**11.10** ¿Se ha hecho Ud. daño en el tobillo? *Si/No* En caso afirmativo, se le ha torcido: (a) ¿Mientras andaba? *Si/No* (b) ¿Mientras corría? *Si/No* (c) ¿Al saltar? *Si/No*
11.11 Если вывихом, нога сдвинулась: (a) К себе? *Да/Нет* (b) От себя? *Да/Нет*	**11.11** Si se ha torcido el tobillo el pie se ha desviado: (a) ¿Hacia dentro? *Si/No* (b) ¿Hacia fuera? *Si/No*
11.12 Вы можете наступать на эту ногу? *Да/Нет*	**11.12** ¿Puede andar con su tobillo lesionado? *Si/No*
11.13 Она распухла сразу? *Да/Нет*	**11.13** ¿Se le ha hinchado inmediatamente? *Si/No*
11.14 Вы одновременно услышали треск? *Да/Нет*	**11.14** ¿Oyó Ud. un chasquido cuando se lesionó? *Si/No*
12 Порезы	**12 Laceraciones**
12.0 Вы порезались? *Да/Нет*	**12.1** ¿Se ha cortado Ud.? *Si/No*
12.2 Вы порезались: (a) Стеклом? *Да/Нет* (b) Ножом? *Да/Нет* (c) Укусом (зубами)? *Да/Нет* (d) При сжатии между двумя предметами? *Да/Нет* (e) При падении? *Да/Нет* (f) Каким-то предметом? *Да/Нет*	**12.2** Se ha cortado con: (a) ¿Un cristal? *Si/No* (b) ¿Un cuchillo? *Si/No* (c) ¿Al ser mordido? *Si/No* (d) ¿Al pillarse entre dos objetos? *Si/No* (e) ¿En una caída? *Si/No* (f) ¿Con un objeto? *Si/No*
12.3 Если Вы порезались стеклом: (a) Стекло разбилось? *Да/Нет* (b) В порезе может быть стекло? *Да/Нет*	**12.3** Si se ha cortado con un cristal: (a) ¿Estaba roto el cristal? *Si/No* (b) ¿Puede haber algún cristal en la herida? *Si/No*

English	Italian

12.4 If cut by a knife:
    (a) Was the knife sharp? *Yes/No*
    (b) Did the cut go down to the bone? *Yes/No*
    (c) Was the knife dirty? *Yes/No*

12.5 If you have been bitten was this by:
    (a) A dog? *Yes/No*
    (b) Human? (If you have punched someone and cut your hand on their teeth—this is a bite.) *Yes/No*
    (c) Something else? *Yes/No*

12.6 Could the wound have anything in it? *Yes/No*
If yes, is it:
    (a) Soil? *Yes/No*
    (b) Dirt? *Yes/No*
    (c) Glass? *Yes/No*
    (d) Metal? *Yes/No*
    (e) A splinter? *Yes/No*

13 Nerve and tendon injuries

13.1 Have you been cut? *Yes/No*

13.2 Could the cut be very deep? *Yes/No*

13.3 Did the cut go down to the bone? *Yes/No*

13.4 Do you have any pins and needles in the injured part? *Yes/No*

13.5 Do you have any numbness in the injured part? *Yes/No*

13.6 Are there any movements you are finding difficult? *Yes/No*
If yes, please show me.

12.4 Se si tratta di un coltello:
    (a) Era affilato? *Sì/No*
    (b) È arrivato all'osso? *Sì/No*
    (c) Era sporco? *Sì/No*

12.5 Se ha ricevuto un morso, questo è stato inflitto da:
    (a) Un cane? *Sì/No*
    (b) Una persona? (Per morso si intende anche un taglio conseguente ad un pugno sui denti.) *Sì/No*
    (c) Altro? *Sì/No*

12.6 La ferita potrebbe essere sporca? *Sì/No*
Si tratta di:
    (a) Terra? *Sì/No*
    (b) Sporco? *Sì/No*
    (c) Vetro? *Sì/No*
    (d) Metallo? *Sì/No*
    (e) Scheggia? *Sì/No*

13 Ferite ai nervi e ai tendini

13.1 Si è tagliato? *Sì/No*

13.2 È possibile che il taglio sia molto profondo? *Sì/No*

13.3 Il taglio è arrivato all'osso? *Sì/No*

13.4 Sente formicolio alla parte ferita? *Sì/No*

13.5 Ha perdite di sensibilità alla parte ferita? *Sì/No*

13.6 Ci sono movimenti che trova difficile? *Sì/No*
Se sì, li indichi.

Russian	Spanish
12.4 Если Вы порезались ножом: (a) Нож был острым? *Да/Нет* (b) Порез дошёл до самой кости? *Да/Нет* (c) Нож был грязным? *Да/Нет*	**12.4** Si se ha cortado con un cuchillo: (a) ¿Estaba afilado? *Sí/No* (b) ¿Ha llegado el corte hasta el hueso? *Sí/No* (c) ¿Estaba sucio el cuchillo? *Sí/No*
12.5 Если Вы были укушены, то кем? (a) Собакой? *Да/Нет* (b) Человеком? — (включая такой случай, если Вы ударили другого в лицо и порезали себе руку его зубом) *Да/Нет* (c) Другим? *Да/Нет*	**12.5** Si ha sufrido una mordedura, ésta ha sido por: (a) ¿Un perro? *Sí/No* (b) ¿Una persona? (si ha golpeado a alguien y se ha cortado con sus dientes, ésto se considera una mordedura) *Sí/No* (c) ¿Algo distinto? *Sí/No*
12.6 В порезе может быть что-нибудь? *Да/Нет* Если да, то это: (a) Земля? *Да/Нет* (b) Грязь? *Да/Нет* (c) Стекло? *Да/Нет* (d) Металл? *Да/Нет* (e) Заноза *Да/Нет*	**12.6** ¿Podría haber algun cuerpo extraño en la herida? *Sí/No* En caso afirmativo, puede tratarse de: (a) ¿Tierra? *Sí/No* (b) ¿Polvo? *Sí/No* (c) ¿Cristal? *Sí/No* (d) ¿Metal? *Sí/No* (e) ¿Astillas? *Sí/No*
13 Нервы и сухожилия (повреждения)	**13 Lesiones en nervio y tendón**
13.1 Вы порезались? *Да/Нет*	**13.1** ¿Se ha cortado Ud.? *Sí/No*
13.1 Порез может быть очень глубоким? *Да/Нет*	**13.2** ¿Puede tratarse de una herida profunda? *Sí/No*
13.3 Порез дошёл до самой кости? *Да/Нет*	**13.3** ¿Puede haber llegado hasta el hueso? *Sí/No*
13.4 У Вас есть покалывание в повреждённой части? *Да/Нет*	**13.4** ¿Siente hormigueo en la zona dañada? *Sí/No*
13.5 У Вас есть онемение в повреждённой части? *Да/Нет*	**13.5** ¿Tiene insensible la zona dañada? *Sí/No*
13.6 Ваши какие-нибудь движения затруднены? *Да/Нет* Если да, то покажите мне пожалуйста.	**13.6** ¿Hay algún movimiento que le resulte más difícil? *Sí/No* Si es así, por favor muéstremelo.

English	Italian
13.7 I am now going to test your injury. (a) Can you feel me touching you here? *Yes/No* (b) Does this feel sharp? *Yes/No* (c) Does this feel blunt? *Yes/No* (d) Please copy my movements. (e) Can you push against my hand please? *Yes/No*	**13.7** Ora esaminerò la ferita. (a) Sente la mia mano? *Sì/No* (b) Le fa molto male? *Sì/No* (c) Il dolore è poco intenso? *Sì/No* (d) La prego di copiare questi movimenti. (e) La prego di spingere contro la mia mano. *Sì/No*
14 Burns/scalds	**14 Ustioni/scottature**
14.1 Have you burnt yourself? *Yes/No*	**14.1** Si è bruciato? *Sì/No*
14.2 Did you burn yourself with: (a) Chemicals? *Yes/No* (b) Electric current? *Yes/No* (c) Fire? *Yes/No* (d) Firework? *Yes/No* (e) Hot surface? *Yes/No* (f) Hot water/drink? *Yes/No* (g) Metal? *Yes/No* (h) Naked flame? *Yes/No* (i) Steam? *Yes/No*	**14.2** Si è bruciato con: (a) Sostanze chimiche? *Sì/No* (b) Corrente elettrica? *Sì/No* (c) Fuoco? *Sì/No* (d) Fuochi d'artificio? *Sì/No* (e) Superficie calda? *Sì/No* (f) Metallo? *Sì/No* (g) Fiamma viva? *Sì/No* (h) Vapore? *Sì/No*
14.3 If you were in a house fire: (a) Did you breathe in any smoke? *Yes/No* (b) Did you breathe in any flames? *Yes/No*	**14.3** È stato in un incendio: (a) Ha inspirato fumo? *Sì/No* (b) Ha inspirato fiamme? *Sì/No*
14.4 Do you feel short of breath now? *Yes/No*	**14.4** Si sente mancare il fiato adesso? *Sì/No*
14.5 Do you have a cough? *Yes/No*	**14.5** Ha tosse? *Sì/No*
14.6 Do you feel any tightness in your chest? *Yes/No*	**14.6** Ha difficoltà a respirare? *Sì/No*

Russian	Spanish

13.7 Я сейчас собираюсь исследовать Ваше повреждение.
   (a) Вы чувствуете, как я Вас трогаю здесь? *Да/Нет*
   (b) Это чувствуется острым? *Да/Нет*
   (c) Это чувствуется тупым? *Да/Нет*
   (d) Повторяйте, пожалуйста, мои движения.
   (e) Нажимайте, пожалуйста, на мою руку. *Да/Нет*

14 Ожоги

14.1 Вы обожглись? *Да/Нет*

14.2 Вы обожглись:
   (a) Химикалиями? *Да/Нет*
   (b) Электрическим током? *Да/Нет*
   (c) Огнём? *Да/Нет*
   (d) Фейерверком? *Да/Нет*
   (e) Горячей поверхностью? *Да/Нет*
   (f) Горячей водой/горячим напитком? *Да/Нет*
   (g) Открытым пламенем? *Да/Нет*
   (h) Паром? *Да/Нет*

14.3 Если Вы были во время пожара:
   (a) Вы вдыхали дым? *Да/Нет*
   (b) Вы вдыхали пламя? *Да/Нет*

14.4 У Вас сейчас одышка? *Да/Нет*

14.5 У Вас есть кашель? *Да/Нет*

14.6 Вам сдавливает грудь? *Да/Нет*

13.7 Ahora voy a examinar la herida.
   (a) ¿Nota Ud. cuando le toco aquí? *Sí/No*
   (b) ¿Lo siente afilado? *Sí/No*
   (c) ¿Lo siente romo? *Sí/No*
   (d) Por favor copie mis movimientos.
   (e) Empuje contra mi mano por favor. *Sí/No*

14 Quemaduras/escaldaduras

14.1 ¿Se ha quemado Ud.? *Sí/No*

14.2 Se ha quemado con:
   (a) ¿Productos químicos? *Sí/No*
   (b) ¿Corriente eléctrica? *Sí/No*
   (c) ¿Fuego? *Sí/No*
   (d) ¿Productos de pirotecnia (fuegos artificiales, petardos etc)? *Sí/No*
   (e) ¿Superficie caliente? *Sí/No*
   (f) ¿Agua caliente/bebida caliente? *Sí/No*
   (g) ¿Metal? *Sí/No*
   (h) ¿Llama viva? *Sí/No*
   (i) ¿Vapor? *Sí/No*

14.3 Si ha estado Ud. en una casa en llamas:
   (a) ¿Respiró Ud. humo? *Sí/No*
   (b) ¿Respiró Ud. cerca del fuego? *Sí/No*

14.4 ¿Tiene dificultad para respirar ahora? *Sí/No*

14.5 ¿Tiene tos? *Sí/No*

14.6 ¿Siente una opresión en el pecho? *Sí/No*

Section C
Illness

English	French
15 Head region	**15 La tête**

15.1 Have you a problem with any of the following?
    (a) Headache? *Yes/No*
    (b) Ears? *Yes/No*
    (c) Nose? *Yes/No*
    (d) Throat? *Yes/No*
    (e) Eyes? *Yes/No*

Headache
15.2 Have you got pain in your head? *Yes/No*

15.3 When did it begin?
    (a) Less than 30 minutes ago? *Yes/No*
    (b) 2 hours ago? *Yes/No*
    (c) Less than 6 hours ago? *Yes/No*
    (d) 6–24 hours ago? *Yes/No*
    (e) Less than 1 week ago? *Yes/No*
    (f) More than 1 week ago? *Yes/No*

15.4 Did it come on suddenly? *Yes/No*

15.5 Did it come on gradually? *Yes/No*

15.6 Can you tell me where you feel the pain?
    (a) Left side? *Yes/No*
    (b) Right side? *Yes/No*
    (c) Front of your head? *Yes/No*
    (d) Behind your eyes? *Yes/No*
    (e) Back of your head? *Yes/No*

15.7 Have you noticed any of the following as well?
    (a) Stiffness in your neck? *Yes/No*
    (b) Nausea and vomiting? *Yes/No*
    (c) Fever? *Yes/No*
    (d) Avoidance of bright light? *Yes/No*

15.1 Avez-vous un problème avec ce qui suit:
    (a) Maux de tête? *Oui/Non*
    (b) Aux oreilles? *Oui/Non*
    (c) Au nez? *Oui/Non*
    (d) À la gorge? *Oui/Non*
    (e) Aux yeux? *Oui/Non*

Maux de tête
15.2 Avez-vous des maux de tête? *Oui/Non*

15.3 Quand ont-ils commencé? Il y a:
    (a) Moins de 30 minutes? *Oui/Non*
    (b) 2 heures? *Oui/Non*
    (c) Moins de 6 heures? *Oui/Non*
    (d) 6–24 heures? *Oui/Non*
    (e) Moins d'une semaine? *Oui/Non*
    (f) Plus d'une semaine? *Oui/Non*

15.4 Est-ce qu'il sont a commencé soudainement? *Oui/Non*

15.5 Est-ce qu'ils sont apparus peu à peu? *Oui/Non*

15.6 Pouvez-vous me dire où vous avez mal?
    (a) Du côté gauche? *Oui/Non*
    (b) Du côté droit? *Oui/Non*
    (c) Au front? *Oui/Non*
    (d) Derrière les yeux? *Oui/Non*
    (e) À l'arrière de la tête? *Oui/Non*

15.7 Avez-vous aussi remarqué?
    (a) Une raideur dans le cou? *Oui/Non*
    (b) Des nauseés et vomissements? *Oui/Non*
    (c) De la fièvre? *Oui/Non*
    (d) Que vous êtes gêné(e) par les lumières vives? *Oui/Non*

German	Hindi

15 Kopf

15.1 Haben Sie Beschwerden mit einem der Folgenden?
 (a) Kopfschmerzen? *Ja/Nein*
 (b) Ohren? *Ja/Nein*
 (c) Nase? *Ja/Nein*
 (d) Hals? *Ja/Nein*
 (e) Augen? *Ja/Nein*

Kopfschmerzen
15.2 Haben Sie Kopfschmerzen? *Ja/Nein*

15.3 Wann hat es angefangen?
 (a) Vor weniger als 30 Minuten? *Ja/Nein*
 (b) Vor 2 Stunden? *Ja/Nein*
 (c) Vor weniger als 6 Stunden? *Ja/Nein*
 (d) Vor 6–24 Stunden? *Ja/Nein*
 (e) Vor weniger als 1 Woche? *Ja/Nein*
 (f) Vor mehr als 1 Woche? *Ja/Nein*

15.4 Hat es plötzlich angefangen? *Ja/Nein*

15.5 Hat es sich langsam entwickelt? *Ja/Nein*

15.6 Können Sie mir sagen, wo genau der Schmerz sitzt:
 (a) Auf der linken Seite? *Ja/Nein*
 (b) Auf der rechten Seite? *Ja/Nein*
 (c) Hinter der Stirn? *Ja/Nein*
 (d) Hinter den Augen? *Ja/Nein*
 (e) Im Hinterkopf? *Ja/Nein*

15.7 Haben Sie zusätzlich einer der folgenden Beschwerden:
 (a) Steifer Nacken? *Ja/Nein*
 (b) Übelkeit und Erbrechen? *Ja/Nein*
 (c) Fieber? *Ja/Nein*
 (d) Vermeiden von grellem Licht? *Ja/Nein*

15 सिर

15.1 क्या आपको निम्नलिखित चीजों में से कोई तकलीफ है?
 (a) सरदर्द? हाँ/नहीं
 (b) कान में? हाँ/नहीं
 (c) नाक में? हाँ/नहीं
 (d) गले में? हाँ/नहीं
 (e) आखों में? हाँ/नहीं

सिर दर्द
15.2 क्या आपके सर में दर्द है? हाँ/नहीं

15.3 ये कब शुरू हुआ?
 (a) 30 मिनट से कम समय? हाँ/नहीं
 (b) दो घण्टे पहले? हाँ/नहीं
 (c) छः घण्टे पहले? हाँ/नहीं
 (d) छः से चौबीस घण्टे पहले? हाँ/नहीं
 (e) एक हफ्ते पहले? हाँ/नहीं
 (f) एक हफ्ते से ज्यादा? हाँ/नहीं

15.4 क्या ये अचानक शुरू हुआ? हाँ/नहीं

15.5 क्या ये धीरे धीरे शुरू हुआ? हाँ/नहीं

15.6 क्या आप बता सकते हैं कि दर्द कहाँ पर है?
 (a) बाँयी तरफ? हाँ/नहीं
 (b) दाँयी तरफ? हाँ/नहीं
 (c) सिर के आगे के भाग में? हाँ/नहीं
 (d) आँखो के पीछे? हाँ/नहीं
 (e) सिर के पीछे के भाग में? हाँ/नहीं

15.7 क्या नीचे लिखी हुई तकलीफों में से कोई आपको है?
 (a) गरदन का अकड़ जाना? हाँ/नहीं
 (b) जी मिचलाना या उल्टी होना? हाँ/नहीं
 (c) बुखार? हाँ/नहीं
 (d) तेज रोशनी का अच्छा न लगना? हाँ/नहीं

English	French
(e) Weakness in your arms or legs? *Yes/No* (f) Pins and needles? *Yes/No*	(e) Faiblesse dans les bras ou les jambes? *Oui/Non* (f) Des fourmillements? *Oui/Non*
15.8 Have you had a similar headache before? *Yes/No*	**15.8** Avez-vous déjà eu mal à la tête de cette manière? *Oui/Non*
15.9 Have you collapsed or had a period of memory loss? *Yes/No*	**15.9** Avez-vous perdu connaissance ou avez-vous eu une perte de mémoire? *Oui/Non*
15.10 Are you epileptic? *Yes/No*	**15.10** Êtes-vous épileptique? *Oui/Non*
15.11 If yes, when was your last fit? (a) Less than 1 week ago? *Yes/No* (b) Less than 6 months ago? *Yes/No* (c) Less than 1 year ago? *Yes/No* (d) More? *Yes/No*	**15.11** Si oui, quand avez-vous subi votre dernière crise? Il y a: (a) Moins d'une semaine? *Oui/Non* (b) Moins de 6 mois? *Oui/Non* (c) Moins d'un an? *Oui/Non* (d) Plus longtemps? *Oui/Non*
15.12 Have you ever suffered from: (a) Migraine? *Yes/No* (b) A stroke? *Yes/No* (c) High blood pressure? *Yes/No*	**15.12** Avez-vous déjà souffert: (a) De migraine? *Oui/Non* (b) D'une attaque d'apoplexie? *Oui/Non* (c) D'hypertension? *Oui/Non*
Ears **15.13** Have you a problem with your ears? *Yes/No*	***Les oreilles*** **15.13** Avez-vous des problèmes à l'oreille/aux oreilles? *Oui/Non*
15.14 If yes, is it: (a) Right? *Yes/No* (b) Left? *Yes/No* (c) Both? *Yes/No*	**15.14** Si oui, s'agit-il: (a) De l'oreille droite? *Oui/Non* (b) De l'oreille gauche? *Oui/Non* (c) Des deux? *Oui/Non*
15.15 If yes, is it: (a) Pain? *Yes/No* (b) Deafness? *Yes/No* (c) Ringing in the ear? *Yes/No* (d) Discharge of pus or fluid? *Yes/No* (e) Discharge of blood? *Yes/No*	**15.15** Si oui, est-ce: (a) Une douleur? *Oui/Non* (b) De la surdité? *Oui/Non* (c) Un bourdonnement dans l'oreille? *Oui/Non* (d) Une perte de pus ou de liquide? *Oui/Non* (e) Une perte de sang? *Oui/Non*

German	Hindi
(e) Schwäche in Armen oder Beinen? *Ja/Nein* (f) Kribbeln? *Ja/Nein*	(e) बाहों और टाँगो की कमजोरी? हाँ/नहीं (f) सुईयाँ चुभना? हाँ/नहीं
15.8 Haben Sie schon einmal einen ähnlichen Kopfschmerz gehabt? *Ja/Nein*	**15.8** क्या आपको ऐसा सर दर्द पहले भी हुआ था? हाँ/नहीं
15.9 Sind Sie umgefallen, oder gibt es eine Zeitspanne, an die Sie sich nicht erinnern können? *Ja/Nein*	**15.9** क्या आप कभी मुर्च्छित हुए हैं या कभी आपकी याद्दाश्त चली गयी? हाँ/नहीं
15.10 Sind Sie Epileptiker/in? *Ja/Nein*	**15.10** क्या आपको मिरगी (एपिलेप्सी) की बीमारी है? हाँ/नहीं
15.11 Falls ja, wann hatten Sie den letzten Anfall? (a) Vor weniger als 1 Woche? *Ja/Nein* (b) Vor weniger als 6 Monaten? *Ja/Nein* (c) Vor weniger als 1 Jahr? *Ja/Nein* (d) Vor mehr als 1 Jahr? *Ja/Nein*	**15.11** यदि हाँ, तो आखीरी बार आपको दौरा कब पड़ा था? (a) एक हफ्ते से कम समय पहले? हाँ/नहीं (b) छ: महीने से कम समय पहले? हाँ/नहीं (c) एक साल से कम समय पहले? हाँ/नहीं (d) एक साल से ज्यादा समय? हाँ/नहीं
15.12 Haben Sie jemals: (a) An Migräne gelitten? *Ja/Nein* (b) Einen Schlaganfall gehabt? *Ja/Nein* (c) An hohem Blutdruck gelitten? *Ja/Nein*	**15.12** क्या आपको कभी नीचे लिखी गई बीमारियाँ हुई हैं? (a) माईग्रेन? हाँ/नहीं (b) लकवा मारना? हाँ/नहीं (c) उच्च रक्तचाप (हाई ब्लड प्रेशर)? हाँ/नहीं
Ohren **15.13** Haben Sie Beschwerden mit Ihren Ohren? *Ja/Nein*	कान **15.13** क्या आपको कानों की कोई तकलीफ हुई है? हाँ/नहीं
15.14 Falls ja, ist es: (a) Das Rechte? *Ja/Nein* (b) Das Linke? *Ja/Nein* (c) Beide? *Ja/Nein*	**15.14** यदि हाँ, तो किस में: (a) दायें? हाँ/नहीं (b) बायें? हाँ/नहीं (c) दोनों? हाँ/नहीं
15.15 Falls ja, ist es: (a) Schmerz? *Ja/Nein* (b) Taubheit? *Ja/Nein* (c) Klingeln in den Ohren? *Ja/Nein* (d) Ausfluß von Eiter oder Flüssigkeit? *Ja/Nein* (e) Ausfluß von Blut? *Ja/Nein*	**15.15** यदि हाँ, तो किस प्रकार की तकलीफ हुई है? (a) दर्द? हाँ/नहीं (b) सुनाई न देना? हाँ/नहीं (c) कानों में सीटी की आवाज आना? हाँ/नहीं (d) कानों से पानी या मवाद बहना? हाँ/नहीं (e) खून निकलना? हाँ/नहीं

English	French
15.16 How long have you had the problem? (a) A few days? Yes/No (b) Less than 1 week? Yes/No (c) Longer? Yes/No	**15.16** Combien de temps avez-vous eu ce problème? Depuis: (a) Quelques jours? Oui/Non (b) Plus d'une semaine? Oui/Non (c) Plus longtemps? Oui/Non
15.17 Have you also felt dizzy or giddy? Yes/No	**15.17** Avez-vous été aussi pris(e) de vertige? Oui/Non
15.18 Is there something stuck in your ears? Yes/No	**15.18** Avez-vous quelque chose de coincé dans l'oreille? Oui/Non
15.19 If yes, how long has it been there? (a) Less than 6 hours? Yes/No (b) 1 day? Yes/No (c) More? Yes/No	**15.19** Si oui, depuis combien de temps? Depuis: (a) Moins de 6 heures? Oui/Non (b) Une journée? Oui/Non (c) Plus longtemps? Oui/Non
15.20 Please try and describe what the object is like: (a) Sharp? Yes/No (b) Soft? Yes/No (c) Food? Yes/No (d) Blunt? Yes/No (e) Hard? Yes/No (f) An insect? Yes/No	**15.20** Décrivez cet objet, s.v.p. Est-ce: (a) Pointu? Oui/Non (b) Mou? Oui/Non (c) De la nourriture? Oui/Non (d) Arrondi? Oui/Non (e) Dur? Oui/Non (f) Un insecte? Oui/Non

Nose

Le nez

English	French
15.21 Have you a problem with your nose? Yes/No	**15.21** Avez-vous un problème au nez? Oui/Non
15.22 Is your nose bleeding? Yes/No	**15.22** Saignez-vous du nez? Oui/Non
15.23 If yes, how long has it been bleeding for? (a) Less than 6 hours? Yes/No (b) Less than 12 hours? Yes/No (c) Less than 24 hours? Yes/No (d) More than 24 hours? Yes/No	**15.23** Si oui, depuis combien de temps? Depuis: (a) Moins de 6 heures? Oui/Non (b) Moins de 12 heures? Oui/Non (c) Moins de 24 heures? Oui/Non (d) Plus de 24 heures? Oui/Non
15.24 Have you felt faint or giddy since the bleeding started? Yes/No	**15.24** Vous êtes-vous senti(e) faible ou pris(e) de vertige depuis que vous saignez du nez? Oui/Non
15.25 Have you had bleeding like this before? Yes/No	**15.25** Avez-vous déjà saigné comme ça? Oui/Non
15.26 Are you on 'blood thinning' medicine? Yes/No	**15.26** Prenez-vous des anticoagulants? Oui/Non

German	Hindi

15.16 Seit wie lange haben Sie diese Beschwerden?
    (a) Ein paar Tage? *Ja/Nein*
    (b) Weniger als 1 Woche? *Ja/Nein*
    (c) Länger? *Ja/Nein*

15.17 Fühlen Sie sich zusätzlich schwindelig? *Ja/Nein*

15.18 Steckt etwas in Ihren Ohren? *Ja/Nein*

15.19 Falls ja, wie lange ist es dort?
    (a) Weniger als 6 Stunden? *Ja/Nein*
    (b) 1 Tag? *Ja/Nein*
    (c) Noch länger? *Ja/Nein*

15.20 Bitte versuchen Sie zu beschreiben, was für eine Art von Gegenstand es ist:
    (a) Scharf? *Ja/Nein*
    (b) Weich? *Ja/Nein*
    (c) Essen? *Ja/Nein*
    (d) Stumpf? *Ja/Nein*
    (e) Hart? *Ja/Nein*
    (f) Insekt? *Ja/Nein*

Nase
15.21 Haben Sie Beschwerden mit Ihrer Nase? *Ja/Nein*

15.22 Haben Sie Nasenbluten? *Ja/Nein*

15.23 Falls ja, seit wann bluten Sie aus der Nase?
    (a) Weniger als 6 Stunden? *Ja/Nein*
    (b) Weniger als 12 Stunden? *Ja/Nein*
    (c) Weniger als 24 Stunden? *Ja/Nein*
    (d) Seit mehr als 24 Stunden? *Ja/Nein*

15.24 Haben Sie sich schwach oder schwindelig gefühlt, seit das Nasenbluten angefangen hat? *Ja/Nein*

15.25 Haben Sie schon einmal ein solches Nasenbluten gehabt? *Ja/Nein*

15.26 Nehmen Sie Medikamente, die Ihr Blut verdünnen? *Ja/Nein*

15.16 ये तकलीफ आपको कितनी देर से है?
    (a) कुछ दिनों से? हाँ/नहीं
    (b) एक हफ्ते से कम? हाँ/नहीं
    (c) एक हफ्ते से ज्यादा? हाँ/नहीं

15.17 क्या कभी आपको चक्कर आते हैं या आप असन्तुलित महसूस करते हैं? हाँ/नहीं

15.18 क्या आपको ऐसा लगता है कि आपके कानों में कुछ अटका हुआ है? हाँ/नहीं

15.19 यदि हाँ, तो ऐसा कितने समय से है?
    (a) छः घण्टे से कम समय? हाँ/नहीं
    (b) एक दिन से? हाँ/नहीं
    (c) एक दिन से ज्यादा समय? हाँ/नहीं

15.20 कृपया ये बताईए कि कान की वो वस्तु कैसी लगती है
    (a) तेज? हाँ/नहीं
    (b) मुलायम? हाँ/नहीं
    (c) खाद्य पदार्थ? हाँ/नहीं
    (d) बिना धारवाली? हाँ/नहीं
    (e) ठोस चीज? हाँ/नहीं
    (f) कोई कीड़ा है? हाँ/नहीं

नाक
15.21 क्या आपकी नाक में कोई तकलीफ है? हाँ/नहीं

15.22 क्या आपकी नाक से खून निकलता है? हाँ/नहीं

15.23 यदि हाँ, तो कितनी देर से?
    (a) छः घण्टे से कम समय से? हाँ/नहीं
    (b) छः से बारह घण्टे? हाँ/नहीं
    (c) बारह से चौबीस घण्टे? हाँ/नहीं
    (d) चौबीस घण्टे से ज्यादा? हाँ/नहीं

15.24 क्या आपको इस खून बहने के बाद चक्कर आये थे? हाँ/नहीं

15.25 क्या पहले कभी आपकी नाक से खून बहा था? हाँ/नहीं

15.26 क्या आप कोई खून पतला करने वाली (एण्टी कोआगुलेन्ट) दवाई लेते हैं? हाँ/नहीं

English	French
15.27 Have you got something stuck in your nose? *Yes/No*	**15.27** Avez-vous quelque chose de coincé dans le nez? *Oui/Non*
15.28 Please try to describe what the object is: (a) Sharp? *Yes/No* (b) Soft? *Yes/No* (c) A piece of food? *Yes/No* (d) Blunt? *Yes/No* (e) Hard? *Yes/No* (f) An insect? *Yes/No*	**15.28** Décrivez l'objet s.v.p. Est-ce: (a) Pointu? *Oui/Non* (b) Mou? *Oui/Non* (c) De la nourriture? *Oui/Non* (d) Arrondi? *Oui/Non* (e) Dur? *Oui/Non* (f) Un insecte? *Oui/Non*

Throat

15.29 Do you feel that you have something stuck in your throat? *Yes/No*

15.30 If yes, when did it happen?
(a) Less than 1 hour ago? *Yes/No*
(b) Less than 6 hours ago? *Yes/No*
(c) Less than 12 hours ago? *Yes/No*
(d) More? *Yes/No*

15.31 Is it:
(a) A fish bone? *Yes/No*
(b) A nut? *Yes/No*
(c) Another piece of food? *Yes/No*
(d) Sharp? *Yes/No*
(e) Soft? *Yes/No*
(f) Blunt? *Yes/No*
(g) Hard? *Yes/No*

15.32 In addition, have you noticed:
(a) Drooling at the mouth? *Yes/No*
(b) Difficulty in swallowing? *Yes/No*
(c) Difficulty in breathing? *Yes/No*

Eyes

15.33 Have you a problem with your eye(s)? *Yes/No*

15.34 If yes, is it a problem with your:
(a) Left eye? *Yes/No*
(b) Right eye? *Yes/No*
(c) Both? *Yes/No*

La gorge

15.29 Croyez-vous avoir quelque chose de coincé dans la gorge? *Oui/Non*

15.30 Si oui, quand est-ce que cela s'est passé? Il y a:
(a) Moins d'une heure? *Oui/Non*
(b) Moins de 6 heures? *Oui/Non*
(c) Moins de 12 heures? *Oui/Non*
(d) Plus longtemps? *Oui/Non*

15.31 Est-ce:
(a) Une arête de poisson? *Oui/Non*
(b) Une noix? *Oui/Non*
(c) Une autre nourriture? *Oui/Non*
(d) Pointu? *Oui/Non*
(e) Mou? *Oui/Non*
(f) Arrondi? *Oui/Non*
(g) Dur? *Oui/Non*

15.32 De plus, avez-vous remarqué:
(a) Une salivation abondante? *Oui/Non*
(b) Une difficulté à avaler? *Oui/Non*
(c) Une difficulté à respirer? *Oui/Non*

Les yeux

15.33 Avez-vous des problèmes à l'oeil/aux yeux? *Oui/Non*

15.34 Si oui, est-ce un problème:
(a) À l'oeil gauche? *Oui/Non*
(b) À l'oeil droit? *Oui/Non*
(c) Aux deux yeux? *Oui/Non*

German	Hindi

German

15.27 Steckt etwas in Ihrer Nase? *Ja/Nein*

15.28 Bitte versuchen Sie zu beschreiben, was für eine Art von Gegenstand es ist:
   (a) Scharf? *Ja/Nein*
   (b) Weich? *Ja/Nein*
   (c) Essen? *Ja/Nein*
   (d) Stumpf? *Ja/Nein*
   (e) Hart? *Ja/Nein*
   (f) Insekt? *Ja/Nein*

Hals

15.29 Haben Sie das Gefühl, daß etwas in Ihrem Hals steckt? *Ja/Nein*

15.30 Falls ja, wann ist es passiert?
   (a) Vor weniger als 1 Stunde? *Ja/Nein*
   (b) Vor weniger als 6 Stunden? *Ja/Nein*
   (c) Vor weniger als 12 Stunden? *Ja/Nein*
   (d) Länger? *Ja/Nein*

15.31 Ist es:
   (a) Eine Fischgräte? *Ja/Nein*
   (b) Eine Nuß? *Ja/Nein*
   (c) Ein Speiserest? *Ja/Nein*
   (d) Scharf? *Ja/Nein*
   (e) Weich? *Ja/Nein*
   (f) Stumpf? *Ja/Nein*
   (g) Hart? *Ja/Nein*

15.32 Haben Sie zusätzlich bemerkt, daß
   (a) Speichel aus Ihrem Mund fließt? *Ja/Nein*
   (b) Sie Schluckschwierigkeiten haben? *Ja/Nein*
   (c) Sie Atemschwierigkeiten haben? *Ja/Nein*

Augen

15.33 Haben Sie Beschwerden mit Ihren Augen? *Ja/Nein*

15.34 Falls ja,
   (a) Ist es das Rechte? *Ja/Nein*
   (b) Ist es das Linke? *Ja/Nein*
   (c) Sind es beide? *Ja/Nein*

Hindi

15.27 क्या आपकी नाक में कोई चीज अटकी है? हाँ/नहीं

15.28 यदि हाँ, तो वो कैसी चीज है?
   (a) तेज? हाँ/नहीं
   (b) मुलायम? हाँ/नहीं
   (c) खाद्य पदार्थ? हाँ/नहीं
   (d) बिना धार वाली? हाँ/नहीं
   (e) ठोस? हाँ/नहीं
   (f) कीड़ा? हाँ/नहीं

गला

15.29 क्या आपको ऐसा लगता है कि आपके गले में कोई चीज अटकी हुई है? हाँ/नहीं

15.30 यदि हाँ तो ये कितनी देर से है?
   (a) एक घण्टे से कम समय? हाँ/नहीं
   (b) एक से छः घण्टे? हाँ/नहीं
   (c) छः से बारह घण्टे? हाँ/नहीं
   (d) बारह घण्टे से ज्यादा? हाँ/नहीं

15.31 वो क्या है?
   (a) मछली का काँटा? हाँ/नहीं
   (b) कोई दाना? हाँ/नहीं
   (c) कोई दूसरी खाने की चीज? हाँ/नहीं
   (d) तेज? हाँ/नहीं
   (e) मुलायम? हाँ/नहीं
   (f) बिना धार वाली? हाँ/नहीं
   (g) ठोस? हाँ/नहीं

15.32 इसके अलावा क्या:
   (a) मुँह से लार टपकती है? हाँ/नहीं
   (b) निगलने में तकलीफ है? हाँ/नहीं
   (c) साँस लेने में तकलीफ है? हाँ/नहीं

आँख

15.33 क्या आपको आँखो की कोई तकलीफ है? हाँ/नहीं

15.34 यदि हाँ, तो कौनसी आँख में:
   (a) बाँयी आँख में? हाँ/नहीं
   (b) दाँयी आँख में? हाँ/नहीं
   (c) दोनो आँख में? हाँ/नहीं

English	French

15.35 Is the problem:
   (a) Pain? *Yes/No*
   (b) Blurred vision? *Yes/No*
   (c) Something in your eye? *Yes/No*

15.36 If it is pain how long ago did it start?
   (a) Hours? *Yes/No*
   (b) Days? *Yes/No*
   (c) More? *Yes/No*

15.37 Did it start suddenly? *Yes/No*

15.38 If your vision is blurred how long ago did the blurring start:
   (a) Hours? *Yes/No*
   (b) Days? *Yes/No*
   (c) More? *Yes/No*

15.39 Did it start suddenly? *Yes/No*

15.40 Do you have sticky eyes? *Yes/No*

15.41 If the problem is something in your eye did it happen during any of the following:
   (a) Working at machinery? *Yes/No*
   (b) Hammering or chiselling? *Yes/No*
   (c) Working with chemicals? *Yes/No*
   (d) Working with dust? *Yes/No*
   (e) Welding? *Yes/No*

15.42 How long ago did it happen?
   (a) Less than 6 hours ago? *Yes/No*
   (b) Less than 12 hours ago? *Yes/No*
   (c) 12 to 24 hours ago? *Yes/No*
   (d) More? *Yes/No*

15.35 Avez-vous:
   (a) Mal? *Oui/Non*
   (b) La vision trouble? *Oui/Non*
   (c) Quelque chose dans l'oeil? *Oui/Non*

15.36 Si vous avez mal, est-ce depuis:
   (a) Quelques heures? *Oui/Non*
   (b) Quelques jours? *Oui/Non*
   (c) Plus longtemps? *Oui/Non*

15.37 Est-ce que la douleur a commencé soudainement? *Oui/Non*

15.38 Si votre vision est trouble, est-ce depuis:
   (a) Quelques heures? *Oui/Non*
   (b) Quelques jours? *Oui/Non*
   (c) Plus longtemps? *Oui/Non*

15.39 Le problème est-il apparu soudainement? *Oui/Non*

15.40 Avez-vous les yeux qui collent? *Oui/Non*

15.41 Si vous avez quelque chose dans l'oeil, cela a pu se passer:
   (a) En utilisant une machine? *Oui/Non*
   (b) En tapant avec un marteau ou en ciselant? *Oui/Non*
   (c) En travaillant avec des produits chimiques? *Oui/Non*
   (d) En travaillant dans un endroit poussiéreux? *Oui/Non*
   (e) En soudant? *Oui/Non*

15.42 Quand l'incident s'est-il passé? Il y a:
   (a) Moins de 6 heures? *Oui/Non*
   (b) Moins de 12 heures? *Oui/Non*
   (c) 12 à 24 heures? *Oui/Non*
   (d) Plus longtemps? *Oui/Non*

German	Hindi

15.35 Falls ja, ist es:
    (a) Schmerz?   *Ja/Nein*
    (b) Verschwommene Sicht?   *Ja/Nein*
    (c) Etwas in Ihrem Auge?   *Ja/Nein*

15.36 Falls es Schmerz ist: Wann haben die Schmerzen eingesetzt?
    (a) Vor Stunden?   *Ja/Nein*
    (b) Vor Tagen?   *Ja/Nein*
    (c) Länger?   *Ja/Nein*

15.37 Hat es plötzlich angefangen?   *Ja/Nein*

15.38 Falls Ihre Sicht verschwommen ist: Wann hat es angefangen?
    (a) Vor Stunden?   *Ja/Nein*
    (b) Vor Tagen?   *Ja/Nein*
    (c) Länger?   *Ja/Nein*

15.39 Hat es plötzlich angefangen?   *Ja/Nein*

15.40 Verkleben Ihre Augen?   *Ja/Nein*

15.41 Falls Sie etwas in Ihrem Auge haben: Ist es während einer der folgenden Tätigkeiten passiert?
    (a) Arbeit an einer Maschine?   *Ja/Nein*
    (b) Hämmern oder meißeln?   *Ja/Nein*
    (c) Arbeit mit Chemikalien?   *Ja/Nein*
    (d) Arbeit im Staub?   *Ja/Nein*
    (e) Schweißen?   *Ja/Nein*

15.42 Wann ist es passiert?
    (a) Vor weniger als 6 Stunden?   *Ja/Nein*
    (b) Vor weniger als 12 Stunden?   *Ja/Nein*
    (c) Vor 12 bis 24 Stunden?   *Ja/Nein*
    (d) Länger?   *Ja/Nein*

15.35 आपको क्या तकलीफ है?
    (a) दर्द?   हाँ/नहीं
    (b) धुँधला दिखना?   हाँ/नहीं
    (c) आँख में कुछ पड़ गया है?   हाँ/नहीं

15.36 यदि दर्द है तो ये कब शुरू हुआ?
    (a) कुछ घण्टो पहले?   हाँ/नहीं
    (b) कुछ दिन पहले?   हाँ/नहीं
    (c) या उससे ज्यादा?   हाँ/नहीं

15.37 क्या ये अचानक शुरू हुआ?   हाँ/नहीं

15.38 यदि आपको धुँधला दिखता है तो ये कब से है?
    (a) कुछ घण्टों से?   हाँ/नहीं
    (b) कुछ दिनों से?   हाँ/नहीं
    (c) या उससे ज्यादा?   हाँ/नहीं

15.39 क्या ये अचानक शुरू हुआ?   हाँ/नहीं

15.40 क्या आपकी आँखे चिपकती है?   हाँ/नहीं

15.41 यदि आपको लगता है कि आपकी आँखो में कुछ पड़ गया हो तो ये किस जगह में हुआ?
    (a) मशीनों पर काम करते हुए?   हाँ/नहीं
    (b) हथौड़ी ठोकते हुए या पत्थर खोदते हुए?   हाँ/नहीं
    (c) रसायनों (केमिकल्स) के साथ काम करते हुए?   हाँ/नहीं
    (d) धूल में काम करते हुए?   हाँ/नहीं
    (e) वेल्डिन्ग करते हुए?   हाँ/नहीं

15.42 ये कितनी देर पहले हुआ?
    (a) छः घण्टे से कम समय पहले?   हाँ/नहीं
    (b) बारह घण्टे से कम समय पहले?   हाँ/नहीं
    (c) बारह से चौबीस घण्टे पहले?   हाँ/नहीं
    (d) या उससे ज्यादा?   हाँ/नहीं

English	French

15.43 Do you suffer from any of the following eye conditions?
    (a) Cataracts? *Yes/No*
    (b) Glaucoma? *Yes/No*
    (c) Sugar diabetes? *Yes/No*
    (d) Detached retina? *Yes/No*

15.44 Do you wear:
    (a) Spectacles? *Yes/No*
    (b) Contact lenses? *Yes/No*

16 Chest region

16.1 Have you any pain in your chest? *Yes/No*

16.2 When did the pain begin?
    (a) Less than 1 hour ago? *Yes/No*
    (b) 1–2 hours ago? *Yes/No*
    (c) 3–24 hours ago? *Yes/No*
    (d) Less than 1 week ago? *Yes/No*
    (e) More than 1 week ago? *Yes/No*

16.3 Have you still got the pain? *Yes/No*

16.4 If not, when did it go away?
    (a) Minutes ago? *Yes/No*
    (b) Hours ago? *Yes/No*
    (c) Days ago? *Yes/No*

16.5 Please point to where the pain is/was worst.

16.6 Do you feel the pain in other places? *Yes/No*

16.7 If so, do you feel it in your:
    (a) Left arm? *Yes/No*
    (b) Right arm? *Yes/No*
    (c) Neck? *Yes/No*
    (d) Tummy? *Yes/No*
    (e) Back? *Yes/No*

15.43 Souffrez-vous des conditions suivantes?
    (a) Cataractes? *Oui/Non*
    (b) Glaucome? *Oui/Non*
    (c) Diabète? *Oui/Non*
    (d) Un décollement de la rétine? *Oui/Non*

15.44 Portez-vous:
    (a) Des lunettes? *Oui/Non*
    (b) Des verres de contact? *Oui/Non*

16 Le thorax

16.1 Avez-vous mal à la poitrine? *Oui/Non*

16.2 Est-ce depuis:
    (a) Moins d'une heure? *Oui/Non*
    (b) 1–2 heures? *Oui/Non*
    (c) 3–24 heures? *Oui/Non*
    (d) Moins d'une semaine? *Oui/Non*
    (e) Plus d'une semaine? *Oui/Non*

16.3 Avez-vous encore mal? *Oui/Non*

16.4 Sinon quand la douleur a-t-elle cessé? Il y a:
    (a) Quelques minutes? *Oui/Non*
    (b) Quelques heures? *Oui/Non*
    (c) Quelques jours? *Oui/Non*

16.5 Indiquez l'endroit où la douleur est/était la plus intense, s.v.p.

16.6 Avez-vous mal ailleurs? *Oui/Non*

16.7 Si oui, est-ce:
    (a) Au bras gauche? *Oui/Non*
    (b) Au bras droit? *Oui/Non*
    (c) Au cou? *Oui/Non*
    (d) Au ventre? *Oui/Non*
    (e) Au dos? *Oui/Non*

German	Hindi

German

15.43 Haben Sie eine der folgenden Beschwerden?
    (a) Katarrakt—grauer Star? *Ja/Nein*
    (b) Glaukom—grüner Star? *Ja/Nein*
    (c) Zuckerkrankheit? *Ja/Nein*
    (d) Netzhautablösung? *Ja/Nein*

15.44 Tragen Sie:
    (a) Eine Brille? *Ja/Nein*
    (b) Kontaktlinsen? *Ja/Nein*

16 Brustkorb

16.1 Haben Sie Schmerzen im Brustkorb? *Ja/Nein*

16.2 Wann haben die Schmerzen angefangen?
    (a) Vor weniger als 1 Stunde? *Ja/Nein*
    (b) Vor 1–2 Stunden? *Ja/Nein*
    (c) Vor 3–24 Stunden? *Ja/Nein*
    (d) Vor weniger als 1 Woche? *Ja/Nein*
    (e) Vor mehr als 1 Woche? *Ja/Nein*

16.3 Haben Sie die Schmerzen immer noch? *Ja/Nein*

16.4 Falls nein, wann haben die Schmerzen aufgehört?
    (a) Vor Minuten? *Ja/Nein*
    (b) Vor Stunden? *Ja/Nein*
    (c) Vor Tagen? *Ja/Nein*

16.5 Bitte zeigen Sie auf die Stelle, an der der Schmerz am stärksten ist/war.

16.6 Haben Sie auch an anderen Stellen Schmerzen? *Ja/Nein*

16.7 Falls ja, spüren Sie Schmerzen in Ihrem:
    (a) Linken Arm? *Ja/Nein*
    (b) Rechten Arm? *Ja/Nein*
    (c) Hals? *Ja/Nein*
    (d) Bauch? *Ja/Nein*
    (e) Rücken? *Ja/Nein*

Hindi

15.43 क्या आपको नीचे दी गयी चीजों में से कोई तकलीफ है?
    (a) मोतियाबिंद? हाँ/नहीं
    (b) ग्लॉकोमा? हाँ/नहीं
    (c) मधुमेह? (डाएबिटीज)? हाँ/नहीं
    (d) रेटिनल डिटैचमेन्ट? हाँ/नहीं

15.44 क्या आप इनमें से कोई चीज पहनते है?
    (a) चश्मा? हाँ/नहीं
    (b) कान्टेक्ट लेन्स? हाँ/नहीं

16 सीना

16.1 क्या आपके सीने में कोई दर्द है? हाँ/नहीं

16.2 यदि हाँ, तो ये दर्द कब शुरू हुआ?
    (a) एक घण्टे से कम समय पहले? हाँ/नहीं
    (b) एक से दो घण्टे पहले? हाँ/नहीं
    (c) तीन से चौबीस घण्टे पहले? हाँ/नहीं
    (d) एक से सात दिन पहले? हाँ/नहीं
    (e) एक हफ्ते से ज्यादा पहले? हाँ/नहीं

16.3 क्या आपको अभी भी ये दर्द है? हाँ/नहीं

16.4 यदि नहीं, तो ये दर्द कब चला गया?
    (a) कुछ मिनट पहले? हाँ/नहीं
    (b) कुछ घण्टे पहले? हाँ/नहीं
    (c) कुछ दिन पहले? हाँ/नहीं

16.5 कृपया हाथ से ईशारा करके बताईए कि दर्द सबसे ज्यादा कहाँ है/था ।

16.6 क्या दर्द किसी और जगह भी महसूस होता है? हाँ/नहीं

16.7 यदि हाँ, तो कृपया बताईए कि कहाँ महसूस होता है?
    (a) बाँये हाथ में? हाँ/नहीं
    (b) दाँये हाथ में? हाँ/नहीं
    (c) गरदन में? हाँ/नहीं
    (d) पेट में? हाँ/नहीं
    (e) पीठ में? हाँ/नहीं

English	French

16.8 How would you describe the pain?
    (a) Sharp?   *Yes/No*
    (b) Dull?   *Yes/No*
    (c) Crushing?   *Yes/No*
    (d) Tight band?   *Yes/No*
	16.8 Comment décriveriez-vous la douleur? Est-elle:
	    (a) Aiguë? *Oui/Non*
	    (b) Sourde? *Oui/Non*
	    (c) Écrasante? *Oui/Non*
	    (d) Comme une bande compressante? *Oui/Non*

16.9 Is it the worst pain you have ever had? *Yes/No*	**16.9** Est-ce la douleur la plus intense que vous ayiez jamais eue? *Oui/Non*

16.10 Did the pain begin:
    (a) At rest?   *Yes/No*
    (b) During activity?   *Yes/No*
	16.10 A-t-elle commencé lorsque:
	    (a) Vous vous reposiez? *Oui/Non*
	    (b) Vous étiez actif/-ive? *Oui/Non*

16.11 Do/did you also feel any of the following:
    (a) Faint/dizzy?   *Yes/No*
    (b) Hot/sweaty?   *Yes/No*
    (c) Cold/clammy?   *Yes/No*
    (d) Short of breath?   *Yes/No*
	16.11 De plus, ressentez-vous/avez-vous ressenti les symptômes suivants?
	    (a) Une défaillance/des vertiges? *Oui/Non*
	    (b) Un sentimentde chateur de sueur? *Oui/Non*
	    (c) Froid(e)/moite? *Oui/Non*
	    (d) À court de souffle? *Oui/Non*

16.12 Do any of the following make the pain worse?
    (a) Breathing?   *Yes/No*
    (b) Moving?   *Yes/No*
    (c) Exercise?   *Yes/No*
	16.12 La douleur augmente-t-elle lorsque:
	    (a) Vous respirez? *Oui/Non*
	    (b) Vous bougez? *Oui/Non*
	    (c) Vous faites des exercices physiques? *Oui/Non*

16.13 Is the pain made worse by:
    (a) Moving your body?   *Yes/No*
    (b) Taking large breaths?   *Yes/No*
	16.13 La douleur augmente-t-elle lorsque:
	    (a) Vous bougez? *Oui/Non*
	    (b) Vous respirez à fond? *Oui/Non*

16.14 Is the pain improved by:
    (a) Antacid medicine?   *Yes/No*
    (b) Lying still?   *Yes/No*
	16.14 La douleur est-elle soulagée par:
	    (a) Des médicaments antiacides? *Oui/Non*
	    (b) L'inactivité? *Oui/Non*

Cardiovascular problems **16.15** Do you suffer from regular, dull, central, chest pain? *Yes/No*	*Les problèmes cardiovasculaires* **16.15** Souffrez-vous de douleurs, sourdes et régulières au milieu de la poitrine? *Oui/Non*

German	Hindi
16.8 Wie würden Sie den Schmerz beschreiben? (a) Scharf? *Ja/Nein* (b) Dumpf? *Ja/Nein* (c) Drückend? *Ja/Nein* (d) Beengend? *Ja/Nein*	**16.8** कृपया बताँए कि ये दर्द किस प्रकार का है (a) तेज? हाँ/नहीं (b) कम पर भारीपन के साथ? हाँ/नहीं (c) दबता हुआ सा? हाँ/नहीं (d) सीना कसा हुआ सा? हाँ/नहीं
16.9 Sind es die stärksten Schmerzen, die Sie jemals hatten? *Ja/Nein*	**16.9** क्या अभी तक हुए दर्दों में ये सबसे खराब दर्द है? हाँ/नहीं
16.10 Haben die Schmerzen angefangen: (a) In Ruhe? *Ja/Nein* (b) Während Sie aktiv waren? *Ja/Nein*	**16.10** ये दर्द कब शुरू हुआ? (a) आराम करते हुए? हाँ/नहीं (b) काम करते हुए? हाँ/नहीं
16.11 Hatten Sie zusätzlich eine der folgenden Beschwerden? (a) Schwindel? *Ja/Nein* (b) Hitzegefühl/Schweißausbruch? *Ja/Nein* (c) Frieren/klamm? *Ja/Nein* (d) Kurzatmigkeit? *Ja/Nein*	**16.11** दर्द के अलावा क्या आपको और भी कुछ महसूस हुआ? (a) चक्कर आना? हाँ/नहीं (b) गर्मी लगना और पसीना आना? हाँ/नहीं (c) ठंड लगना? हाँ/नहीं (d) साँस लेने में तकलीफ? हाँ/नहीं
16.12 Verstärkt eines der Folgenden die Schmerzen? (a) Atmen? *Ja/Nein* (b) Bewegung? *Ja/Nein* (c) Körperliche Tätigkeit/Training? *Ja/Nein*	**16.12** क्या नीचे लिखी हुई चीजों की वजह से दर्द ज्यादा होता है? (a) साँस लेते हुए? हाँ/नहीं (b) हिलने से? हाँ/नहीं (c) कसरत/वर्जिश करते हुए? हाँ/नहीं
16.13 Verstärken sich die Schmerzen durch? (a) Bewegen des Körpers? *Ja/Nein* (b) Tiefes Einatmen? *Ja/Nein*	**16.13** क्या दर्द ज्यादा: (a) शरीर को हिलाने से होता है? हाँ/नहीं (b) गहरी साँसे लेने से होता है? हाँ/नहीं
16.14 Wird der Schmerz gelindert durch: (a) Säurebindende Mittel/Magentabletten? *Ja/Nein* (b) Ruhiges Daliegen/Ausruhen? *Ja/Nein*	**16.14** क्या दर्द से आपको नीचे लिखी चीजों की वजह से राहत मिलती है? (a) एन्टासिड दवा लेने से? हाँ/नहीं (b) बिलकुल स्थिर लेटने से? हाँ/नहीं
Herzkreislaufbeschwerden **16.15** Leiden Sie an regelmäßigen, dumpfen Schmerzen in der Mitte Ihres Brustkorbes? *Ja/Nein*	हृदय सम्बन्धित तकलीफ **16.15** क्या आपको सीने के बीच में लगातार भारी सा दर्द होता है? हाँ/नहीं

English	French

16.16 If yes, is it:
   (a) Worse on exercise? *Yes/No*
   (b) Relieved by rest? *Yes/No*
   (c) Relieved by tablets under the tongue? *Yes/No*
	16.16 Si oui, est-ce que la douleur:
	   (a) Augmente quand vous prenez de l'exercice? *Oui/Non*
	   (b) Diminue quand vous vous reposez? *Oui/Non*
	   (c) Diminue lorsque vous prenez des pilules sous la langue? *Oui/Non*

16.17 If yes, do you get the pain:
   (a) Every few hours? *Yes/No*
   (b) Every few days? *Yes/No*
   (c) Every few weeks? *Yes/No*
	16.17 Si oui, quelle est l'intervalle entre les attaques?
	   (a) Quelques heures? *Oui/Non*
	   (b) Quelques jours? *Oui/Non*
	   (c) Quelques semaines? *Oui/Non*

16.18 Do you get short of breath? *Yes/No*	**16.18** Avez-vous parfois la respiration courte? *Oui/Non*

16.19 If yes, is it:
   (a) While lying flat in bed? *Yes/No*
   (b) While sitting in a chair? *Yes/No*
   (c) While getting round the house? *Yes/No*
   (d) While walking down the street? *Yes/No*
   (e) While working or rushing? *Yes/No*
	16.19 Si oui, cela vous arrive-t-il lorsque:
	   (a) Vous êtes couché(e)? *Oui/Non*
	   (b) Vous êtes assis(e) sur une chaise? *Oui/Non*
	   (c) Vous vous déplacez dans la maison? *Oui/Non*
	   (d) Vous marchez dans la rue? *Oui/Non*
	   (e) Vous travaillez ou lorsque vous êtes pressé(e)? *Oui/Non*

16.20 Do your ankles swell up? *Yes/No*	**16.20** Avez-vous les chevilles qui gonflent? *Oui/Non*
16.21 Do you sometimes feel your heart speed up? *Yes/No*	**16.21** Avez-vous parfois des accélérations du coeur? *Oui/Non*
16.22 If yes, do you feel dizzy or short of breath as well? *Yes/No*	**16.22** Si oui, est-ce que vous avez aussi le vertige ou la respiration courte? *Oui/Non*

16.23 Have you ever suffered from:
   (a) Heart attacks? *Yes/No*
   (b) High blood pressure? *Yes/No*
   (c) Stroke? *Yes/No*
   (d) Sugar diabetes? *Yes/No*
	16.23 Avez-vous déjà eu:
	   (a) Une crise cardiaque? *Oui/Non*
	   (b) De l'hypertension? *Oui/Non*
	   (c) Des crises d'apoplexie? *Oui/Non*
	   (d) du diabète? *Oui/Non*

German	Hindi
16.16 Falls ja, ist es: (a) Stärker bei körperlicher Aktivität? *Ja/Nein* (b) Gelindert durch Ausruhen? *Ja/Nein* (c) Gelindert durch Tabletten/Kapseln, die Sie unter die Zunge legen? *Ja/Nein*	**16.16** यदि हाँ, तो कृपया बताएँ: (a) क्या ये कसरत की वजह से बढ़ जाता है? हाँ/नहीं (b) क्या ये आराम करने से कम हो जाता है? हाँ/नहीं (c) क्या ये जीभ के नीचे टेबलेट (गोली) रखने से कम हो जाता है? हाँ/नहीं
16.17 Falls ja, wie häufig haben Sie diese Schmerzen? (a) Alle paar Stunden? *Ja/Nein* (b) Alle paar Tage? *Ja/Nein* (c) Alle paar Wochen? *Ja/Nein*	**16.17** यदि हाँ, तो कृपया बताएँ कि ये दर्द कितनी कितनी देर से होता है? (a) कुछ घण्टो के बाद? हाँ/नहीं (b) कुछ दिनों के बाद? हाँ/नहीं (c) कुछ हफ्तों के बाद? हाँ/नहीं
16.18 Werden Sie leicht kurzatmig? *Ja/Nein*	**16.18** क्या आपकी साँस फूल जाती है? हाँ/नहीं
16.19 Falls ja, werden Sie kurzatmig: (a) Währen Sie flach im Bett liegen? *Ja/Nein* (b) Während Sie im Sessel sitzen? *Ja/Nein* (c) Während Sie im Haus umhergehen? *Ja/Nein* (d) Während Sie die Straße entlang gehen? *Ja/Nein* (e) Während Sie arbeiten, oder wenn Sie in Eile sind? *Ja/Nein*	**16.19** यदि हाँ, तो ये कब होता है: (a) बिस्तर पर सीधा लेटने से? हाँ/नहीं (b) कुर्सी पर बैठे हुए? हाँ/नहीं (c) घर में चलते फिरते हुए? हाँ/नहीं (d) रास्ते में चलते हुए? हाँ/नहीं (e) काम करते हुए या भागदौड़ करते हुए? हाँ/नहीं
16.20 Haben Sie manchmal geschwollene Knöchel? *Ja/Nein*	**16.20** क्या आपके पाँव सूज जाते है? हाँ/नहीं
16.21 Fühlen Sie manchmal, daß Ihr Herz ganz schnell schlägt? *Ja/Nein*	**16.21** क्या कभी आपकी दिल की धड़कन बढ़ जाती है?
16.22 Falls ja, fühlen Sie sich dabei schwindelig oder kurzatmig? *Ja/Nein*	**16.22** यदि हाँ, तो क्या उस समय आपको चक्कर आते हैं या साँस फूलती है? हाँ/नहीं
16.23 Hatten Sie jemals eines der Folgenden: (a) Herzinfarkt? *Ja/Nein* (b) Hohen Blutdruck? *Ja/Nein* (c) Schlaganfall? *Ja/Nein* (d) Zuckerkrankheit? *Ja/Nein*	**16.23** क्या आपको कभी नीचे लिखी बीमारीयाँ हुई हैं? (a) दिल का दौरा पड़ना? हाँ/नहीं (b) उच्च रक्तचाप (हाई ब्लड प्रेशर)? हाँ/नहीं (c) लकवा मारना (स्ट्रोक)? हाँ/नहीं (d) मधुमेह (डाएबिटिज)? हाँ/नहीं

English	French

16.24 Have you had any of the following heart surgery?
    (a) Valve replacement? *Yes/No*
    (b) Coronary bypass or grafts? *Yes/No*
    (c) Heart transplant? *Yes/No*
    (d) A pacemaker fitted? *Yes/No*

16.24 Avez-vous subi une opération cardiaque?
    (a) Un remplacement de valvule? *Oui/Non*
    (b) Un pontage ou implantation des artères coronaires? *Oui/Non*
    (c) Une greffe du coeur? *Oui/Non*
    (d) Implantation d'un stimulateur cardiaque? *Oui/Non*

16.25 Do you take the following heart medicines?
    (a) Water tablets? *Yes/No*
    (b) Digoxin? *Yes/No*
    (c) Blood pressure tablets? *Yes/No*
    (d) Tablets under the tongue? *Yes/No*
    (e) 'Blood thinning' medicine? *Yes/No*

16.25 Prenez-vous les médicaments pour le coeur ci-dessous?
    (a) Diurétiques? *Oui/Non*
    (b) Digoxine? *Oui/Non*
    (c) Pilules pour l'hypertension? *Oui/Non*
    (d) Pilules sous la langue? *Oui/Non*
    (e) Pilules pour diluer le sang? *Oui/Non*

Respiratory problems
16.26 Do you feel short of breath? *Yes/No*

Les problèmes respiratoires
16.26 Avez-vous la respiration courte? *Oui/Non*

16.27 If yes, did it start:
    (a) Suddenly? *Yes/No*
    (b) Gradually over hours? *Yes/No*
    (c) Gradually over days? *Yes/No*

16.27 Si oui, est-ce que cela a commencé:
    (a) Soudainement? *Oui/Non*
    (b) Graduellement en l'espace de quelques heures? *Oui/Non*
    (c) Graduellement en l'espace de quelques jours? *Oui/Non*

16.28 Do you also have:
    (a) A wheeze? *Yes/No*
    (b) Chest pain? *Yes/No*

16.28 Avez-vous aussi:
    (a) La respiration sifflante? *Oui/Non*
    (b) Une douleur à la poitrine? *Oui/Non*

16.29 Have you a cough? *Yes/No*

16.29 Toussez-vous? *Oui/Non*

16.30 If yes, how long for?
    (a) Hours? *Yes/No*
    (b) Days? *Yes/No*
    (c) Weeks? *Yes/No*
    (d) Months? *Yes/No*

16.30 Si oui, depuis combien de temps? Depuis:
    (a) Quelques heures? *Oui/Non*
    (b) Quelques jours? *Oui/Non*
    (c) Quelques semaines? *Oui/Non*
    (d) Quelques mois? *Oui/Non*

German	Hindi
16.24 Hatten Sie jemals eine der folgenden Herzoperationen? (a) Herzklappenersatz? *Ja/Nein* (b) Herzkranzgefäßbypass? *Ja/Nein* (c) Herztransplantation/Herzverpflanzung? *Ja/Nein* (d) Einpflanzung eines Schrittmachers? *Ja/Nein*	**16.24** क्या कभी आपने नीचे लिखे दिल के ऑपरेशन (शल्य चिकित्सा) करवाए हैं? (a) वाल्व रिप्लेसमेण्ट (वाल्व बदलना)? हाँ/नहीं (b) कोरोनरी बाईपास या ग्राफ्ट? हाँ/नहीं (c) हार्ट ट्रान्सप्लाण्ट? हाँ/नहीं (d) पेसमेकर लगाना? हाँ/नहीं
16.25 Nehmen Sie eine der folgenden Herztabletten? (a) Wassertabletten? *Ja/Nein* (b) Digitalis (Herzglykosid)? *Ja/Nein* (c) Blutdrucktabletten? *Ja/Nein* (d) Tabletten/Kapseln zum Zerbeißen/unter die Zunge legen? *Ja/Nein* (e) "Blutverdünhehde" Medikamente *Ja/Nein*	**16.25** क्या आप कोई नीचे लिखी दिलकी दवाईयाँ लेते हैं? (a) पेशाब ज्यादा करवाने वाली गोलियाँ? हाँ/नहीं (b) डीजोक्सीन? हाँ/नहीं (c) उच्च रक्तचाप (हाई ब्लड प्रेशर) की गोलियाँ? हाँ/नहीं (d) जीभ के नीचे रखने वाली गोलीयाँ? हाँ/नहीं (e) खून पतला करने वाली दवा? हाँ/नहीं
Atembeschwerden **16.26** Fühlen Sie sich kurzatmig? *Ja/Nein*	श्वास प्रणाली की तकलीफ: **16.26** क्या आपका साँस फूलता है? हाँ/नहीं
16.27 Falls ja, wie hat es angefangen? (a) Plötzlich? *Ja/Nein* (b) Langsam über Stunden? *Ja/Nein* (c) Langsam über Tage? *Ja/Nein*	**16.27** यदि हाँ, तो क्या ये: (a) अचानक शुरू हुआ? हाँ/नहीं (b) धीरे धीरे कुछ घण्टो के दौरान? हाँ/नहीं (c) धीरे धीरे कुछ दिनो के दौरान? हाँ/नहीं
16.28 Hatten Sie zusätzlich? (a) Keuchen? *Ja/Nein* (b) Schmerzen im Brustkorb? *Ja/Nein*	**16.28** इसके अलावा क्या आपको: (a) साँस लेते हुए आवाज आती है? हाँ/नहीं (b) सीने में दर्द भी होता है? हाँ/नहीं
16.29 Haben Sie Husten? *Ja/Nein*	**16.29** क्या आपको खाँसी है? हाँ/नहीं
16.30 Falls ja, seit wie lange? (a) Stunden? *Ja/Nein* (b) Tage? *Ja/Nein* (c) Wochen? *Ja/Nein* (d) Monate? *Ja/Nein*	**16.30** यदि हाँ, तो कब से है? (a) कुछ घण्टो से? हाँ/नहीं (b) कुछ दिनो से? हाँ/नहीं (c) कुछ हफ्तो से? हाँ/नहीं (d) कुछ महीनो से? हाँ/नहीं

English	French
16.31 If yes, is the cough: (a) Dry? *Yes/No* (b) Producing white spit? *Yes/No* (c) Producing green spit? *Yes/No* (d) Producing blood? *Yes/No*	**16.31** Si oui, est-ce que la toux: (a) Est sèche? *Oui/Non* (b) Rejette des crachats blancs? *Oui/Non* (c) Rejette des crachats verts? *Oui/Non* (d) Rejette du sang? *Oui/Non*
16.32 Have you had fevers recently? *Yes/No*	**16.32** Avez-vous eu de la fièvre récemment? *Oui/Non*
16.33 Have you noticed pain or swelling in your legs? *Yes/No*	**16.33** Avez-vous ressenti une douleur aux jambes ou un gonflement des jambes? *Oui/Non*
16.34 If yes, have you: (a) Recently had an operation? *Yes/No* (b) Been confined to bed? *Yes/No*	**16.34** Si oui, avez-vous: (a) Subi une opération récemment? *Oui/Non* (b) Été obligé(e) d'aliter? *Oui/Non*
16.35 If yes, do you take the oral contraceptive? *Yes/No*	**16.35** Si oui, prenez-vous la pilule contraceptive? *Oui/Non*
16.36 Do you suffer from: (a) Asthma? *Yes/No* (b) Bronchitis? *Yes/No* (c) Tuberculosis? *Yes/No*	**16.36** Souffrez-vous: (a) d'asthme? *Oui/Non* (b) De bronchite? *Oui/Non* (c) De la tuberculose? *Oui/Non*
16.37 Do you smoke? *Yes/No*	**16.37** Fumez-vous? *Oui/Non*
16.38 Have you smoked in the past? *Yes/No*	**16.38** Avez-vous fumé autrefois? *Oui/Non*
16.39 If yes, how many cigars/cigarettes a day? (a) Fewer than 10? *Yes/No* (b) 10 to 30? *Yes/No* (c) More than 30? *Yes/No*	**16.39** Si oui, combien de cigares/cigarettes par jour? (a) Moins de 10? *Oui/Non* (b) 10 à 30? *Oui/Non* (c) Plus de 30? *Oui/Non*
16.40 Do you use any of the following medicines for your chest? (a) Blue inhaler? *Yes/No* (b) Brown inhaler? *Yes/No* (c) Steroids? *Yes/No* (d) Aminophylline? *Yes/No* (e) Antibiotics? *Yes/No*	**16.40** Prenez-vous un ou plusieurs des médicaments suivants pour la poitrine? (a) Inhalateur pulvérisateur bleu? *Oui/Non* (b) Inhalateur pulvérisateur brun? *Oui/Non* (c) Des stéroïdes? *Oui/Non* (d) De l'aminophylline? *Oui/Non* (e) Des antibiotiques? *Oui/Non*

German	Hindi

16.31 Falls ja, ist der Husten:
(a) Trocken? *Ja/Nein*
(b) Mit weißem Auswurf? *Ja/Nein*
(c) Mit grünem Auswurf? *Ja/Nein*
(d) Mit blutigem Auswurf? *Ja/Nein*

16.32 Hatten Sie vor kurzem Fieber? *Ja/Nein*

16.33 Haben Sie Schmerzen in Ihren Beinen oder ein Anschwellen Ihrer Beine/Unterschenkel bemerkt? *Ja/Nein*

16.34 Falls ja:
(a) Hatten Sie vor kurzem eine Operation? *Ja/Nein*
(b) Waren Sie bettlägerig? *Ja/Nein*

16.35 Falls ja, nehmen Sie die Pille? *Ja/Nein*

16.36 Leiden Sie an:
(a) Asthma? *Ja/Nein*
(b) Bronchitis? *Ja/Nein*
(c) Tuberkulose? *Ja/Nein*

16.37 Rauchen Sie? *Ja/Nein*

16.38 Haben Sie früher geraucht? *Ja/Nein*

16.39 Falls ja, wieviele Zigarren/Zigarretten pro Tag:
(a) Weniger als 10? *Ja/Nein*
(b) 10 bis 30? *Ja/Nein*
(c) Mehr als 30? *Ja/Nein*

16.40 Nehmen Sie eines der folgenden Medikamente?
(a) Salbutamolspray? *Ja/Nein*
(b) Salbutamolspray? *Ja/Nein*
(c) Steroid/Kortison? *Ja/Nein*
(d) Aminophyllin? *Ja/Nein*
(e) Antibiotika? *Ja/Nein*

16.31 यदि हाँ, तो खाँसी कैसी है?
(a) सुखी? हाँ/नहीं
(b) सफेद बलगम वाली? हाँ/नहीं
(c) हरे बलगम वाली? हाँ/नहीं
(d) बलगम में खून निकलता हो? हाँ/नहीं

16.32 क्या आपको पिछले दिनों में बुखार आया था? हाँ/नहीं

16.33 क्या आपके पैरो में दर्द या सूजन महसूस हुई है? हाँ/नहीं

16.34 यदि हाँ, तो क्या:
(a) आपका अभी कोई ऑपरेशन (शल्य चिकित्सा) हुआ है? हाँ/नहीं
(b) आपको कुछ अरसों के लिए बिस्तर पर लेटे रहना पड़ता था? हाँ/नहीं

16.35 यदि हाँ, तो क्या आप बच्चा न होने वाली गोली (ओरल कन्ट्रासेप्टिभ) लेते हैं? हाँ/नहीं

16.36 क्या आपको नीचे लिखी गई कोई बीमारी है?
(a) दमा (अस्थमा)? हाँ/नहीं
(b) ब्रोन्काईटिस? हाँ/नहीं
(c) राजरोग/टी.बी.? हाँ/नहीं

16.37 क्या आप धुम्रपान करते हैं? हाँ/नहीं

16.38 क्या आप पहले धुम्रपान करते थे? हाँ/नहीं

16.39 यदि हाँ, तो आप कितनी सिगरेट/सिगार एक दिन में पीते हैं?
(a) दस या उससे कम? हाँ/नहीं
(b) दस और तीस के बीच? हाँ/नहीं
(c) तीस से ज्यादा? हाँ/नहीं

16.40 क्या आप नीचे लिखी हुई कोई दवाई अपनी छाती के लिए इस्तेमाल करते हैं?
(a) नीला ईनहेलर? हाँ/नहीं
(b) भूरा (ब्राउन) ईनहेलर? हाँ/नहीं
(c) स्टीरायड्स? हाँ/नहीं
(d) एमाइनोफाईलिन? हाँ/नहीं
(e) एन्टीबायोटिक्स? हाँ/नहीं

English	French

16.41 What type of activity can you usually perform?
    (a) Confined to chair or bed? *Yes/No*
    (b) Confined to house? *Yes/No*
    (c) Gentle walking? *Yes/No*
    (d) Walk 1 mile (1.5 km)? *Yes/No*
    (e) Running? *Yes/No*

16.41 Quelles sont les activités que vous pouvez faire?
    (a) Êtes-vous obligé(e) de rester sur une chaise ou au lit? *Oui/Non*
    (b) Êtes-vous obligé(e) de rester à la maison? *Oui/Non*
    (c) Pouvez-vous marcher doucement? *Oui/Non*
    (d) Pouvez-vous marcher 1,5 km? *Oui/Non*
    (e) Pouvez-vous courir? *Oui/Non*

17 Abdominal region / 17 L'abdomen

17.1 Do you have pain in your tummy? *Yes/No*

17.1 Avez-vous mal au ventre? *Oui/Non*

17.2 If yes, how long for?
    (a) Less than 1 hour? *Yes/No*
    (b) 1–12 hours? *Yes/No*
    (c) About a week? *Yes/No*
    (d) More than a week? *Yes/No*

17.2 Si oui, depuis combien de temps?
Depuis:
    (a) Moins d'une heure? *Oui/Non*
    (b) 1–12 heures? *Oui/Non*
    (c) Environ une semaine? *Oui/Non*
    (d) Plus d'une semaine? *Oui/Non*

17.3 Please point to the pain. If it has moved, show where it started first and then where it is now.

17.3 Indiquez l'endroit de la douleur, s.v.p. Si elle s'est déplacée, montrez d'abord où elle a commencé, et ensuite où elle se trouve maintenant.

17.4 Do you have the pain anywhere else? *Yes/No*

17.4 Avez-vous mal ailleurs? *Oui/Non*

17.5 If yes, now point to this.

17.5 Si oui, indiquez où.

17.6 Does the pain:
    (a) Stay with you all the time? *Yes/No*
    (b) Come and go? *Yes/No*

17.6 Est-ce que la douleur est:
    (a) Constante? *Oui/Non*
    (b) Intermittente? *Oui/Non*

17.7 What is the interval between attacks of pain?
    (a) Less than 5 minutes? *Yes/No*
    (b) Less than 30 minutes? *Yes/No*
    (c) Less than 1 hour? *Yes/No*
    (d) 1–2 hours? *Yes/No*
    (e) 3–6 hours? *Yes/No*
    (f) 7–12 hours? *Yes/No*
    (g) More? *Yes/No*

17.7 Quelle est l'intervalle entre les attaques?
    (a) Moins de 5 minutes? *Oui/Non*
    (b) Moins de 30 minutes? *Oui/Non*
    (c) Moins d'une heure? *Oui/Non*
    (d) 1–2 heures? *Oui/Non*
    (e) 3–6 heures? *Oui/Non*
    (f) 7–12 heures? *Oui/Non*
    (g) Plus longtemps? *Oui/Non*

German	Hindi

German

16.41 Wie sehr können Sie sich normalerweise belasten?
(a) Sind sie bettlägerig? *Ja/Nein*
(b) Können sie wegen Ihrer Körperbehinderung/Verletzung/Unfall das Haus nicht verlassen? *Ja/Nein*
(c) Gemütliches Gehen? *Ja/Nein*
(d) 1 Meile/1,5 km Gehen? *Ja/Nein*
(e) Rennen? *Ja/Nein*

17 Bauch

17.1 Haben Sie Schmerzen im Bauch? *Ja/Nein*

17.2 Falls ja, wann hat es angefangen?
(a) Vor weniger als einer Stunde? *Ja/Nein*
(b) Vor 1 bis 12 Stunden? *Ja/Nein*
(c) Vor etwa einer Woche? *Ja/Nein*
(d) Vor über einer Woche? *Ja/Nein*

17.3 Bitte zeigen Sie, wo die Schmerzen sind. Falls die Schmerzen an einer anderen Stelle angefangen haben, zeigen Sie bitte zuerst auf diese und dann auf die Stelle, an der die Schmerzen jetzt sitzen.

17.4 Haben Sie noch an einer anderen Stelle Schmerzen? *Ja/Nein*

17.5 Falls ja, bitte zeigen Sie auf die Stelle.

17.6 Ist der Schmerz:
(a) Ständig da? *Ja/Nein*
(b) Periodisch auftretend (kommt und geht)? *Ja/Nein*

17.7 Falls der Schmerz kommt und geht, wie lang ist das schmerzfreie Intervall dazwischen?
(a) Weniger als 5 Minuten? *Ja/Nein*
(b) Weniger als 30 Minuten? *Ja/Nein*
(c) Weniger als eine Stunde? *Ja/Nein*
(d) 1 bis 2 Stunden? *Ja/Nein*
(e) 3 bis 6 Stunden? *Ja/Nein*
(f) 7 bis 12 Stunden? *Ja/Nein*
(g) Länger? *Ja/Nein*

Hindi

16.41 आप नीचे लिखी हुई गतिविधियों में से साधारणतः क्या कर सकते हैं?
(a) कुर्सी या बिस्तर पर लेटना? हाँ/नहीं
(b) घर के अन्दर चलना फिरना? हाँ/नहीं
(c) धीरे धीरे चलना/सैर करना? हाँ/नहीं
(d) 1.5 किलोमीटर तक चलना? हाँ/नहीं
(e) दौड़ना? हाँ/नहीं

17 पेट

17.1 क्या आपके पेट में दर्द है? हाँ/नहीं

17.2 यदि हाँ, तो कितनी देर से?
(a) एक घण्टे से कम? हाँ/नहीं
(b) एक से बारह घण्टे के बीच? हाँ/नहीं
(c) करीब एक हफ्ते से? हाँ/नहीं
(d) एक हफ्ते से ज्यादा? हाँ/नहीं

17.3 कृपया हाथ से इशारा करके बताइए कि दर्द कहाँ है। यदि दर्द किसी दूसरी जगह में चला गया है तो कृपया बताईए कि पहले कहाँ था और अब कहाँ है।

17.4 क्या आपको और भी कहीं दर्द है? हाँ/नहीं

17.5 यदि हाँ, तो कृपया हाथ से इशारा करके बताईए।

17.6 क्या ये दर्द:
(a) हमेशा रहता है? हाँ/नहीं
(b) आता जाता रहता है? हाँ/नहीं

17.7 यदि आता जाता रहता है, तो उनके बीच में कितना समय होता है?
(a) पाँच मिनट से कम? हाँ/नहीं
(b) तीस मिनट से कम? हाँ/नहीं
(c) एक घण्टे से कम? हाँ/नहीं
(d) एक से दो घण्टे के बीच? हाँ/नहीं
(e) तीन से छः घण्टे के बीच?
(f) सात से बारह घण्टे के बीच? हाँ/नहीं
(g) उससे ज्यादा? हाँ/नहीं

English	French
17.8 How long does the pain last for when present?	**17.8** Combien de temps dure la douleur quand elle est présente?
(a) Less than 5 minutes? Yes/No	(a) Moins de 5 minutes? Oui/Non
(b) Less than 30 minutes? Yes/No	(b) Moins de 30 minutes? Oui/Non
(c) Less than 1 hour? Yes/No	(c) Moins d'une heure? Oui/Non
(d) 1–2 hours? Yes/No	(d) 1–2 heures? Oui/Non
(e) 3–6 hours? Yes/No	(e) 3–6 heures? Oui/Non
(f) 7–12 hours? Yes/No	(f) 7–12 heures? Oui/Non
(g) More? Yes/No	(g) Plus longtemps? Oui/Non
17.9 Is the pain:	**17.9** La douleur est-elle:
(a) Sharp, like a knife? Yes/No	(a) Aiguë, comme un coup de couteau? Oui/Non
(b) Dull, like a squeezing colic? Yes/No	(b) Sourde, comme une colique? Oui/Non
(c) Dull, like a pressing weight? Yes/No	(c) Sourde, comme sous un poids? Oui/Non
17.10 Have you lost your appetite? Yes/No	**17.10** Avez-vous perdu l'appétit? Oui/Non
17.11 Have you noticed blood:	**17.11** Avez-vous remarqué du sang:
(a) In your stools? Yes/No	(a) Dans vos selles? Oui/Non
(b) From your front passage? Yes/No	(b) Dans votre pénis/vagin? Oui/Non
(c) In your vomit? Yes/No	(c) Dans vos vomissements? Oui/Non
17.12 Have you felt:	**17.12** Vous êtes-vous senti(e):
(a) Dizzy/faint? Yes/No	(a) Pris(e) de vertige/d'une défaillance? Oui/Non
(b) Feverish? Yes/No	(b) Fièvreux/-euse? Oui/Non
(c) Sweaty/clammy? Yes/No	(c) En sueur/moite? Oui/Non
(d) Weak? Yes/No	(d) Faible? Oui/Non
17.13 Has an accident caused this? Yes/No	**17.13** Est-ce à cause d'un accident? Oui/Non
Gastrointestinal problems	***Les problèmes gastro-intestinaux***
17.14 Have you vomited? Yes/No	**17.14** Avez-vous vomi? Oui/Non
17.15 If yes, how many times?	**17.15** Si oui, combien de fois?
(a) Less than 5 times? Yes/No	(a) Moins de 5? Oui/Non
(b) 5–10 times? Yes/No	(b) 5–10? Oui/Non
(c) More? Yes/No	(c) Plus? Oui/Non

German	Hindi
17.8 Wie lange hält der Schmerz an, wenn er da ist? (a) Weniger als 5 Minuten? *Ja/Nein* (b) Weniger als 30 Minuten? *Ja/Nein* (c) Weniger als eine Stunde? *Ja/Nein* (d) 1 bis 2 Stunden? *Ja/Nein* (e) 3 bis 6 Stunden? *Ja/Nein* (f) 7 bis 12 Stunden? *Ja/Nein* (g) Länger? *Ja/Nein*	**17.8** दर्द जब आता है तो कितनी देर तक रहता है? (a) पाँच मिनट से कम? हाँ/नहीं (b) तीस मिनट से कम? हाँ/नहीं (c) एक घण्टे से कम? हाँ/नहीं (d) एक से दो घण्टे के बीच? हाँ/नहीं (e) तीन से छ: घण्टे के बीच? हाँ/नहीं (f) सात से बारह घण्टे के बीच? हाँ/नहीं (g) उससे ज्यादा? हाँ/नहीं
17.9 Ist der Schmerz? (a) Scharf, wie ein Messerstich? *Ja/Nein* (b) Dumpf, kolikartig, drückend? *Ja/Nein* (c) Dumpf, wie ein schweres Gewicht? *Ja/Nein*	**17.9** क्या यह दर्द: (a) तेज है, चाकु की तरह? हाँ/नहीं (b) हलका है मरोड़ की तरह? हाँ/नहीं (c) भारी है, जैसे कि कोई दबा रहा हो? हाँ/नहीं
17.10 Sind Sie appetitlos? *Ja/Nein*	**17.10** क्या आपकी भूख कम हो गई है? हाँ/नहीं
17.11 Haben Sie Blut bemerkt: (a) In Ihrem Stuhlgang? *Ja/Nein* (b) Im Urin? *Ja/Nein* (c) In Ihrem Erbrochenen? *Ja/Nein*	**17.11** क्या आपने कभी: (a) अपने दस्त में खून देखा है? हाँ/नहीं (b) मूत्रद्वार में खून देखा है? हाँ/नहीं (c) अपनी उल्टी में खून देखा है? हाँ/नहीं
17.12 Haben Sie sich: (a) Schwindelig gefühlt? *Ja/Nein* (b) Fiebrig gefühlt? *Ja/Nein* (c) Schwelßig/klamm gefühlt? *Ja/Nein* (d) Schwach gefühlt? *Ja/Nein*	**17.12** क्या आप (a) को चक्कर आते हैं? हाँ/नहीं (b) को बुखार आता है? हाँ/नहीं (c) पसीना आता है? हाँ/नहीं (d) को कमजोरी महसूस होती है? हाँ/नहीं
17.13 Hat ein Unfall dies ausgelöst? *Ja/Nein*	**17.13** क्या ये किसी दुर्घटना की वजह से हुआ है? हाँ/नहीं
Magen-, Darmbeschwerden **17.14** Haben Sie erbrochen? *Ja/Nein*	उदर प्रणाली की तकलीफ **17.14** क्या आपने उल्टी की है? हाँ/नहीं
17.15 Falls ja, wie oft? (a) Weniger als 5 Mal? *Ja/Nein* (b) Zwischen 5–10 Mal? *Ja/Nein* (c) Häufiger? *Ja/Nein*	**17.15** यदि हाँ, तो कितनी बार? (a) पाँच से कम बार? हाँ/नहीं (b) पाँच से दस बार? हाँ/नहीं (c) दस से ज्यादा बार? हाँ/नहीं

English	French
17.16 If yes, what was it like? 　(a) Blood-stained?　　　　Yes/No 　(b) Green bile?　　　　　 Yes/No 　(c) Dark brown?　　　　　Yes/No 　(d) Blood?　　　　　　　 Yes/No 　(e) Foul-smelling?　　　　 Yes/No	**17.16** Si oui, était-ce: 　(a) Taché de sang?　　　　Oui/Non 　(b) De la bile verte?　　　 Oui/Non 　(c) Brun foncé?　　　　　Oui/Non 　(d) Du sang?　　　　　　Oui/Non 　(e) Une odeur fétide?　　　Oui/Non
17.17 Are your bowels opening regularly?　Yes/No	**17.17** Est-ce que vous allez à la selle régulièrement?　Oui/Non
17.18 If no, have you had: 　(a) Constipation?　　　　 Yes/No 　(b) Diarrhoea?　　　　　 Yes/No	**17.18** Si oui: 　(a) Êtes-vous constipé(e)?　Oui/Non 　(b) Avez-vous la diarrhée?　Oui/Non
17.19 If diarrhoea, how many times a day? 　(a) 1–3?　　　　　　　　Yes/No 　(b) 4–6?　　　　　　　　Yes/No 　(c) 7–9?　　　　　　　　Yes/No 　(d) 10?　　　　　　　　　Yes/No 　(e) More?　　　　　　　 Yes/No	**17.19** Si vous avez la diarrhée, combien de fois par jour? 　(a) 1–3?　　　　　　　　Oui/Non 　(b) 4–6?　　　　　　　　Oui/Non 　(c) 7–9?　　　　　　　　Oui/Non 　(d) 10?　　　　　　　　 Oui/Non 　(e) Plus?　　　　　　　　Oui/Non
17.20 If constipation, when did you last open your bowels? 　(a) 1–2 days ago?　　　　 Yes/No 　(b) 3–4 days ago?　　　　 Yes/No 　(c) 5–6 days ago?　　　　 Yes/No 　(d) 1 week ago?　　　　　Yes/No 　(e) More?　　　　　　　 Yes/No	**17.20** Si vous êtes constipé(e), depuis combien de temps n'êtes-vous plus allé(e) à la selle? Depuis: 　(a) 1–2 jours?　　　　　 Oui/Non 　(b) 3–4 jours?　　　　　 Oui/Non 　(c) 5–6 jours?　　　　　 Oui/Non 　(d) 1 semaine?　　　　　Oui/Non 　(e) Plus?　　　　　　　　Oui/Non
17.21 Please describe your stools. 　(a) Normal?　　　　　　 Yes/No 　(b) Dark-coloured?　　　　Yes/No 　(c) Light-coloured?　　　 Yes/No 　(d) Bright red blood, separate to the stool?　Yes/No 　(e) Bright red blood, replacing the stool?　Yes/No 　(f) Black, tarry offensive stool? Yes/No	**17.21** Décrivez vos selles, s.v.p. 　(a) Normales?　　　　　　Oui/Non 　(b) Foncées?　　　　　　 Oui/Non 　(c) Pâles?　　　　　　　 Oui/Non 　(d) Accompagnées de sang rouge vif?　Oui/Non 　(e) Remplacées par du sang rouge vif?　Oui/Non 　(f) Noires, avec une consistance de goudron et une odeur fétide?　Oui/Non
17.22 Have you lost weight recently? Yes/No	**17.22** Avez-vous perdu du poids récemment?　Oui/Non
17.23 Have you gained weight recently? Yes/No	**17.23** Avez-vous pris du poids récemment?　Oui/Non

German	Hindi
17.16 Falls ja, wie sah das Erbrochene aus: (a) Mit Blut vermischt? *Ja/Nein* (b) Grün, gallig? *Ja/Nein* (c) Dunkelbraun? *Ja/Nein* (d) Blut? *Ja/Nein* (e) Faulig riechend? *Ja/Nein*	17.16 यदि हाँ,तो उल्टी कैसी थी? (a) खून मिली हुई? हाँ/नहीं (b) हरा पित्त था? हाँ/नहीं (c) गहरे भूरे रँग का? हाँ/नहीं (d) सिर्फ खून की? हाँ/नहीं (e) बदबुदार थी? हाँ/नहीं
17.17 Haben Sie regelmäßigen Stuhlgang? *Ja/Nein*	17.17 क्या आपकी शौचक्रिया नियमित है (या आपका पेट साफ रहता है)? हाँ/नहीं
17.18 Falls nein, hatten Sie: (a) Verstopfung? *Ja/Nein* (b) Durchfall? *Ja/Nein*	17.18 यदि नियमित नहीं है तो क्या आपको: (a) कब्जियत है? हाँ/नहीं (b) दस्त ज्यादा आ रहे हैं? हाँ/नहीं
17.19 Falls Sie Durchfall haben, wie häufig pro Tag? (a) 1–3? *Ja/Nein* (b) 4–6? *Ja/Nein* (c) 7–9? *Ja/Nein* (d) 10? *Ja/Nein* (e) Öfter? *Ja/Nein*	17.19 यदि दस्त ज्यादा आ रहे हैं, तो दिन में कितनी बार? (a) 1-3 बार? हाँ/नहीं (b) 4-6 बार? हाँ/नहीं (c) 7-9 बार? हाँ/नहीं (d) 10 बार? हाँ/नहीं (e) 10 से ज्यादा? हाँ/नहीं
17.20 Falls Sie Verstopfung haben, wann hatten Sie das letzte Mal Stuhlgang? (a) Vor 1–2 Tagen? *Ja/Nein* (b) Vor 3–4 Tagen? *Ja/Nein* (c) Vor 5–6 Tagen? *Ja/Nein* (d) Vor einer Woche? *Ja/Nein* (e) Länger? *Ja/Nein*	17.20 यदि कब्ज है, तो कृपया बताएँ कि आप आखरी बार शौच के लिए कब गए थे? (a) 1-2 दिन पहले? हाँ/नहीं (b) 3-4 दिन पहले? हाँ/नहीं (c) 5-6 दिन पहले? हाँ/नहीं (d) एक हफ्ते पहले? हाँ/नहीं (e) या उससे ज्यादा? हाँ/नहीं
17.21 Bitte beschreiben Sie Ihren Stuhlgang: (a) Normal? *Ja/Nein* (b) Sehr dunkel? *Ja/Nein* (c) Sehr hell? *Ja/Nein* (d) Helles Blut, gesondert vom Stuhlgang? *Ja/Nein* (e) Helles Blut anstatt des Stuhlganges? *Ja/Nein* (f) Schwarz, teerartig, übelriechend? *Ja/Nein*	17.21 कृपया बताईए कि दस्त/मल कैसा होता है (a) साधारण जैसा? हाँ/नहीं (b) गाढ़े रँग का? हाँ/नहीं (c) हलके रँग का? हाँ/नहीं (d) ताजा लाल खून दस्त के साथ? हाँ/नहीं (e) सिर्फ ताजा लाल खून बिना दस्त के? हाँ/नहीं (f) काला,बदबुदार दस्त जो चिपकता हो? हाँ/नहीं
17.22 Haben Sie in letzter Zeit Gewicht verloren? *Ja/Nein*	17.22 क्या आपका अभी कुछ समय में वजन कम हुआ है? हाँ/नहीं
17.23 Haben Sie in letzter Zeit an Gewicht zugenommen? *Ja/Nein*	17.23 क्या आपका अभी कुछ समय से वजन बढ़ गया है? हाँ/नहीं

English	French
17.24 Have you had stomach ulcer problems? *Yes/No*	**17.24** Avez-vous eu des ulcères à l'estomac? *Oui/Non*
17.25 Do you suffer with indigestion? *Yes/No*	**17.25** Souffrez-vous d'indigestion? *Oui/Non*
17.26 Do you have any difficulty in swallowing? *Yes/No*	**17.26** Avez-vous du mal à avaler? *Oui/Non*
17.27 Have you ever had any bowel surgery? (a) Appendicectomy? *Yes/No* (b) Bowel removal? *Yes/No* (c) Gallbladder removal? *Yes/No* (d) Ulcer surgery? *Yes/No* (e) Spleen removal? *Yes/No*	**17.27** Avez-vous déjà été opéré(e) des intéstins? (a) Appendicectomie? *Oui/Non* (b) Ablation d'intestin ? *Oui/Non* (c) Ablation de la vésicule biliaire? *Oui/Non* (d) Chirurgie d'ulcère? *Oui/Non* (e) Ablation de la rate? *Oui/Non*
17.28 Have you ever had trouble with your gallbladder? *Yes/No*	**17.28** Avez-vous déjà eu des problèmes à la vésicule biliaire? *Oui/Non*
17.29 Have you ever had trouble with your pancreas? *Yes/No*	**17.29** Avez-vous déjà eu des problèmes au pancréas? *Oui/Non*

Urology

Urologie

English	French
17.30 Are you passing water more frequently? *Yes/No*	**17.30** Urinez-vous plus fréquemment? *Oui/Non*
17.31 Do you find it difficult to start passing water? *Yes/No*	**17.31** Avez-vous du mal pour commencer à uriner? *Oui/Non*
17.32 Has the flow of water become slow? *Yes/No*	**17.32** Votre urine coule-t-elle plus lentement? *Oui/Non*
17.33 Does the water sting or burn? *Yes/No*	**17.33** Est-ce que cela brûle lorsque vous urinez? *Oui/Non*
17.34 Is there any blood in your water? *Yes/No*	**17.34** Y a-t-il du sang dans vos urines? *Oui/Non*
17.35 Do you dribble urine after passing water? *Yes/No*	**17.35** Est-ce que cela continue à goutter une fois que vous avez fini d'uriner? *Oui/Non*

German	Hindi
17.24 Haben oder hatten Sie ein Magengeschwür? *Ja/Nein*	17.24 क्या आपको कभी पेट के अल्सर की बीमारी हुई है? हाँ/नहीं
17.25 Leiden Sie an Magenverstimmung? *Ja/Nein*	17.25 क्या आपको अपच/अजीर्ण की बीमारी हुई है? हाँ/नहीं
17.26 Haben Sie Schwierigkeiten beim Schlucken? *Ja/Nein*	17.26 क्या आपको खाना निगलने में कोई तकलीफ है? हाँ/नहीं
17.27 Sind sie schon einmal am Darm operiert worden? (a) Blinddarmoperation? *Ja/Nein* (b) Darmteilentfernung? *Ja/Nein* (c) Gallenblasenoperation? *Ja/Nein* (d) Operation für Magen-oder Zwölffingerdarmgeschwür? *Ja/Nein* (e) Milzentfernung? *Ja/Nein*	17.27 क्या आपके पेट का कभी ऑपरेशन हुआ है? (a) ऐपेन्डिक्स का ऑपरेशन? हाँ/नहीं (b) अँतड़िया निकाली गई हैं? हाँ/नहीं (c) गॉल ब्लैडर (पित्ताशय) निकाला है? हाँ/नहीं (d) अल्सर का ऑपरेशन? हाँ/नहीं (e) स्प्लीन निकाला है? हाँ/नहीं
17.28 Hat Ihnen Ihre Gallenblase jemals Beschwerden gemacht? *Ja/Nein*	17.28 क्या आपको कभी पित्ताशय (गॉल ब्लैडर) की बीमारी हुई है? हाँ/नहीं
17.29 Hat Ihnen Ihre Bauchspeicheldrüse jemals Beschwerden gemacht? *Ja/Nein*	17.29 क्या आपको पैनक्रियास की कोई बीमारी हुई है? हाँ/नहीं

Urologie	गुर्दे तथा मूत्र प्रणाली की तकलीफ
17.30 Müssen Sie häufiger Wasser lassen? *Ja/Nein*	17.30 क्या आपको पेशाब करने ज्यादा बार जाना पड़ता है? हाँ/नहीं
17.31 Wenn Sie zur Toilette gehen, müssen Sie eine Weile warten, bevor Sie Wasser lassen können? *Ja/Nein*	17.31 क्या आपको पेशाब शुरू करने में दिक्कत होती है? हाँ/नहीं
17.32 Ist der Strahl schwächer geworden? *Ja/Nein*	17.32 क्या पेशाब धीरे धीरे निकलता है? हाँ/नहीं
17.33 Haben Sie einen brennenden, stechenden Schmerz beim Wasser—lassen? *Ja/Nein*	17.33 क्या आपको पेशाब करते हुए जलन होती है? हाँ/नहीं
17.34 Haben Sie Blut im Urin? *Ja/Nein*	17.34 क्या आपके पेशाब में कभी खून जाता है? हाँ/नहीं
17.35 Tröpfelt es, nachdem Sie Wasser gelassen haben? *Ja/Nein*	17.35 क्या पेशाब कर लेने के बाद भी बुँदें टपकती हैं? हाँ/नहीं

English	French
17.36 When did you last pass water? (a) Less than 3 hours ago? *Yes/No* (b) 4–6 hours ago? *Yes/No* (c) 7–12 hours ago? *Yes/No* (d) 13–24 hours ago? *Yes/No* (e) More? *Yes/No*	**17.36** Quand avez-vous uriné la dernière fois? Il y a: (a) Moins de 3 heures? *Oui/Non* (b) 4–6 heures? *Oui/Non* (c) 7–12 heures? *Oui/Non* (d) 13–24 heures? *Oui/Non* (e) Plus? *Oui/Non*
17.37 Do you feel as if you could pass water? *Yes/No*	**17.37** Est-ce que vous sentez que vous pouvez uriner maintenant? *Oui/Non*
17.38 Do you suffer from kidney infections? *Yes/No*	**17.38** Souffrez-vous d'infections rénales? *Oui/Non*
17.39 Have you had kidney stones? *Yes/No*	**17.39** Avez-vous eu des calculs aux rénaux? *Oui/Non*
17.40 Have you had any operations on your kidneys? *Yes/No*	**17.40** Avez-vous déjà été opéré(e) des reins? *Oui/Non*
17.41 If yes, was it: (a) Removal of a kidney? *Yes/No* (b) Removal of a kidney stone? *Yes/No* (c) Kidney transplant? *Yes/No*	**17.41** Si oui, de quoi s'agissait-il? (a) De l'ablation d'un rein? *Oui/Non* (b) De l'ablation d'un calcul rénal? *Oui/Non* (c) D'une greffe de rein? *Oui/Non*
17.42 Have you pain in your testicles? *Yes/No*	**17.42** Avez-vous mal aux testicules? *Oui/Non*
17.43 If so, did it start suddenly? *Yes/No*	**17.43** Si oui, était-ce soudain? *Oui/Non*
17.44 If so, how long ago did it start? (a) Less than 1 hour ago? *Yes/No* (b) 1–4 hours ago? *Yes/No* (c) More? *Yes/No*	**17.44** Si oui, depuis combien de temps avez-vous mal? Depuis: (a) Moins d'une heure? *Oui/Non* (b) 1–4 heures? *Oui/Non* (c) Plus? *Oui/Non*
Genitourinary **17.45** Do you think you may have a sexually transmitted disease? *Yes/No*	*Les problèmes gènito-urinaires* **17.45** Croyez-vous qu'il est possible que vous ayiez une maladie sexuelle? *Oui/Non*
17.46 Have you had a discharge from your penis or vagina? *Yes/No*	**17.46** Avez-vous eu des pertes par le pénis ou le vagin? *Oui/Non*

German	Hindi
17.36 Wann haben Sie zuletzt Wasser gelassen? (a) Vor weniger als 3 Stunden? *Ja/Nein* (b) Vor 4–6 Stunden? *Ja/Nein* (c) Vor 7–12 Stunden? *Ja/Nein* (d) Vor 13–24 Stunden? *Ja/Nein* (e) Länger? *Ja/Nein*	**17.36** आप आखरी बार पेशाब करने कब गए थे? (a) तीन घण्टे से कम समय पहले? हाँ/नहीं (b) चार से छ: घण्टे पहले? हाँ/नहीं (c) सात से बारह घण्टे पहले? हाँ/नहीं (d) तेरह से चौबीस घण्टे पहले? हाँ/नहीं (e) या उससे ज्यादा? हाँ/नहीं
17.37 Haben Sie das Gefühl, daß Sie Wasser lassen können? *Ja/Nein*	**17.37** क्या आपको लगता है कि अभी आप पेशाब कर सकते हैं? हाँ/नहीं
17.38 Leiden Sie an einer Niereninfektion? *Ja/Nein*	**17.38** क्या आपको गुर्दे का (किडनी का) रोग/इंफेक्शन है? हाँ/नहीं
17.39 Haben Sie Nierensteine gehabt? *Ja/Nein*	**17.39** क्या आपको कभी गुर्दे में (कडनी में) पथरी हुई है? हाँ/नहीं
17.40 Sind Sie schon einmal an den Nieren operiert worden? *Ja/Nein*	**17.40** क्या आपके गुर्दे का ऑपरेशन हुआ है? हाँ/नहीं
17.41 Falls ja, war es: (a) Die Entfernung einer Niere? *Ja/Nein* (b) Die Entfernung eines Nierensteines? *Ja/Nein* (c) Eine Nierenverpflanzung? *Ja/Nein*	**17.41** यदि हाँ, तो कैसा ऑपरेशन: (a) गुर्दा (किडनी) निकलवाया है? हाँ/नहीं (b) गुर्दे की पथरी निकलवायी है? हाँ/नहीं (c) गुर्दा का (किडनी) ट्रान्सप्लाण्ट (प्रत्यारोपण) हाँ)नहीं
17.42 Haben Sie Schmerzen in den Hoden? *Ja/Nein*	**17.42** क्या आपके अण्डकोषों में दर्द है? हाँ)नहीं
17.43 Falls ja, hat es plötzlich angefangen? *Ja/Nein*	**17.43** यदि हाँ, तो क्या ये दर्द अचानक शुरू हुआ? हाँ)नहीं
17.44 Falls ja, wann hat es angefangen? (a) Vor weniger als 1 Stunde? *Ja/Nein* (b) Vor 1–4 Stunden? *Ja/Nein* (c) Länger? *Ja/Nein*	**17.44** यदि हाँ, तो ये दर्द कितनी देर पहले शुरू हुआ? (a) एक घण्टे से कम समय पहले? हाँ/नहीं (b) एक से चार घण्टे पहले? हाँ/नहीं (c) या उससे भी पहले? हाँ/नहीं
Urogenital **17.45** Denken Sie, Sie könnten eine Geschlechtskrankheit haben? *Ja/Nein*	जननाँग सम्बन्धित तकलीफ **17.45** क्या आपको लगता है कि आपको कोई गुप्त रोग है? हाँ/नहीं
17.46 Haben Sie Ausfluß aus dem Penis oder der Scheide? *Ja/Nein*	**17.46** क्या आपके शिशन/योनी से पानी या मवाद बहता है? हाँ/नहीं

English	French
17.47 When was the last time you had sexual intercourse? (a) 1–3 days ago? *Yes/No* (b) 4–6 days ago? *Yes/No* (c) 1–2 weeks ago? *Yes/No* (d) 2–4 weeks ago? *Yes/No* (e) More? *Yes/No*	**17.47** Depuis quand n'avez vous plus eu de relations sexuelles? (a) 1–3 jours? *Oui/Non* (b) 4–6 jours? *Oui/Non* (c) 1–2 semaines? *Oui/Non* (d) 2–4 semaines? *Oui/Non* (e) Plus? *Oui/Non*
17.48 Did you have unprotected sex? *Yes/No*	**17.48** Preniez-vous des précautions contraceptives? *Oui/Non*
17.49 Have you had more than four sexual partners in the last year? *Yes/No*	**17.49** Avez-vous eu plus de quatre partenaires différents au cours de cette année? *Oui/Non*
17.50 Have you ever suffered from: (a) Gonorrhoea? *Yes/No* (b) Chlamydia? *Yes/No* (c) Syphilis? *Yes/No* (d) Genital warts? *Yes/No* (e) Genital herpes? *Yes/No* (f) HIV? *Yes/No* (g) Thrush? *Yes/No* (h) Other? *Yes/No*	**17.50** Avez-vous déjà souffert de: (a) Gonorrhée? *Oui/Non* (b) Chlomidia? *Oui/Non* (c) Syphilis? *Oui/Non* (d) Verrues génitales? *Oui/Non* (e) Herpès génital? *Oui/Non* (f) Séropositif(-ive) pour le SIDA? *Oui/Non* (g) Muguet? *Oui/Non* (h) Autre? *Oui/Non*
17.51 Are you homosexual? *Yes/No*	**17.51** Êtes-vous homosexuel? *Oui/Non*
17.52 Do you use intravenous drugs? *Yes/No*	**17.52** Prenez-vous des drogues nécessitant des injections intraveineuses? *Oui/Non*
17.53 Have you had sexual contact with someone who is HIV-positive? *Yes/No*	**17.53** Avez-vous eu des rapports sexuels avec une personne séropositive pour le SIDA? *Oui/Non*
17.54 Have you shared a needle with someone who is HIV-positive? *Yes/No*	**17.54** Avez-vous partagé une seringue avec une personne séropositive pour le SIDA? *Oui/Non*
Vascular emergencies	**Les urgences vasculaires**
Ischaemic limb **17.55** Has your leg/arm become painful? *Yes/No*	*Membre ischémique* **17.55** Votre jambe/bras a-t-il commencé à être douloureux (euse)? *Oui/Non*

German	Hindi
17.47 Wann hatten Sie das letzte Mal Geschlechtsverkehr? (a) Vor 1–3 Tagen? *Ja/Nein* (b) Vor 4–6 Tagen? *Ja/Nein* (c) Vor 1–2 Wochen? *Ja/Nein* (d) Vor 2–4 Wochen? *Ja/Nein* (e) Länger? *Ja/Nein*	**17.47** आपने आखरी बार सम्भोग कब किया था? (a) 1-3 दिन पहले? हाँ/नहीं (b) 4-6 दिन पहले? हाँ/नहीं (c) 1-2 हफ्ते पहले? हाँ/नहीं (d) 2-4 हफ्ते पहले? हाँ/नहीं (e) या उससे ज्यादा? हाँ/नहीं
17.48 Hatten Sie ungeschützten Geschlechtsverkehr? *Ja/Nein*	**17.48** क्या आपने परिवार नियोजन के साधन के बिना सम्भोग किया था? हाँ/नहीं
17.49 Hatten Sie mit mehr als 4 Partnern Verkehr während des letzten Jahres? *Ja/Nein*	**17.49** क्या पिछले वर्ष में आपने चार से ज्यादा स्त्री/पुरूष से सम्भोग किया था? हाँ/नहीं
17.50 Hatten Sied jemals: (a) Gonorrhoe? *Ja/Nein* (b) Chlamydien? *Ja/Nein* (c) Syphilis/Lustseuche? *Ja/Nein* (d) Genitalwarzen? *Ja/Nein* (e) Genitalherpes? *Ja/Nein* (f) HIV? *Ja/Nein* (g) Soor/Schwämmchen? *Ja/Nein* (h) Sonstiges? *Ja/Nein*	**17.50** क्या आपको नीचे लिखी कोई बीमारीयाँ हुई हैं? (a) गोनोरिया? हाँ/नहीं (b) क्लेमाईडिया? हाँ/नहीं (c) सिफीलिस (उपदंश)? हाँ/नहीं (d) जाननागों में वार्टस? हाँ/नहीं (e) हर्पिज? हाँ/नहीं (f) एच.आई.वी. पॉजीटिव? हाँ/नहीं (g) घ्रश? हाँ/नहीं (h) अन्य कोई रोग? हाँ/नहीं
17.51 Sind Sie homosexuell? *Ja/Nein*	**17.51** क्या आप होमोसेक्सुअल है? हाँ/नहीं
17.52 Spritzen Sie Drogen? *Ja/Nein*	**17.52** क्या आप इन्ट्राविनस ड्रग्स लेते हैं या मेनलाईन्डिंग करते हैं? हाँ/नहीं
17.53 Hatten Sie Geschlechtsverkehr mit jemandem, der HIV positiv ist? *Ja/Nein*	**17.53** क्या आपने किसी एच. आई. भी. पॉजीटिव स्त्री/पुरूष के साथ सम्भोग किया है? हाँ/नहीं
17.54 Haben Sie gemeinsam mit jemanden, der HIV positiv ist, eine Spritze gebraucht? *Ja/Nein*	**17.54** क्या आपने किसी एच.आई भी. पॉजीटिव व्यक्ति के साथ उसी इन्जेक्शन की सुई (निडल) का ईस्तेमाल किया है? हाँ/नहीं

Gefäßnotfälle
Durchblutungsstörungen in den Gliedmaßen/Ischämische Gliedmaßen

रक्त का आकस्मिक रोग

(वास्कुलर ऐमरजेन्सी)

17.55 Hat Ihr Bein/Arm angefangen zu schmerzen? *Ja/Nein*	**17.55** क्या आपके हाथ/पैर दर्द करने लगे हैं? हाँ/नहीं

English	French
17.56 How long ago did the pain start? 　(a) Less than 1 hour ago?　*Yes/No* 　(b) 1–5 hours ago?　*Yes/No* 　(c) Less than 1 day ago?　*Yes/No* 　(d) 1–7 days ago?　*Yes/No* 　(e) More than 1 week ago?　*Yes/No*	**17.56** Quand la douleur a-t-elle commencé? Il y a: 　(a) Moins d'une heure?　*Oui/Non* 　(b) 1–5 heures?　*Oui/Non* 　(c) Moins d'une journée?　*Oui/Non* 　(d) 1–7 jours?　*Oui/Non* 　(e) Plus d'une semaine?　*Oui/Non*
17.57 Do you usually get pain in your calf when you walk?　*Yes/No* If yes, how far can you walk: 　(a) Less than 100 yards (100 m)?　*Yes/No* 　(b) 1/2 mile (1 km)?　*Yes/No* 　(c) More than 1 mile (1.5 km)?　*Yes/No*	**17.57** Habituellement, avez-vous mal aux mollets lorsque vous marchez?　*Oui/Non* Si oui, quelle distance pouvez-vous marcher? 　(a) Moins de 100 m?　*Oui/Non* 　(b) Moins d'un kilomètre?　*Oui/Non* 　(c) Plus de 1,5 km?　*Oui/Non*
17.58 Have you ever had an operation on your blood vessels?　*Yes/No*	**17.58** Avez-vous déjà été opéré(e) des vaisseaux sanguins?　*Oui/Non*
17.59 Can you move your toes?　*Yes/No*	**17.59** Pouvez-vous bouger les orteils?　*Oui/Non*
17.60 Can you feel me touching your foot?　*Yes/No*	**17.60** Sentez-vous quand je touche votre pied?　*Oui/Non*

18　Obstetrics and gynaecology	**18　L'obstétrique et la gynécologie**
Menstruation	*La menstruation*
18.1 How many days do you normally bleed for? 　(a) Less than 2?　*Yes/No* 　(b) 2–6?　*Yes/No* 　(c) More?　*Yes/No*	**18.1** Combien de jours durent généralement vos règles? 　(a) Moins de 2?　*Oui/Non* 　(b) 2–6?　*Oui/Non* 　(c) Plus?　*Oui/Non*
18.2 How many days is it normally between one period and the next? 　(a) Less than 2 weeks?　*Yes/No* 　(b) 2–5 weeks?　*Yes/No* 　(c) More?　*Yes/No*	**18.2** En temps normal, combien de temps y a-t-il entre vos règles? 　(a) Moins de 2 semaines?　*Oui/Non* 　(b) 2–5 semaines?　*Oui/Non* 　(c) Plus?　*Oui/Non*
18.3 How many weeks is it since your last period began? 　(a) Less than 4 weeks?　*Yes/No* 　(b) 4–6 weeks?　*Yes/No* 　(c) More?　*Yes/No*	**18.3** À quand remonte le début de vos dernières règles? À: 　(a) Moins de 4 semaines?　*Oui/Non* 　(b) 4–6 semaines?　*Oui/Non* 　(c) Plus?　*Oui/Non*
18.4 Was this a normal period?　*Yes/No*	**18.4** Ces dernières règles étaient-elles normales?　*Oui/Non*

German	Hindi

17.56 Wann haben die Schmerzen angefangen?
  (a) Vor weniger als 1 Stunde? *Ja/Nein*
  (b) Vor 1–5 Stunden? *Ja/Nein*
  (c) Vor weniger als 1 Tag? *Ja/Nein*
  (d) Vor zwischen 1–7 Tagen? *Ja/Nein*
  (e) Vor mehr als 1 Woche? *Ja/Nein*

17.57 Bekommen Sie meistens/immer Schmerzen in Ihren Waden, wenn Sie laufen? *Ja/Nein*
  Falls ja, wie weit können Sie gehen:
  (a) Weniger als 100 Meter? *Ja/Nein*
  (b) Mehr als 1 km? *Ja/Nein*
  (c) Mehr als 1,5 km? *Ja/Nein*

17.58 Sind Sie jemals an Ihren Blutgefäßen operiert worden? *Ja/Nein*

17.59 Können Sie Ihre Zehen bewegen? *Ja/Nein*

17.60 Spüren Sie, daß ich Ihre Füße berühre? *Ja/Nein*

18 Frauenheilkunde und Geburtshilfe

Menstruation/Monatsblutung

18.1 Wieviele Tage bluten Sie normalerweise, wenn Sie Ihre Regel haben?
  (a) Weniger als 2? *Ja/Nein*
  (b) 2–6? *Ja/Nein*
  (c) Länger? *Ja/Nein*

18.2 Wieviele Tage liegen normalerweise zwischen 2 Monatsblutungen?
  (a) Weniger als 2 Wochen? *Ja/Nein*
  (b) 2–5 Wochen? *Ja/Nein*
  (c) Mehr? *Ja/Nein*

18.3 Vor wievielen Wochen hat ihre letzte Monatsblutung begonnen?
  (a) Weniger als 4 Wochen? *Ja/Nein*
  (b) 4–6 Wochen? *Ja/Nein*
  (c) Länger? *Ja/Nein*

18.4 War es eine normale Monatsblutung? *Ja/Nein*

17.56 ये दर्द कितनी देर पहले शुरू हुआ?
  (a) एक घण्टे से कम समय पहले? हाँ/नहीं
  (b) एक से पाँच घण्टे पहले? हाँ/नहीं
  (c) एक दिन पहले? हाँ/नहीं
  (d) एक से सात दिन पहले? हाँ/नहीं
  (e) एक हफ्ते से ज्यादा? हाँ/नहीं

17.57 क्या आपको साधारणतः चलने से पैर के पीछे पिण्डलियों में दर्द होता है? हाँ/नहीं
  यदि हाँ, तो आप कितनी दूर तक चल सकते है?
  (a) 100 यार्ड (100 मीटर) से कम दूरी? हाँ/नहीं
  (b) ½ मील (1 किलोमीटर) से कम दूरी? हाँ/नहीं
  (c) ½ मील (1 किलोमीटर) से ज्यादा दूरी? हाँ/नहीं

17.58 क्या आपके रक्तनलियों का कभी कोई ऑपरेशन हुआ है? हाँ/नहीं

17.59 क्या आप अपने पैर की उँगलियाँ हिला सकते हैं? हाँ/नहीं

17.60 क्या आप अपने पैर में मेरा स्पर्श महसूस कर सकते हैं? हाँ/नहीं

18 स्त्री तथा प्रसव रोग

मासिक (रजोधर्म)

18.1 आपको मासिक के दौरान खून कितने दिन तक बहता है?
  (a) 2 दिन या उससे कम? हाँ/नहीं
  (b) 2-6 दिन? हाँ/नहीं
  (c) 6 दिन से ज्यादा? हाँ/नहीं

18.2 साधारणतः दो मासिकों के बीच में कितना समय रहता है?
  (a) 2 हफ्ते से कम समय? हाँ/नहीं
  (b) 2-5 हफ्ते? हाँ/नहीं
  (c) 5 हफ्ते से ज्यादा? हाँ/नहीं

18.3 आपको पिछला मासिक कब आया था (मासिक शुरू होने के दिन से बताएं)?
  (a) 4 हफ्ते से कम समय? हाँ/नहीं
  (b) 4-6 हफ्ते पहले? हाँ/नहीं
  (c) 6 हफ्ते से ज्यादा पहले? हाँ/नहीं

18.4 क्या ये मासिक ठीक ठाक था? हाँ/नहीं

English	French

18.5 Could you be pregnant? *Yes/No* **18.5** Est-il possible que vous soyez enceinte? *Oui/Non*

18.6 Do you use any of the following forms of birth control?
(a) Condom? *Yes/No*
(b) The pill? *Yes/No*
(c) The coil? *Yes/No*
(d) The cap? *Yes/No*
(e) None? *Yes/No*

18.6 Utilisez-vous les méthodes contraceptives suivantes?
(a) Les préservatifs? *Oui/Non*
(b) La pillule? *Oui/Non*
(c) Le stérilet? *Oui/Non*
(d) Le diaphragme? *Oui/Non*
(e) Aucun? *Oui/Non*

Vaginal bleeding in pregnancy

Hémorragie pendant la grossesse

18.7 Are you pregnant? *Yes/No* **18.7** Êtes-vous enceinte? *Oui/Non*

18.8 How many weeks are you pregnant?
(a) Less than 8 weeks? *Yes/No*
(b) 8–16 weeks? *Yes/No*
(c) 17–24 weeks? *Yes/No*
(d) 25–30 weeks? *Yes/No*
(e) 31–36 weeks? *Yes/No*
(f) 37 or more? *Yes/No*

18.8 Depuis combien de temps êtes-vous enceinte? Depuis:
(a) Moins de 8 semaines? *Oui/Non*
(b) 8–16 semaines? *Oui/Non*
(c) 17–24 semaines? *Oui/Non*
(d) 25–30 semaines? *Oui/Non*
(e) 31–36 semaines? *Oui/Non*
(f) 37 semaines ou plus? *Oui/Non*

18.9 Are you bleeding from your vagina? *Yes/No* **18.9** Saignez-vous du vagin? *Oui/Non*

18.10 If yes, when did it begin?
(a) Less than 1 day ago? *Yes/No*
(b) 2–7 days ago? *Yes/No*
(c) More? *Yes/No*

18.10 Si oui, depuis quand? Depuis:
(a) Moins d'une journée? *Oui/Non*
(b) 2–7 jours? *Oui/Non*
(c) Plus longtemps? *Oui/Non*

18.11 Is it:
(a) Bright red? *Yes/No*
(b) Dark red? *Yes/No*
(c) Clots? *Yes/No*

18.11 Le sang est-il:
(a) Rouge vif? *Oui/Non*
(b) Rouge foncé? *Oui/Non*
(c) Coagulé? *Oui/Non*

18.12 Are you also getting tummy pain? *Yes/No* **18.12** Avez-vous de plus mal au ventre? *Oui/Non*

18.13 Have you also felt dizzy or sweaty? *Yes/No* **18.13** Avez-vous de plus des vertiges ou transpirez-vous? *Oui/Non*

Pregnancy and labour

La grossesse et l'accouchement

18.14 Are you pregnant? *Yes/No* **18.14** Êtes-vous enceinte? *Oui/Non*

German	Hindi

18.5 Könnten Sie schwanger sein? *Ja/Nein*

18.6 Benutzen Sie eines der Folgenden zur Empfängnisverhütung?
(a) Kondom/Präservativ? *Ja/Nein*
(b) Die Pille? *Ja/Nein*
(c) Spirale/Intrauterinspange? *Ja/Nein*
(d) Diaphragma/Pessar? *Ja/Nein*
(e) Nichts? *Ja/Nein*

Scheidenblutungen während der Schwangerschaft

18.7 Sind Sie schwanger? *Ja/Nein*

18.8 In welcher Schwangerschaftswoche sind Sie?
(a) Weniger als 8 Wochen? *Ja/Nein*
(b) 8–16 Wochen? *Ja/Nein*
(c) 17–24 Wochen? *Ja/Nein*
(d) 25–30 Wochen? *Ja/Nein*
(e) 31–36 Wochen? *Ja/Nein*
(f) 37 oder mehr? *Ja/Nein*

18.9 Bluten Sie aus der Scheide? *Ja/Nein*

18.10 Falls ja, wann hat es angefangen?
(a) Vor weniger als einem Tag? *Ja/Nein*
(b) Vor 2–7 Tagen? *Ja/Nein*
(c) Länger? *Ja/Nein*

18.11 Ist es:
(a) Hellrot? *Ja/Nein*
(b) Dunkelrot? *Ja/Nein*
(c) Mit Blutgerinnseln/Blutklumpen? *Ja/Nein*

18.12 Haben Sie zusätzlich Bauchschmerzen? *Ja/Nein*

18.13 Fühlen Sie sich zusätzlich schwindelig oder schweißig? *Ja/Nein*

Schwangerschaft und Wehen

18.14 Sind Sie schwanger? *Ja/Nein*

18.5 क्या आप सोचते हैं कि आप गर्भवती हैं? हाँ/नहीं

18.6 क्या आप परिवार नियोजन का कोई साधन प्रयोग करते हैं?
(a) काण्डोम (निरोध)? हाँ/नहीं
(b) गर्भ निरोधक गोलियाँ (पिल)? हाँ/नहीं
(c) कॉयल (आई.यू.सी.डी.)? हाँ/नहीं
(d) कैप? हाँ/नहीं
(e) कोई भी नहीं? हाँ/नहीं

गर्भकाल के दौरान योनी से रक्तस्राव

18.7 क्या आप गर्भवती हैं? हाँ/नहीं

18.8 आप कितने समय से गर्भवती हैं?
(a) 8 हफ्ते से कम समय? हाँ/नहीं
(b) 8-16 हफ्ते? हाँ/नहीं
(c) 17-24 हफ्ते? हाँ/नहीं
(d) 25-30 हफ्ते? हाँ/नहीं
(e) 31-36 हफ्ते? हाँ/नहीं
(f) 37 से ज्यादा हफ्ते? हाँ/नहीं

18.9 क्या आपके योनी द्वार से खून बह रहा है? हाँ/नहीं

18.10 यदि हाँ, तो ये कितने समय से है?
(a) एक दिन से कम समय? हाँ/नहीं
(b) दो से सात दिन? हाँ/नहीं
(c) सात दिन से ज्यादा? हाँ/नहीं

18.11 क्या ये खून:
(a) ताजा और चमकीले लाल रँग का है? हाँ/नहीं
(b) गहरे लाल रँग का है? हाँ/नहीं
(c) में जमे हुए खून के टुकड़े हैं? हाँ/नहीं

18.12 क्या आपको इसके अलावा पेट में दर्द भी हो रहा है? हाँ/नहीं

18.13 क्या आपको चक्कर या पसीना भी आ रहा है? हाँ/नहीं

गर्भकाल और प्रसव

18.14 क्या आप गर्भवती है? हाँ/नहीं

English	French
18.15 How many weeks are you pregnant? (a) Less than 8 weeks? *Yes/No* (b) 8–16 weeks? *Yes/No* (c) 17–24 weeks? *Yes/No* (d) 25–30 weeks? *Yes/No* (e) 31–36 weeks? *Yes/No* (f) 37 or more? *Yes/No*	**18.15** Depuis combien de semaines êtes-vous enceinte? Depuis: (a) Moins de 8 semaines? *Oui/Non* (b) 8–16 semaines? *Oui/Non* (c) 17–24 semaines? *Oui/Non* (d) 25–30 semaines? *Oui/Non* (e) 31–36 semaines? *Oui/Non* (f) 37 semaines ou plus? *Oui/Non*
18.16 Have you got a regular tummy pain? *Yes/No*	**18.16** Avez-vous mal au ventre de façon régulière? *Oui/Non*
18.17 When did it start? (a) 1–3 hours ago? *Yes/No* (b) 4–7 hours ago? *Yes/No* (c) More? *Yes/No*	**18.17** Depuis quand avez-vous mal? (a) 1–3 heures? *Oui/Non* (b) 4–7 heures? *Oui/Non* (c) Plus longtemps? *Oui/Non*
18.18 How long is it between pains? (a) Less than 5 minutes? *Yes/No* (b) 6–15 minutes? *Yes/No* (c) 16–30 minutes? *Yes/No* (d) 31–60 minutes? *Yes/No* (e) More? *Yes/No*	**18.18** Combien de temps y a-t-il entre les douleurs? (a) Moins de 5 minutes? *Oui/Non* (b) 6–15 minutes? *Oui/Non* (c) 16–30 minutes? *Oui/Non* (d) 31–60 minutes? *Oui/Non* (e) Plus? *Oui/Non*
18.19 Have your waters broken? *Yes/No*	**18.19** Avez-vous perdu vos eaux? *Oui/Non*
18.20 Have you been seen regularly by a doctor during pregnancy? *Yes/No*	**18.20** Avez-vous consulté régulièrement un médecin pendant votre grossesse? *Oui/Non*
18.21 Have you felt the baby move? *Yes/No*	**18.21** Avez-vous senti bouger le bébé? *Oui/Non*
18.22 Have the movements stopped? *Yes/No*	**18.22** Les mouvements se sont-ils arrêtés? *Oui/Non*
18.23 If yes, was it: (a) Less than a day ago? *Yes/No* (b) Less than a week ago? *Yes/No* (c) More? *Yes/No*	**18.23** Si oui, était-ce il y a: (a) Moins d'un jour? *Oui/Non* (b) Moins d'une semaine? *Oui/Non* (c) Plus longtemps? *Oui/Non*
18.24 Have you had a baby before? *Yes/No*	**18.24** Avez-vous déjà eu un bébé? *Oui/Non*
18.25 Have you ever been pregnant before? *Yes/No*	**18.25** Avez-vous déjà été enceinte? *Oui/Non*

German	Hindi

18.15 In welcher Schwangerschaftswoche sind Sie?
  (a) Weniger als 8 Wochen?   *Ja/Nein*
  (b) 8–16 Wochen?   *Ja/Nein*
  (c) 17–24 Wochen?   *Ja/Nein*
  (d) 25–30 Wochen?   *Ja/Nein*
  (e) 31–36 Wochen?   *Ja/Nein*
  (f) 37 oder mehr?   *Ja/Nein*

18.16 Haben Sie regelmäßig Bauchschmerzen?   *Ja/Nein*

18.17 Wann hat es angefangen?   *Ja/Nein*
  (a) Vor 1–3 Stunden?   *Ja/Nein*
  (b) Vor 4–7 Stunden?   *Ja/Nein*
  (c) Länger?   *Ja/Nein*

18.18 Wie lang ist das Intervall zwischen den Schmerzen/Wehen?
  (a) Kürzer als 5 Minuten?   *Ja/Nein*
  (b) 6–15 Minuten?   *Ja/Nein*
  (c) 16–30 Minuten?   *Ja/Nein*
  (d) 31–60 Minuten?   *Ja/Nein*
  (e) Länger?   *Ja/Nein*

18.19 Ist Ihre Fruchtblase gesprungen?

18.20 Waren Sie während der Schwangerschaft regelmäßig beim Arzt?   *Ja/Nein*

18.21 Spürten Sie, wie sich das Kind bewegt?   *Ja/Nein*

18.22 Hat das Kind aufgehört, sich zu bewegen?   *Ja/Nein*

18.23 Falls ja, war es?
  (a) Vor weniger als einem Tag?   *Ja/Nein*
  (b) Vor weniger als einer Woche?   *Ja/Nein*
  (c) Länger?   *Ja/Nein*

18.24 Haben Sie schon ein Kind?   *Ja/Nein*

18.25 Sind Sie schon einmal schwanger gewesen?   *Ja/Nein*

18.15 आप कितने समय से गर्भवती है?
  (a) 8 हफ्ते से कम समय?   हाँ/नहीं
  (b) 8-16 हफ्ते?   हाँ/नहीं
  (c) 17-24 हफ्ते?   हाँ/नहीं
  (d) 25-30 हफ्ते?   हाँ/नहीं
  (e) 31-36 हफ्ते?   हाँ/नहीं
  (f) 37 हफ्ते या उससे ज्यादा?   हाँ/नहीं

18.16 क्या आपके पेट में लगातार दर्द होता है?   हाँ/नहीं

18.17 ये दर्द कब शुरू हुआ?
  (a) 1-3 घण्टे पहले?   हाँ/नहीं
  (b) 4-7 घण्टे पहले?   हाँ/नहीं
  (c) 7 घण्टे से ज्यादा?   हाँ/नहीं

18.18 दर्द के बीच में कितना समय दर्द रहित होता है?   हाँ/नहीं
  (a) 5 मिनट से कम समय?   हाँ/नहीं
  (b) 6-15 मिनट?   हाँ/नहीं
  (c) 16-30 मिनट?   हाँ/नहीं
  (d) 31-60 मिनट?   हाँ/नहीं
  (e) एक घण्टे से ज्यादा?   हाँ/नहीं

18.19 क्या योनीद्वार में से बच्चा होने वाला पानी बहा है?   हाँ/नहीं

18.20 क्या आपको आपके गर्भवती होने के दौरान किसी डाक्टर ने नियमित रूप से देखा है?   हाँ/नहीं

18.21 क्या आपको पेट में बच्चे की हरकत महसूस होती है?   हाँ/नहीं

18.22 क्या अभी बच्चे की हरकत बन्द हो गई है?   हाँ/नहीं

18.23 यदि हाँ, तो कितने समय से:
  (a) एक दिन से कम समय पहले?   हाँ/नहीं
  (b) एक हफ्ते से कम समय पहले?   हाँ/नहीं
  (c) एक हफ्ते से ज्यादा?   हाँ/नहीं

18.24 क्या आपको पहले बच्चा हुआ है?   हाँ/नहीं

18.25 क्या आप पहले गर्भवती हुई है?   हाँ/नहीं

English	French
19 Paediatrics	**19 La pédiatrie**

19.1	Did these stages of development proceed normally?	
	(a) Pregnancy?	Yes/No
	(b) Birth?	Yes/No
	(c) First weeks after birth?	Yes/No
19.2	Has the child put on weight normally?	Yes/No
19.3	Do you feed your child by:	
	(a) Breast?	Yes/No
	(b) Bottle?	Yes/No
	(c) Soft diet?	Yes/No
	(d) Normal diet?	Yes/No
	(e) Special diet?	Yes/No
19.4	Is your child developing normally?	Yes/No
19.5	Has your child had a full course of immunization?	Yes/No
19.6	Has your child had any of the following?	
	(a) Measles?	Yes/No
	(b) Rubella?	Yes/No
	(c) Chicken pox?	Yes/No
	(d) Glandular fever?	Yes/No
	(e) Mumps?	Yes/No
	(f) Scarlet fever?	Yes/No
19.7	Are there any brothers and sisters?	Yes/No
19.8	Are they well?	Yes/No
19.9	Are there any diseases that run in the family?	Yes/No

19.1	Les événements suivants se sont-ils déroulés normalement?	
	(a) La grossesse?	Oui/Non
	(b) L'accouchement?	Oui/Non
	(c) Les premières semaines après la naissance?	Oui/Non
19.2	L'enfant a-t-il pris du poids normalement?	Oui/Non
19.3	Nourrissez-vous l'enfant:	
	(a) Au sein?	Oui/Non
	(b) Au biberon?	Oui/Non
	(c) Avec de la bouillie pour enfants?	Oui/Non
	(d) Avec un régime normal?	Oui/Non
	(e) Avec un régime spécial?	Oui/Non
19.4	Votre enfant se développe-t-il normalement?	Oui/Non
19.5	Votre enfant a-t-il eu tous les vaccins nécessaires?	Oui/Non
19.6	L'enfant a-t-il eu l'une ou plusieurs des maladies suivantes?	
	(a) La rougeole?	Oui/Non
	(b) La rubéole?	Oui/Non
	(c) La varicelle?	Oui/Non
	(d) La mononucléose infectieuse?	Oui/Non
	(e) Les oreillons?	Oui/Non
	(f) La scarlatine?	Oui/Non
19.7	A-t-il/elle des frères et soeurs?	Oui/Non
19.8	Sont-ils en bonne santé?	Oui/Non
19.9	Y a-t-il des maladies héréditaires dans la famille?	Oui/Non

German	Hindi
Kinderheilkunde	**19 बच्चो के रोग (शिशु रोग)**

German

19.1 Sind die folgenden Entwicklungsstadien normal verlaufen?
    (a) Schwangerschaft?   *Ja/Nein*
    (b) Geburt?   *Ja/Nein*
    (c) Die ersten Wochen nach der Geburt?   *Ja/Nein*

19.2 Hat das Kind normal an Gewicht zugenommen?   *Ja/Nein*

19.3 Ernähren Sie Ihr Kind:
    (a) Mit der Brust?   *Ja/Nein*
    (b) Mit der Flasche?   *Ja/Nein*
    (c) Mit Brei?   *Ja/Nein*
    (d) Mit normaler Nahrung?   *Ja/Nein*
    (e) Mit einer besonderen Diät?   *Ja/Nein*

19.4 Hat sich Ihr Kind bisher normal entwickelt?   *Ja/Nein*

19.5 Hat Ihr Kind alle Impfungen gehabt?   *Ja/Nein*

19.6 Hat Ihr Kind eine der folgenden Krankheiten durchgemacht:
    (a) Masern?   *Ja/Nein*
    (b) Röteln?   *Ja/Nein*
    (c) Windpocken?   *Ja/Nein*
    (d) Infektiöse Mononukleose/Drüsenfieber?   *Ja/Nein*
    (e) Mumps?   *Ja/Nein*
    (f) Scharlach?   *Ja/Nein*

19.7 Hat das Kind Geschwister?   *Ja/Nein*

19.8 Sind die Geschwister gesund?   *Ja/Nein*

19.9 Gibt es Erbkrankheiten in der Familie?   *Ja/Nein*

Hindi

19.1 क्या वृद्धिकाल की ये अवस्थाँए ठीक ठाक गुजरी थी?
    (a) गर्भकाल?   हाँ/नहीं
    (b) प्रसवकाल?   हाँ/नहीं
    (c) जन्म के बाद के पहले कुछ हफ्ते?   हाँ/नहीं

19.2 क्या बच्चे का वजन ठीक तरीके से बढ़ा है?   हाँ/नहीं

19.3 आप बच्चे को किस तरह खिलाते/पिलाते हैं?
    (a) स्तनपान?   हाँ/नहीं
    (b) बोतल का दूध?   हाँ/नहीं
    (c) नरम खुराक?   हाँ/नहीं
    (d) साधारण खुराक?   हाँ/नहीं
    (e) कोई विशेष खुराक?   हाँ/नहीं

19.4 क्या आपका बच्चा ठीक तरीके से बढ़ रहा है?   हाँ/नहीं

19.5 क्या आपने बच्चे को इम्यूनाईजेशन का पूरा कोर्स दिलवाया है?   हाँ/नहीं

19.6 क्या आपके बच्चे को नीचे लिखी कोई बीमारीयाँ हुई हैं?
    (a) मीजल्स?   हाँ/नहीं
    (b) रूबेला?   हाँ/नहीं
    (c) चिकेन पाक्स?   हाँ/नहीं
    (d) ग्लेण्डुलर फीवर?   हाँ/नहीं
    (e) मम्पस?   हाँ/नहीं
    (f) स्कारलेट फीवर?   हाँ/नहीं

19.7 क्या बच्चे के कोई भाई बहन हैं?   हाँ/नहीं

19.8 क्या वो स्वस्थ हैं?   हाँ/नहीं

19.9 क्या आपके परिवार में कोई पुश्तैनी/खानदानी बीमारी है?   हाँ/नहीं

English	French
20 Metabolic	**20 Le métabolisme**

Diabetes / *Le diabète*

English		French	
20.1 Do you suffer from diabetes?	Yes/No	**20.1** Souffrez-vous du diabète?	Oui/Non
20.2 Is it controlled with:		**20.2** Le contrôlez-vous avec:	
(a) Insulin?	Yes/No	(a) De l'insuline?	Oui/Non
(b) Tablets?	Yes/No	(b) Des comprimés?	Oui/Non
(c) Diet?	Yes/No	(c) Un régime?	Oui/Non
20.3 When did you last eat?		**20.3** Quand avez-vous mangé la dernière fois?	
(a) 06.00–08.00?	Yes/No	(a) 06.00–08.00?	Oui/Non
(b) 08.00–10.00?	Yes/No	(b) 08.00–10.00?	Oui/Non
(c) 10.00–12.00?	Yes/No	(c) 10.00–12.00?	Oui/Non
(d) 12.00–14.00?	Yes/No	(d) 12.00–14.00?	Oui/Non
(e) 14.00–16.00?	Yes/No	(e) 14.00–16.00?	Oui/Non
(f) 16.00–18.00?	Yes/No	(f) 16.00–18.00?	Oui/Non
(g) 18.00–20.00?	Yes/No	(g) 18.00–20.00?	Oui/Non
(h) 20.00–22.00?	Yes/No	(h) 20.00–22.00?	Oui/Non
(i) 22.00–24.00?	Yes/No	(i) 22.00–24.00?	Oui/Non
(j) 00.00–06.00?	Yes/No	(j) 00.00–06.00?	Oui/Non
20.4 When did you last have your insulin?		**20.4** Quand avez-vous pris votre insuline pour la dernière fois?	
(a) 06.00–08.00?	Yes/No	(a) 06.00–08.00?	Oui/Non
(b) 08.00–10.00?	Yes/No	(b) 08.00–10.00?	Oui/Non
(c) 10.00–12.00?	Yes/No	(c) 10.00–12.00?	Oui/Non
(d) 12.00–14.00?	Yes/No	(d) 12.00–14.00?	Oui/Non
(e) 14.00–16.00?	Yes/No	(e) 14.00–16.00?	Oui/Non
(f) 16.00–18.00?	Yes/No	(f) 16.00–18.00?	Oui/Non
(g) 18.00–20.00?	Yes/No	(g) 18.00–20.00?	Oui/Non
(h) 20.00–22.00?	Yes/No	(h) 20.00–22.00?	Oui/Non
(i) 22.00–24.00?	Yes/No	(i) 22.00–24.00?	Oui/Non
(j) 00.00–06.00?	Yes/No	(j) 00.00–06.00?	Oui/Non

21 Overdose/ingestion	**21 Overdose/ingestion**

English		French	
21.1 Have you taken an overdose?	Yes/No	**21.1** Avez-vous pris une quelconque dose excessive?	Oui/Non
21.2 If yes, was it:		**21.2** Si oui, s'agissait-il:	
(a) Tablets?	Yes/No	(a) De médicaments?	Oui/Non
(b) Alcohol?	Yes/No	(b) D'alcool?	Oui/Non
(c) Both?	Yes/No	(c) Des deux?	Oui/Non
(d) Something else?	Yes/No	(d) D'autre chose?	Oui/Non

German	Hindi

Stoffwechselerkrankungen

Diabetes

20.1 Haben Sie Diabetes/Zuckerkrankheit?
Ja/Nein

20.2 Womit wird Ihr Diabetes/Zuckerkrankheit behandelt?
   (a) Insulin? *Ja/Nein*
   (b) Tabletten? *Ja/Nein*
   (c) Diät? *Ja/Nein*

20.3 Wann haben Sie zuletzt gegessen?
   (a) 06.00–08.00? *Ja/Nein*
   (b) 08.00–10.00? *Ja/Nein*
   (c) 10.00–12.00? *Ja/Nein*
   (d) 12.00–14.00? *Ja/Nein*
   (e) 14.00–16.00? *Ja/Nein*
   (f) 16.00–18.00? *Ja/Nein*
   (g) 18.00–20.00? *Ja/Nein*
   (h) 20.00–22.00? *Ja/Nein*
   (i) 22.00–24.00? *Ja/Nein*
   (j) 00.00–06.00? *Ja/Nein*

20.4 Wann haben Sie zuletzt Insulin gespritzt?
   (a) 06.00–08.00? *Ja/Nein*
   (b) 08.00–10.00? *Ja/Nein*
   (c) 10.00–12.00? *Ja/Nein*
   (d) 12.00–14.00? *Ja/Nein*
   (e) 14.00–16.00? *Ja/Nein*
   (f) 16.00–18.00? *Ja/Nein*
   (g) 18.00–20.00? *Ja/Nein*
   (h) 20.00–22.00? *Ja/Nein*
   (i) 22.00–24.00? *Ja/Nein*
   (j) 00.00–06.00? *Ja/Nein*

21 Überdosis/Vergiftung

21.1 Haben Sie eine Überdosis von etwas genommen? *Ja/Nein*

21.2 Falls ja, waren es?
   (a) Tabletten? *Ja/Nein*
   (b) Alkohol? *Ja/Nein*
   (c) Tabletten und Alkohol? *Ja/Nein*
   (d) Etwas anderes? *Ja/Nein*

---

20 मेटाबोलीक रोग

डाएबिटीज (मधुमेह)

20.1 क्या आपको डाएबिटीज की बीमारी है? हाँ/नहीं

20.2 यदि हाँ, तो इसका ईलाज किस चीज से चल रहा है?
   (a) ईन्सुलिन? हाँ/नहीं
   (b) गोलियाँ (टेबलेट)? हाँ/नहीं
   (c) खुराक? हाँ/नहीं

20.3 आपने आखरी बार कब खाया था?
   (a) 06.00 - 8.00 हाँ/नहीं
   (b) 08.00 - 10.00 हाँ/नहीं
   (c) 10.00 - 12.00 हाँ/नहीं
   (d) 12.00 - 14.00 हाँ/नहीं
   (e) 14.00 - 16.00 हाँ/नहीं
   (f) 16.00 - 18.00 हाँ/नहीं
   (g) 18.00 - 20.00 हाँ/नहीं
   (h) 20.00 - 22.00 हाँ/नहीं
   (i) 22.00 - 24.00 हाँ/नहीं
   (j) 00.00 - 06.00 हाँ/नहीं

20.4 आपने आखरी बार ईन्सुलिन कब लिया था?
   (a) 06.00 - 8.00 हाँ/नहीं
   (b) 08.00 - 10.00 हाँ/नहीं
   (c) 10.00 - 12.00 हाँ/नहीं
   (d) 12.00 - 14.00 हाँ/नहीं
   (e) 14.00 - 16.00 हाँ/नहीं
   (f) 16.00 - 18.00 हाँ/नहीं
   (g) 18.00 - 20.00 हाँ/नहीं
   (h) 20.00 - 22.00 हाँ/नहीं
   (i) 22.00 - 24.00 हाँ/नहीं
   (j) 00.00 - 06.00 हाँ/नहीं

21 औषधियों का अधिक मात्रा में सेवन/विषपान

21.1 क्या आपने किसी औषधि/दवा का अधिक मात्रा में सेवन किया है? हाँ/नहीं

21.2 यदि हाँ, तो वो क्या था?
   (a) गोलियाँ (टेबलेट)? हाँ/नहीं
   (b) शराब? हाँ/नहीं
   (c) दोनो? हाँ/नहीं
   (d) या कुछ और? हाँ/नहीं

English	French
21.3 If tablets, were they: (a) Paracetamol? *Yes/No* (b) Aspirin? *Yes/No* (c) Anti-depressants? *Yes/No* (d) Sleeping tablets? *Yes/No* (e) Pain killers? *Yes/No* (f) Heart tablets? *Yes/No* (g) Aminophylline? *Yes/No* (h) Something else? *Yes/No*	**21.3** S'il s'agit de médicaments, était-ce: (a) Du paracétamol? *Oui/Non* (b) De l'aspirine? *Oui/Non* (c) Des anti-dépressifs? *Oui/Non* (d) Des somnifères? *Oui/Non* (e) Des analgésiques? *Oui/Non* (f) Pour le coeur? *Oui/Non* (g) De l'aminophylline? *Oui/Non* (h) Autre chose? *Oui/Non*
21.4 How many did you take? (a) Fewer than 10? *Yes/No* (b) 11–20? *Yes/No* (c) 21–40? *Yes/No* (d) More? *Yes/No*	**21.4** Combien de comprimés avez-vous pris? (a) Moins de 10? *Oui/Non* (b) 11–20? *Oui/Non* (c) 21–40? *Oui/Non* (d) Plus? *Oui/Non*
21.5 If liquid, how much have you taken?	**21.5** Si c'était du liquide, combien en avez-vous bu?
21.6 How long ago did you take it? (a) Less than 1 hour ago? *Yes/No* (b) 1–6 hours ago? *Yes/No* (c) 7–12 hours ago? *Yes/No* (d) 13–24 hours ago? *Yes/No* (e) More? *Yes/No*	**21.6** Était-ce il y a: (a) Moins d'une heure? *Oui/Non* (b) 1–6 heures? *Oui/Non* (c) 7–12 heures? *Oui/Non* (d) 13–24 heures? *Oui/Non* (e) Plus? *Oui/Non*
21.7 If alcohol, was it: (a) Spirits? *Yes/No* (b) Beer/lager? *Yes/No* (c) Wine? *Yes/No*	**21.7** S'il s'agit d'alcool, était-ce: (a) Des spiritueux? *Oui/Non* (b) De la bière? *Oui/Non* (c) Du vin? *Oui/Non*
21.8 How much have you had to drink? Spirits (a) 1/2 bottle? *Yes/No* (b) 1 bottle? *Yes/No* (c) More? *Yes/No* Beer/Lager (a) Less than 5 pints (2.5 litres)? *Yes/No* (b) Between 5 (2.5 litres) and 10 (5 litres/pints)? *Yes/No* (c) More? *Yes/No* Wine (a) Less than 1 bottle? *Yes/No* (b) 1–3 bottles? *Yes/No* (c) More than 3 bottles? *Yes/No*	**21.8** Quelle est la quantité que vous avez bu? Spiritueux (a) 1/2 bouteille? *Oui/Non* (b) 1 bouteille? *Oui/Non* (c) Plus? *Oui/Non* Bière (a) Moins de 2,5 litres? *Oui/Non* (b) 2,5–5 litres? *Oui/Non* (c) Plus? *Oui/Non* Vin (a) Moins d'une bouteille? *Oui/Non* (b) 1–3 bouteille? *Oui/Non* (c) Plus? *Oui/Non*

German	Hindi

German

21.3 Falls es Tabletten waren, war es/waren es?
   (a) Paracetamol/Benuron? *Ja/Nein*
   (b) Aspirin? *Ja/Nein*
   (c) Tabletten gegen Depressionen? *Ja/Nein*
   (d) Schlaftabletten? *Ja/Nein*
   (e) Schmerztabletten? *Ja/Nein*
   (f) Herztabletten? *Ja/Nein*
   (g) Aminophyllin? *Ja/Nein*
   (h) Etwas anderes? *Ja/Nein*

21.4 Wieviele davon haben Sie genommen?
   (a) Weniger als 10? *Ja/Nein*
   (b) 11 bis 20? *Ja/Nein*
   (c) 21 bis 40? *Ja/Nein*
   (d) Mehr? *Ja/Nein*

21.5 Falls es eine Flüssigkeit war, wieviel davon haben Sie getrunken?

21.6 Wie lange ist es her, seit Sie die Tabletten genommen haben?
   (a) Weniger als eine Stunde? *Ja/Nein*
   (b) Vor 1 bis 6 Stunden? *Ja/Nein*
   (c) Vor 7 bis 12 Stunden? *Ja/Nein*
   (d) Vor 13 bis 24 Stunden? *Ja/Nein*
   (e) Länger? *Ja/Nein*

21.7 Falls es Alkohol war, war es?
   (a) Spirituosen? *Ja/Nein*
   (b) Bier? *Ja/Nein*
   (c) Wein? *Ja/Nein*

21.8 Wieviel Alkohol haben Sie getrunken?
Spirituosen
   (a) 1/2 Flasche? *Ja/Nein*
   (b) 1 Flasche? *Ja/Nein*
   (c) Mehr? *Ja/Nein*
Bier
   (a) Weniger als 5 Pint (2,5 Liter) Bier? *Ja/Nein*
   (b) Zwischen 5 und 10 Pint (2,5 bis 5 Liter) Bier? *Ja/Nein*
   (c) Mehr? *Ja/Nein*
Wein
   (a) Weniger als 1 Flasche? *Ja/Nein*
   (b) Zwischen 1–3 Flaschen? *Ja/Nein*
   (c) Mehr als 3 Flaschen? *Ja/Nein*

Hindi

21.3 यदि वो गोलियाँ थी, तो क्या वो:
   (a) पेरासिटामोल था? हाँ/नहीं
   (b) ऐस्पिरिन थी? हाँ/नहीं
   (c) एन्टी डिप्रेसेन्ट था? हाँ/नहीं
   (d) सोने की गोलियाँ थी? हाँ/नहीं
   (e) दर्द की गोलियाँ (पेन किलर) थी? हाँ/नहीं
   (f) दिल की गोलियाँ थी? हाँ/नहीं
   (g) एमाइनोफाईलिन थी? हाँ/नहीं
   (h) या कुछ और था? हाँ/नहीं

21.4 आपने कितनी गोलियाँ खाई हैं?
   (a) दस से कम? हाँ/नहीं
   (b) 11-20? हाँ/नहीं
   (c) 21-40? हाँ/नहीं
   (d) 40 से ज्यादा? हाँ/नहीं

21.5 यदि आपने कोई तरल पदार्थ पीया है, तो कृपया बताएँ कि कितना पीया है।

21.6 आपने कितनी देर पहले इनका सेवन किया?
   (a) 1 घण्टे से कम समय पहले? हाँ/नहीं
   (b) 1-6 घण्टे पहले? हाँ/नहीं
   (c) 7-12 घण्टे पहले? हाँ/नहीं
   (d) 13-24 घण्टे पहले? हाँ/नहीं
   (e) या उससे ज्यादा? हाँ/नहीं

21.7 यदि आपने शराब पी है, तो कृपया बताएँ:
   (a) क्या आपने स्पीरिट्स पी है? हाँ/नहीं
   (b) क्या आपने बीयर/लागर पी है? हाँ/नहीं
   (c) क्या आपने वाईन पी है? हाँ/नहीं

21.8 आपने कितनी शराब पी है?
स्पीरिट
   (a) ½ बोतल स्पीरिट? हाँ/नहीं
   (b) 1 बोतल स्पीरिट? हाँ/नहीं
   (c) 1 बोतल स्पीरिट से ज्यादा? हाँ/नहीं

बीयर
   (a) 2.5 लीटर बीयर या उससे कम? हाँ/नहीं
   (b) 2.5-5 लीटर बीयर? हाँ/नहीं
   (c) 5 लीटर से ज्यादा? हाँ/नहीं

वाईन
   (a) 1 बोतल से कम? हाँ/नहीं
   (b) 1-3 बोतल? हाँ/नहीं
   (c) 3 बोतल से ज्यादा? हाँ/नहीं

English	French
21.9 How long ago did you start drinking? (a) Less than 1 hour ago? *Yes/No* (b) 1–6 hours ago? *Yes/No* (c) 7–12 hours ago? *Yes/No* (d) More? *Yes/No*	**21.9** Quand avez-vous commencé à boire? Il y a: (a) Moins d'une heure? *Oui/Non* (b) 1–6 heures? *Oui/Non* (c) 7–12 heures? *Oui/Non* (d) Plus? *Oui/Non*
21.10 Have you vomited? *Yes/No*	**21.10** Avez-vous vomi? *Oui/Non*
21.11 Do you feel depressed? *Yes/No*	**21.11** Vous sentez-vous déprimé(e)? *Oui/Non*
21.12 How long have you felt like this? (a) Days? *Yes/No* (b) Weeks? *Yes/No* (c) Months? *Yes/No*	**21.12** Depuis combien de temps vous sentez-vous dans cet état? Depuis: (a) Quelques jours? *Oui/Non* (b) Quelques semaines? *Oui/Non* (c) Quelques mois? *Oui/Non*
21.13 Have you taken an overdose before? *Yes/No*	**21.13** Avez-vous déjà pris une overdose? *Oui/Non*
21.14 Have you seen a psychiatrist before? *Yes/No*	**21.14** Avez-vous déjà consulté un psychiatre? *Oui/Non*

English	French
22 Collapse	**22 Le collapsus**
22.1 Have you fallen to the ground? *Yes/No*	**22.1** Êtes-vous tombé(e) par terre? *Oui/Non*
22.2 If yes, was it an accident or a trip? *Yes/No*	**22.2** Si oui, s'agit-il d'un accident ou avez-vous trébuché? *Oui/Non*
22.3 If no, was it: (a) Dizziness? *Yes/No* (b) Racing heart beat? *Yes/No* (c) Sweatiness? *Yes/No* (d) Chest pain? *Yes/No* (e) Shortness of breath? *Yes/No* (f) Headache? *Yes/No*	**22.3** Si non, était-ce à cause de: (a) Vertiges? *Oui/Non* (b) Palpitations? *Oui/Non* (c) Transpiration? *Oui/Non* (d) Angine de poitrine? *Oui/Non* (e) Manque de souffle? *Oui/Non* (f) Mal de tête? *Oui/Non*
22.4 Did you lose consciousness? *Yes/No*	**22.4** Avez-vous perdu connaissance? *Oui/Non*

German	Hindi

German

21.9 Wann haben Sie angefangen zu trinken?
    (a) Vor weniger als einer Stunde? *Ja/Nein*
    (b) Vor 1 bis 6 Stunden? *Ja/Nein*
    (c) Vor 7 bis 12 Stunden? *Ja/Nein*
    (d) Länger? *Ja/Nein*

21.10 Haben Sie erbrochen? *Ja/Nein*

21.11 Fühlen Sie sich deprimiert/niedergeschlagen? *Ja/Nein*

21.12 Wann haben Sie angefangen, sich so zu fühlen?
    (a) Vor Tagen? *Ja/Nein*
    (b) Vor Wochen? *Ja/Nein*
    (c) Vor Monaten? *Ja/Nein*

21.13 Haben Sie schon einmal versucht, sich zu vergiften? *Ja/Nein*

21.14 Haben Sie schon einmal einen Psychiater/Psychotherapeuten aufgesucht? *Ja/Nein*

22 Kollaps/Ohnmachtsanfall

22.1 Sind Sie gefallen? *Ja/Nein*

22.2 Falls ja, war es ein Unfall, ein Mißgeschick; sind Sie gestolpert? *Ja/Nein*

22.3 Falls nein, was hat den Sturz verursacht oder begleitet?
    (a) Schwindelgefühl? *Ja/Nein*
    (b) Ein rasender Herzschlag? *Ja/Nein*
    (c) Schweißausbruch? *Ja/Nein*
    (d) Schmerzen im Brustkorb? *Ja/Nein*
    (e) Kurzatmigkeit? *Ja/Nein*
    (f) Kopfschmerzen? *Ja/Nein*

22.4 Haben Sie dabei das Bewußtsein verloren? *Ja/Nein*

Hindi

21.9 आपने कितनी देर पहले शराब पीनी शुरू की थी?
    (a) एक घण्टे पहले? हाँ/नहीं
    (b) 1-6 घण्टे पहले? हाँ/नहीं
    (c) 7-12 घण्टे पहले? हाँ/नहीं
    (d) 12 घण्टे से ज्यादा? हाँ/नहीं

21.10 क्या आपने उल्टी की है? हाँ/नहीं

21.11 क्या आप मायूस (डिप्रेसन) महसूस करते हैं? हाँ/नहीं

21.12 ऐसा आप कितने समय से महसूस करते है?
    (a) कुछ दिन से? हाँ/नहीं
    (b) कुछ हफ्तों से? हाँ/नहीं
    (c) कुछ महीनों से? हाँ/नहीं

21.13 क्या आपने पहले भी कभी दवाओं का अधिक मात्रा में सेवन या जहर लिया है? हाँ/नहीं

21.14 क्या आपने पहले किसी मनोचिकित्सक (साईकियाट्रीस्ट) को दिखाया है? हाँ/नहीं

22 मुर्छित होना

22.1 क्या आप जमीन पर गिर गये थे? हाँ/नहीं

22.2 यदि हाँ, तो क्या ये दुर्घटना थी या आप फिसल गये थे? हाँ/नहीं

22.3 यदि नहीं, तो क्या:
    (a) आपको चक्कर आया था? हाँ/नहीं
    (b) दिल की धड़कन अचानक तेज हो गई थी? हाँ/नहीं
    (c) पसीना आया था? हाँ/नहीं
    (d) सीने में दर्द हुआ था? हाँ/नहीं
    (e) साँस फूल गई थी? हाँ/नहीं
    (f) सर दर्द हुआ था? हाँ/नहीं

22.4 क्या आप होश खो बैठे थे? हाँ/नहीं

English	French
22.5 If yes, how long was it for? (a) Seconds? *Yes/No* (b) Minutes? *Yes/No* (c) Don't know? *Yes/No*	**22.5** Si oui, pendant combien de temps? (a) Pendant quelques secondes? *Oui/Non* (b) Pendant quelques minutes? *Oui/Non* (c) Vous ne savez pas? *Oui/Non*
22.6 If yes, when you awoke did you: (a) Find that you had passed water? *Yes/No* (b) Find that you had bitten your tongue? *Yes/No* (c) Feel better immediately? *Yes/No* (d) Feel confused and unwell? *Yes/No*	**22.6** Si oui, en vous réveillant: (a) Vous êtes-vous rendu(e) compte que vous aviez urine? *Oui/Non* (b) Vous êtes-vous rendu(e) compte que vous vous êtiez mordu la langue? *Oui/Non* (c) Vous êtes-vous immédiatement senti(e) mieux? *Oui/Non* (d) Vous sentiez-vous mal et étourdi(e)? *Oui/Non*
22.7 Do you have any of the following? (a) Angina? *Yes/No* (b) High blood pressure? *Yes/No* (c) Stroke? *Yes/No* (d) Sugar diabetes? *Yes/No* (e) Epilepsy? *Yes/No* (f) Pregnancy? *Yes/No* (g) Pacemaker? *Yes/No*	**22.7** Avez-vous les affections suivantes? (a) Angine? *Oui/Non* (b) Hypertension? *Oui/Non* (c) Attaque d'apoplexie? *Oui/Non* (d) Diabète? *Oui/Non* (e) De l'épilepsie? *Oui/Non* (f) La grossesse? *Oui/Non* (g) Stimulateur cardiaque? *Oui/Non*
22.8 If you witnessed the patient's collapse, did you see the patient: (a) Lose consciousness? *Yes/No* (b) Froth at the mouth? *Yes/No* (c) Shake arms and legs? *Yes/No* (d) Have stiff arms and legs? *Yes/No* (e) Go pale and floppy? *Yes/No*	**22.8** Si vous avez assisté à l'effondrement du malade, avez-vous constaté: (a) Une perte de conscience? *Oui/Non* (b) De l'écume aux lèvres? *Oui/Non* (c) Un tremblement des membres? *Oui/Non* (d) Une raideur des membres? *Oui/Non* (e) Pâleur et mollesse? *Oui/Non*

German	Hindi
22.5 Falls ja, wie lange waren Sie bewußtlos? (a) Sekunden? *Ja/Nein* (b) Minuten? *Ja/Nein* (c) Ich weiß es nicht? *Ja/Nein*	**22.5** यदि हाँ, तो कितनी देर के लिए बेहोश हुए थे? (a) कुछ सेकण्ड्स के लिए? हाँ/नहीं (b) कुछ मिनट के लिए? हाँ/नहीं (c) या आपको अन्दाजा नही है? हाँ/नहीं
22.6 Falls ja, als Sie wieder zu sich kamen, haben Sie festgestellt, daß: (a) Sie Wasser gelassen hatten? *Ja/Nein* (b) Sie sich auf die Zunge gebissen hatten? *Ja/Nein* (c) Sie sich sofort wieder viel besser gefühlt haben? *Ja/Nein* (d) Sie sich verwirrt und unwohl fühlten? *Ja/Nein*	**22.6** यदि हाँ, तो आपको होश आने के बाद आपने क्या पाया? (a) कि आपने पेशाब कर दिया था? हाँ/नहीं (b) कि आपने अपनी जीभ काट ली थी? हाँ/नहीं (c) कि आप तुरन्त अच्छा महसूस करने लगे? हाँ/नहीं (d) कि आप घबराए हुए या बीमार से लगे? हाँ/नहीं
22.7 Haben Sie eines der Folgenden? (a) Angina pectoris? *Ja/Nein* (b) Hohen Blutdruck? *Ja/Nein* (c) Schlaganfall? *Ja/Nein* (d) Diabetes/Zuckerkrankheit? *Ja/Nein* (e) Epilepsie? *Ja/Nein* (f) Schwangerschaft? *Ja/Nein* (g) Herzschrittmacher? *Ja/Nein*	**22.7** क्या आपको नीचे लिखी कोई बीमारी है? (a) एन्जाईना (दिल का दर्द)? हाँ/नहीं (b) उच्च रक्तचाप (हाई ब्लड प्रेशर)? हाँ/नहीं (c) लकवा (स्ट्रोक)? हाँ/नहीं (d) मधुमेह (डाएबिटिज)? हाँ/नहीं (e) मिरगी (एपिलेप्सी)? हाँ/नहीं (f) गर्भवती होना? हाँ/नहीं (g) पेसमेकर? हाँ/नहीं
22.8 Falls Sie Zeuge waren, als der Patient umfiel, haben Sie gesehen: (a) Daß der Patient das Bewußtsein verloren hat? *Ja/Nein* (b) Daß der Patient Schaum vor dem Mund hatte? *Ja/Nein* (c) Daß sie/er stark an Armen und Beinen gezittert hat, sich geschüttelt hat? *Ja/Nein* (d) Daß ihre/seine Arme und Beine ganz steif wurden? *Ja/Nein* (e) Daß sie/er ganz blaß und schlaff wurde? *Ja/Nein*	**22.8** यदि आपने मरिज को मुर्छित होते हुए देखा था, तो कृपया बताँए कि: (a) क्या मरिज बेहोश हो गया था? हाँ/नहीं (b) क्या मरिज के मुँह से झाग निकली थी? हाँ/नहीं (c) क्या मरिज ने हाथ पाँव हिलाए थे? हाँ/नहीं (d) क्या मरिज के हाथ पाँव अकड़ गए थे? हाँ/नहीं (e) क्या मरिज पीला पड़ गया था और झूल गया था? हाँ/नहीं

English	French

23 Pyrexia (fever) | 23 La pyrexie (la fièvre)

23.1 Do you feel hot? Yes/No

23.2 Do you have a high temperature? Yes/No
If yes, how long have you had it?
(a) Hours? Yes/No
(b) Days? Yes/No
(c) Weeks? Yes/No
(d) Months? Yes/No

23.3 Does your temperature go up and down? Yes/No
If yes, how often does it get very high?
(a) Many times a day? Yes/No
(b) Every day? Yes/No
(c) Every 2–3 days? Yes/No

23.4 Have you had any shaking/shivering attacks? Yes/No

23.5 When you have the high temperature, do you have?
(a) Blocked nose? Yes/No
(b) Sickness? Yes/No
(c) Vomiting? Yes/No
(d) Loss of appetite? Yes/No
(e) Nausea? Yes/No
(f) Diarrhoea? Yes/No
(g) Abdominal pain? Yes/No
(h) Chest pain? Yes/No
(i) Shortness of breath? Yes/No
(j) Cough? Yes/No
(k) Pain on passing urine? Yes/No
(l) Headache? Yes/No

23.6 Have you been abroad recently? Yes/No
If yes, were you in:
(a) Europe? Yes/No
(b) Americas? Yes/No
(c) Asia? Yes/No
(d) Africa? Yes/No

23.1 Avez-vous trop chaud? Oui/Non

23.2 Avez-vous de la température? Oui/Non
Si oui, depuis quand? Depuis:
(a) Quelques heures? Oui/Non
(b) Quelques jours? Oui/Non
(c) Quelques semaines? Oui/Non
(d) Quelques mois? Oui/Non

23.3 Est-ce que votre température monte et descend? Oui/Non
Si oui, avec quelle fréquence votre température monte-t-elle?
(a) Plusieurs fois par jour? Oui/Non
(b) Tous les jours? Oui/Non
(c) Tous les 2–3 jours? Oui/Non

23.4 Avez-vous eu des accès de tremblements ou de frissons? Oui/Non

23.5 Quand vous avez de la température:
(a) Avez-vous le nez bouché? Oui/Non
(b) Vous sentez-vous mal? Oui/Non
(c) Vomissez-vous? Oui/Non
(d) Perdez-vous l'appétit? Oui/Non
(e) Avez-vous des nausées? Oui/Non
(f) Avez-vous la diarrhée? Oui/Non
(g) Avez-vous mal au ventre? Oui/Non
(h) Avez-vous mal à la poitrine? Oui/Non
(i) Avez-vous la respiration courte? Oui/Non
(j) Toussez-vous? Oui/Non
(k) Avez-vous mal lorsque vous urinez? Oui/Non
(l) Avez-vous mal à la tête? Oui/Non

23.6 Avez-vous été à l'étranger récemment? Oui/Non
Si oui, était-ce:
(a) En Europe? Oui/Non
(b) En Amérique (du nord ou du sud)? Oui/Non
(c) En Asie? Oui/Non
(d) En Afrique? Oui/Non

German	Hindi
23 Fieber	**23 बुखार**
23.1 Ist Ihnen heiß? *Ja/Nein*	23.1 क्या आपको गर्मी लग रही है? हाँ/नहीं
23.2 Haben Sie eine erhöhte Temperatur/Fieber? *Ja/Nein* Falls ja, wie lange haben Sie das schon? (a) Seit Stunden? *Ja/Nein* (b) Seit Tagen? *Ja/Nein* (c) Seit Wochen? *Ja/Nein* (d) Seit Monaten? *Ja/Nein*	23.2 क्या आपको ज्यादा बुखार है? हाँ/नहीं यदि हाँ, तो ये कितनी देर से है? (a) कुछ घण्टो से? हाँ/नहीं (b) कुछ दिनो से? हाँ/नहीं (c) कुछ हफ्तों से? हाँ/नहीं (d) कुछ महीनो से? हाँ/नहीं
23.3 Steigt und fällt die Temperatur? *Ja/Nein* Falls ja, wie häufig ist sie sehr hoch? (a) Viele Male am Tag? *Ja/Nein* (b) Jeden Tag? *Ja/Nein* (c) Alle 2 bis 3 Tage? *Ja/Nein*	23.3 क्या बुखार कम और ज्यादा होता रहता है? हाँ/नहीं यदि हाँ, तो ये कितने देर में ज्यादा हो जाता है? (a) दिन में कई बार? हाँ/नहीं (b) हर दिन? हाँ/नहीं (c) हर दो–तीन दिन में? हाँ/नहीं
23.4 Haben Sie Schüttelfrost gehabt? *Ja/Nein*	23.4 क्या आपको कभी थरथराना या कँपकँपी लगना हुआ है? हाँ/नहीं
23.5 Wenn Sie hohes Fieber haben, haben Sie dabei gleichzeitig/müssen Sie dabei: (a) Eine verstopfte Nase? *Ja/Nein* (b) Brechreiz? *Ja/Nein* (c) Erbrechen? *Ja/Nein* (d) Appetitlosigkeit? *Ja/Nein* (e) Übelkeit? *Ja/Nein* (f) Durchfall? *Ja/Nein* (g) Bauchschmerzen? *Ja/Nein* (h) Schmerzen im Brustkorb? *Ja/Nein* (i) Kurzatmigkeit? *Ja/Nein* (j) Husten? *Ja/Nein* (k) Schmerzen beim Wasserlassen? *Ja/Nein* (l) Kopfschmerzen? *Ja/Nein*	23.5 जब आपको तेज बुखार होता है, तो क्या साथ में नीचे लिखी चीजें भी होती हैं? (a) नाक बन्द होना? हाँ/नहीं (b) जी मिचलाना? हाँ/नहीं (c) उल्टी? हाँ/नहीं (d) भूख न लगना? हाँ/नहीं (e) उबकाईयाँ आना? हाँ/नहीं (f) ज्यादा दस्त लगना? हाँ/नहीं (g) पेट में दर्द? हाँ/नहीं (h) सीने में दर्द? हाँ/नहीं (i) साँस फूलना? हाँ/नहीं (j) खाँसी? हाँ/नहीं (k) पेशाब करते हुए दर्द? हाँ/नहीं (l) सरदर्द? हाँ/नहीं
23.6 Sind Sie in letzter Zeit im Ausland gewesen? *Ja/Nein* Falls ja, waren Sie in: (a) Europa? *Ja/Nein* (b) Amerika (Nord/Süd)? *Ja/Nein* (c) Asien? *Ja/Nein* (d) Afrika? *Ja/Nein*	23.6 क्या आप अभी कहीं विदेश भ्रमण में गये थे? हाँ/नहीं यदि हाँ, तो कहाँ गये थे? (a) योरोप? हाँ/नहीं (b) अमेरिका? हाँ/नहीं (c) एशिया? हाँ/नहीं (d) अफ्रीका? हाँ/नहीं

English	Italian
15 Head region	**15 Testa**

<table>
<tr><td>

15.1 Have you a problem with any of the following?
    (a) Headache?   Yes/No
    (b) Ears?   Yes/No
    (c) Nose?   Yes/No
    (d) Throat?   Yes/No
    (e) Eyes?   Yes/No

Headache
15.2 Have you got pain in your head? Yes/No

15.3 When did it begin?
    (a) Less than 30 minutes ago?   Yes/No
    (b) 2 hours ago?   Yes/No
    (c) Less than 6 hours ago?   Yes/No
    (d) 6–24 hours ago?   Yes/No
    (e) Less than 1 week ago?   Yes/No
    (f) More than 1 week ago?   Yes/No

15.4 Did it come on suddenly?   Yes/No

15.5 Did it come on gradually?   Yes/No

15.6 Can you tell me where you feel the pain?
    (a) Left side?   Yes/No
    (b) Right side?   Yes/No
    (c) Front of your head?   Yes/No
    (d) Behind your eyes?   Yes/No
    (e) Back of your head?   Yes/No

15.7 Have you noticed any of the following as well?
    (a) Stiffness in your neck?   Yes/No
    (b) Nausea and vomiting?   Yes/No
    (c) Fever?   Yes/No
    (d) Avoidance of bright light?   Yes/No

</td><td>

15.1 Qual'è il Suo problema?
    (a) Mal di testa?   Sì/No
    (b) Orecchie?   Sì/No
    (c) Naso?   Sì/No
    (d) Gola?   Sì/No
    (e) Occhi?   Sì/No

Mal di testa
15.2 Ha mal di testa?   Sì/No

15.3 Quando è cominciato?
    (a) Meno di 30 minuti fa?   Sì/No
    (b) 2 ore fa?   Sì/No
    (c) Meno di 6 ore fa?   Sì/No
    (d) Tra 6 e 24 ore fa?   Sì/No
    (e) Meno di una settimana fa?   Sì/No
    (f) Da più?   Sì/No

15.4 È cominciato improvvisamente?   Sì/No

15.5 È iniziato gradualmente?   Sì/No

15.6 Può dirmi da che parte fa male:
    (a) A sinistra?   Sì/No
    (b) A destra?   Sì/No
    (c) Alla fronte?   Sì/No
    (d) Dietro gli occhi?   Sì/No
    (e) Alla nuca?   Sì/No

15.7 Ha notato anche:
    (a) Rigidità del collo?   Sì/No
    (b) Nausea e vomito?   Sì/No
    (c) Febbre?   Sì/No
    (d) Fastidio alle luci forti?   Sì/No

</td></tr>
</table>

Russian	Spanish
15 Голова	**15 Región de la cabeza**

15.1 У Вас есть проблема с:
    (a) Головной болью? *Да/Нет*
    (b) Ушами? *Да/Нет*
    (c) Носом? *Да/Нет*
    (d) Горлом? *Да/Нет*
    (e) Глазами? *Да/Нет*

Головная боль
15.2 У Вас болит голова? *Да/Нет*

15.3 Когда это началось?
    (a) Менее 30 минут назад? *Да/Нет*
    (b) 2 часа назад? *Да/Нет*
    (c) Менее 6 часов назад? *Да/Нет*
    (d) От 6 до 24 часов назад? *Да/Нет*
    (e) Менее недели назад? *Да/Нет*
    (f) Более недели назад? *Да/Нет*

15.4 Боль началась внезапно? *Да/Нет*

15.5 Боль наступила постепенно? *Да/Нет*

15.6 Скажите, пожалуйста, где Вы чувствуете боль:
    (a) В левой стороне? *Да/Нет*
    (b) В правой стороне? *Да/Нет*
    (c) В передней части? *Да/Нет*
    (d) За глазами? *Да/Нет*
    (e) В задней части? *Да/Нет*

15.7 Вы замечали вместе с болью:
    (a) Что Вам трудно поворачивать голову? *Да/Нет*
    (b) Тошноту и рвоту? *Да/Нет*
    (c) Лихорадку? *Да/Нет*
    (d) Отвращение к яркому свету? *Да/Нет*

15.1 ¿Tiene Ud. alguno de los siguientes problemas?
    (a) ¿Dolor de cabeza? *Sí/No*
    (b) ¿Dolor de oídos? *Sí/No*
    (c) ¿Dolor en la naríz? *Sí/No*
    (d) ¿Dolor en la faringe/garganta? *Sí/No*
    (e) ¿Dolor de ojos? *Sí/No*

Dolor de cabeza
15.2 ¿Tiene Ud. dolor de cabeza? *Sí/No*

15.3 ¿Cuándo comenzó?
    (a) ¿Hace menos de 30 minutos? *Sí/No*
    (b) ¿Hace 2 horas? *Sí/No*
    (c) ¿Hace menos de 6 horas? *Sí/No*
    (d) ¿De 6–24 horas? *Sí/No*
    (e) ¿Hace menos de una semana? *Sí/No*
    (f) ¿Hace más de una semana? *Sí/No*

15.4 ¿Comenzó de repente? *Sí/No*

15.5 ¿Se produjo gradualmente? *Sí/No*

15.6 ¿Puede Ud. decirme dónde siente el dolor?:
    (a) ¿Lado izquierdo? *Sí/No*
    (b) ¿Lado derecho? *Sí/No*
    (c) ¿En la frente? *Sí/No*
    (d) ¿Detrás de los ojos? *Sí/No*
    (e) ¿En la parte posterior de la cabeza? *Sí/No*

15.7 ¿Ha notado también algo de lo que sigue?:
    (a) ¿Rigidez en el cuello? *Sí/No*
    (b) ¿Náuseas y vómitos? *Sí/No*
    (c) ¿Fiebre? *Sí/No*
    (d) ¿Molestia ante luz brillante? *Sí/No*

English	Italian
(e) Weakness in your arms or legs? Yes/No	(e) Debolezza alle braccia o alle gambe? Sì/No
(f) Pins and needles? Yes/No	(f) Formicolio? Sì/No

15.8 Have you had a similar headache before? Yes/No

15.8 Ha mai avuto un simile mal di testa? Sì/No

15.9 Have you collapsed or had a period of memory loss? Yes/No

15.9 Ha subito un collasso o ha avuto un amnesia? Sì/No

15.10 Are you epileptic? Yes/No

15.10 Soffre di epilessia? Sì/No

15.11 If yes, when was your last fit?
(a) Less than 1 week ago? Yes/No
(b) Less than 6 months ago? Yes/No
(c) Less than 1 year ago? Yes/No
(d) More? Yes/No

15.11 Se sì, quando è stato l'ultimo attacco?
(a) Meno di 1 settimana fa? Sì/No
(b) Meno di 6 mesi fa? Sì/No
(c) Meno di 1 anno fa? Sì/No
(d) Di più? Sì/No

15.12 Have you ever suffered from:
(a) Migraine? Yes/No
(b) A stroke? Yes/No
(c) High blood pressure? Yes/No

15.12 Ha mai sofferto di:
(a) Emicrania? Sì/No
(b) Ictus cerebrale? Sì/No
(c) Ipertensione? Sì/No

Ears
15.13 Have you a problem with your ears? Yes/No

Orecchie
15.13 Ha problemi alla orecchie? Sì/No

15.14 If yes, is it:
(a) Right? Yes/No
(b) Left? Yes/No
(c) Both? Yes/No

15.14 Se sì, indichi se:
(a) Destro? Sì/No
(b) Sinistro? Sì/No
(c) Ambedue? Sì/No

15.15 If yes, is it:
(a) Pain? Yes/No
(b) Deafness? Yes/No
(c) Ringing in the ear? Yes/No
(d) Discharge of pus or fluid? Yes/No
(e) Discharge of blood? Yes/No

15.15 Se sì, si tratta di:
(a) Dolore? Sì/No
(b) Sordità? Sì/No
(c) Ronzio? Sì/No
(d) Suppurazione di pus o di fluido? Sì/No
(e) Sanguinameto? Sì/No

Russian	Spanish
(e) Слабость в руках или ногах? *Да/Нет* (f) Покалывание? *Да/Нет*	(e) ¿Debilidad en brazos o piernas? *Sí/No* (f) Hormigueo *Sí/No*
15.8 У Вас когда-нибудь до этого была схожая головная боль? *Да/Нет*	**15.8** ¿Ha padecido Ud. con anterioridad un dolor de cabeza similar? *Sí/No*
15.9 Вы недавно потеряли сознание или испытывали потерю памяти? *Да/Нет*	**15.9** ¿Se ha desmayado Ud. o ha sufrido una pérdida de memoria momentanea? *Sí/No*
15.10 Вы эпилептик/эпилептичка? *Да/Нет*	**15.10** ¿Es Ud. epiléptico? *Sí/No*
15.11 Если да, когда был последний приступ? (a) Менее 1 недели назад? *Да/Нет* (b) Менее 6 месяцев назад? *Да/Нет* (c) Менее 1 года назад? *Да/Нет* (d) Более 1 года назад? *Да/Нет*	**15.11** Si es así, ¿cuándo tuvo la última convulsión?: (a) ¿Hace menos de una semana? *Sí/No* (b) ¿Hace menos de 6 meses? *Sí/No* (c) ¿Hace menos de un año? *Sí/No*
15.12 У Вас когда-нибудь было любое из следующих? (a) Мигрень? *Да/Нет* (b) Инсульт (мозговой удар)? *Да/Нет* (c) Повышенное кровяное давление? *Да/Нет*	**15.12** Ha padecido Ud.: (a) ¿Migraña? *Sí/No* (b) ¿Una trombosis? *Sí/No* (c) ¿Tensión alta? *Sí/No*
Уши **15.13** У Вас есть проблема с ушами? *Да/Нет*	*Oídos* **15.13** ¿Tiene Ud. algún problema con sus oídos? *Sí/No*
15.14 Если да, это проблема с: (a) Правым ухом? *Да/Нет* (b) Левым ухом? *Да/Нет* (c) Обоими ушами? *Да/Нет*	**15.14** Si es así, se trata del: (a) ¿Derecho? *Sí/No* (b) ¿Izquierdo? *Sí/No* (c) ¿Ambos? *Sí/No*
15.15 Если да, какая проблема? (a) Боль? *Да/Нет* (b) Глухота? *Да/Нет* (c) Звон в ухе? *Да/Нет* (d) Выделение гноя или жидкости? *Да/Нет* (e) Выделение крови (кровотечение)? *Да/Нет*	**15.15** Su problema es: (a) ¿Dolor? *Sí/No* (b) ¿Sordera? *Sí/No* (c) ¿Zumbido de oídos? *Sí/No* (d) ¿Supuración de pus o líquido? *Sí/No* (e) ¿Supuración de sangre? *Sí/No*

English	Italian

15.16 How long have you had the problem?
    (a) A few days? *Yes/No*
    (b) Less than 1 week? *Yes/No*
    (c) Longer? *Yes/No*

15.17 Have you also felt dizzy or giddy? *Yes/No*

15.18 Is there something stuck in your ears? *Yes/No*

15.19 If yes, how long has it been there?
    (a) Less than 6 hours? *Yes/No*
    (b) 1 day? *Yes/No*
    (c) More? *Yes/No*

15.20 Please try and describe what the object is like:
    (a) Sharp? *Yes/No*
    (b) Soft? *Yes/No*
    (c) Food? *Yes/No*
    (d) Blunt? *Yes/No*
    (e) Hard? *Yes/No*
    (f) An insect? *Yes/No*

Nose
15.21 Have you a problem with your nose? *Yes/No*

15.22 Is your nose bleeding? *Yes/No*

15.23 If yes, how long has it been bleeding for?
    (a) Less than 6 hours? *Yes/No*
    (b) Less than 12 hours? *Yes/No*
    (c) Less than 24 hours? *Yes/No*
    (d) More than 24 hours? *Yes/No*

15.24 Have you felt faint or giddy since the bleeding started? *Yes/No*

15.25 Have you had bleeding like this before? *Yes/No*

15.26 Are you on 'blood thinning' medicine? *Yes/No*

15.16 Da quanto tempo ha questo problema? Da:
    (a) Qualche giorno? *Sì/No*
    (b) Meno di 1 settimana? *Sì/No*
    (c) Più di una settimanta? *Sì/No*

15.17 Ha avuto anche capogiro o vertigini? *Sì/No*

15.18 Ha qualcosa nell'orecchio? *Sì/No*

15.19 Se sì, da quando? Da:
    (a) Meno di 6 ore? *Sì/No*
    (b) Un giorno? *Sì/No*
    (c) Da più tempo? *Sì/No*

15.20 Può descrivere l'oggetto.
    (a) Appuntito? *Sì/No*
    (b) Morbido? *Sì/No*
    (c) Cibo? *Sì/No*
    (d) Spuntato? *Sì/No*
    (e) Duro? *Sì/No*
    (f) Un insetto? *Sì/No*

Naso
15.21 Ha un problema al naso? *Sì/No*

15.22 Le sanguina il naso? *Sì/No*

15.23 Se sì, da quanto tempo? Da:
    (a) Meno di 6 ore? *Sì/No*
    (b) Meno di 12 ore? *Sì/No*
    (c) Meno di 24 ore? *Sì/No*
    (d) Di più? *Sì/No*

15.24 Si è sentito svenire o ha capogiro da quando è iniziato? *Sì/No*

15.25 Le è successo altre volte di perdere sangue dal naso? *Sì/No*

15.26 Prende medicine anticoagulanti? *Sì/No*

Russian	Spanish
15.16 Сколько времени у Вас есть эта проблема? (a) Несколько дней? *Да/Нет* (b) Менее 1 недели? *Да/Нет* (c) Больше? *Да/Нет*	**15.16** ¿Desde cuándo tiene este problema?: (a) ¿Unos días? *Sí/No* (b) ¿Menos de una semana? *Sí/No* (c) ¿Más tiempo? *Sí/No*
15.17 Вы тоже чувствовали головокружение? *Да/Нет*	**15.17** ¿Ha sufrido Ud. mareos o vértigo? *Sí/No*
15.18 Что-то застряло в ушах (в ухе)? *Да/Нет*	**15.18** ¿Hay algo que tapone sus oídos? *Sí/No*
15.19 Если да, сколько времени оно там находится? (a) Менее 6 часов? *Да/Нет* (b) 1 день? *Да/Нет* (c) Больше? *Да/Нет*	**15.19** Si es así, ¿cuánto tiempo ha estado ahí?: (a) ¿Menos de 6 horas? *Sí/No* (b) ¿Un día? *Sí/No* (c) ¿Más tiempo? *Sí/No*
15.20 Опишите, пожалуйста, какой предмет. (a) Острый? *Да/Нет* (b) Мягкий? *Да/Нет* (c) Еда (пища)? *Да/Нет* (d) Тупой? *Да/Нет* (e) Твёрдый? *Да/Нет* (f) Насекомое? *Да/Нет*	**15.20** Por favor intente describir el objeto: (a) ¿Punzante? *Sí/No* (b) ¿Blando? *Sí/No* (c) ¿Comida? *Sí/No* (d) ¿Romo? *Sí/No* (e) ¿Duro? *Sí/No* (f) ¿Un insecto? *Sí/No*
Нос **15.21** У Вас есть проблема с носом? *Да/Нет*	*Nariz* **15.21** ¿Tiene Ud. algún problema con la naríz? *Sí/No*
15.22 У Вас нос кровоточит? *Да/Нет*	**15.22** ¿Sangra Ud. por la naríz? *Sí/No*
15.23 Если да, то сколько времени он кровоточит? (a) Менее 6 часов? *Да/Нет* (b) Менее 12 часов? *Да/Нет* (c) Менее 24 часов? *Да/Нет* (d) Более 24 часов? *Да/Нет*	**15.23** Si es así, ¿cuánto tiempo lleva sangrando?: (a) ¿Menos de 6 horas? *Sí/No* (b) ¿Menos de 12 horas? *Sí/No* (c) ¿Menos de 24 horas? *Sí/No* (d) ¿Hace menos de 24 horas? *Sí/No*
15.24 Вы чувствовали дурноту (полуобморочное состояние) или головокружение с того времени, как началось кровотечение? *Да/Нет*	**15.24** ¿Se ha sentido mareado con vértigo o desmayado desde que comenzó a sangrar? *Sí/No*
15.25 У Вас когда-нибудь до этого было такое кровотечение? *Да/Нет*	**15.25** ¿Ha sangrado así con anterioridad? *Sí/No*
15.26 Вы принимаете лекарство, чтобы разжижать кровь? *Да/Нет*	**15.26** ¿Está tomando alguna medicación anticoagulante? *Sí/No*

English		Italian	
15.27 Have you got something stuck in your nose? *Yes/No*		**15.27** Ha qualcosa nel naso? *Sì/No*	

15.28 Please try to describe what the object is:
  (a) Sharp? *Yes/No*
  (b) Soft? *Yes/No*
  (c) A piece of food? *Yes/No*
  (d) Blunt? *Yes/No*
  (e) Hard? *Yes/No*
  (f) An insect? *Yes/No*

15.28 Descriva l'oggetto.
  (a) Appuntito? *Sì/No*
  (b) Morbido? *Sì/No*
  (c) Cibo? *Sì/No*
  (d) Spuntato? *Sì/No*
  (e) Duro? *Sì/No*
  (f) Un insetto? *Sì/No*

Throat
15.29 Do you feel that you have something stuck in your throat? *Yes/No*

Gola
15.29 Sente di aver qualcosa in gola? *Sì/No*

15.30 If yes, when did it happen?
  (a) Less than 1 hour ago? *Yes/No*
  (b) Less than 6 hours ago? *Yes/No*
  (c) Less than 12 hours ago? *Yes/No*
  (d) More? *Yes/No*

15.30 Se sì, quando è successo?
  (a) Meno di 1 ora fa? *Sì/No*
  (b) Meno di 6 ore fa? *Sì/No*
  (c) Meno di 12 ore fa? *Sì/No*
  (d) Da più tempo? *Sì/No*

15.31 Is it:
  (a) A fish bone? *Yes/No*
  (b) A nut? *Yes/No*
  (c) Another piece of food? *Yes/No*
  (d) Sharp? *Yes/No*
  (e) Soft? *Yes/No*
  (f) Blunt? *Yes/No*
  (g) Hard? *Yes/No*

15.31 È:
  (a) Una lisca? *Sì/No*
  (b) Una noce? *Sì/No*
  (c) Altro cibo? *Sì/No*
  (d) Tagliente? *Sì/No*
  (e) Morbido? *Sì/No*
  (f) Spuntato? *Sì/No*
  (g) Duro? *Sì/No*

15.32 In addition, have you noticed:
  (a) Drooling at the mouth? *Yes/No*
  (b) Difficulty in swallowing? *Yes/No*
  (c) Difficulty in breathing? *Yes/No*

15.32 Ha notato inoltre:
  (a) Aumento della salivazione?
  (b) Difficoltà ad inghiottire? *Sì/No*
  (c) Difficoltà a respirare? *Sì/No*

Eyes
15.33 Have you a problem with your eye(s)? *Yes/No*

Occhi
15.33 Ha un problema con gli occhi? *Sì/No*

15.34 If yes, is it a problem with your:
  (a) Left eye? *Yes/No*
  (b) Right eye? *Yes/No*
  (c) Both? *Yes/No*

15.34 Si tratta del/di:
  (a) Sinistro? *Sì/No*
  (b) Destro? *Sì/No*
  (c) Ambedue? *Sì/No*

Russian	Spanish
Russian	**Spanish**

15.27 Что-то застряло в носу? *Да/Нет*

15.28 Опишите, пожалуйста, какой предмет.
    (a) Острый? *Да/Нет*
    (b) Мягкий? *Да/Нет*
    (c) Еда (пища)? *Да/Нет*
    (d) Тупой? *Да/Нет*
    (e) Твёрдый? *Да/Нет*
    (f) Насекомое? *Да/Нет*

Горло
15.29 Вы чувствуете, что что-то застряло в горле? *Да/Нет*

15.30 Если да, когда это случилось?
    (a) Менее 1 часа назад? *Да/Нет*
    (b) Менее 6 часов назад? *Да/Нет*
    (c) Менее 12 часов назад? *Да/Нет*
    (d) Больше? *Да/Нет*

15.31 Какой предмет застрял?
    (a) Рыбная кость? *Да/Нет*
    (b) Орех? *Да/Нет*
    (c) Кусок другого вида еды (пищи)? *Да/Нет*
    (d) Острый? *Да/Нет*
    (e) Мягкий? *Да/Нет*
    (f) Тупой? *Да/Нет*
    (g) Твёрдый? *Да/Нет*

15.32 Вместе с тем Вы замечали:
    (a) Выделение слюны? *Да/Нет*
    (b) Затруднённое глотание? *Да/Нет*
    (c) Затруднённое дыхание? *Да/Нет*

Глаза
15.33 У Вас есть проблема с глазом/глазами? *Да/Нет*

15.34 Если да, это проблема с:
    (a) Левым глазом? *Да/Нет*
    (b) Правым глазом? *Да/Нет*
    (c) Обоими глазами? *Да/Нет*

15.27 ¿Tiene algún cuerpo extraño dentro de la nariz? *Sí/No*

15.28 Por favor intente describir qué tipo de objeto es:
    (a) ¿Punzante? *Sí/No*
    (b) ¿Blando? *Sí/No*
    (c) ¿Comida? *Sí/No*
    (d) ¿Romo? *Sí/No*
    (e) ¿Duro? *Sí/No*
    (f) ¿Un insecto? *Sí/No*

Garganta
15.29 ¿Siente algo obstruyendo su garganta? *Sí/No*

15.30 ¿Si es así, cuándo ocurrió?:
    (a) ¿Hace menos de una hora? *Sí/No*
    (b) ¿Hace menos de 6 horas? *Sí/No*
    (c) ¿Hace menos de 12 horas? *Sí/No*
    (d) ¿Más tiempo? *Sí/No*

15.31 Se trata de:
    (a) ¿Una espina de pescado? *Sí/No*
    (b) ¿Una avellana? *Sí/No*
    (c) ¿Otro tipo de comida? *Sí/No*
    (d) ¿Algo punzante? *Sí/No*
    (e) ¿Algo blando? *Sí/No*
    (f) ¿Algo romo? *Sí/No*
    (g) ¿Algo duro? *Sí/No*

15.32 Además, ha notado Ud.:
    (a) ¿Babeo (por la comisura de la boca)? *Sí/No*
    (b) ¿Dificultad para tragar? *Sí/No*
    (c) ¿Dificultad para respirar? *Sí/No*

Ojos
15.33 ¿Tiene Ud. problemas con los ojos? *Sí/No*

15.34 Si es así, se trata de:
    (a) ¿Su ojo izquierdo? *Sí/No*
    (b) ¿Su ojo derecho? *Sí/No*
    (c) ¿Ambos? *Sí/No*

English	Italian

15.35 Is the problem:
    (a) Pain? *Yes/No*
    (b) Blurred vision? *Yes/No*
    (c) Something in your eye? *Yes/No*

15.36 If it is pain how long ago did it start?
    (a) Hours? *Yes/No*
    (b) Days? *Yes/No*
    (c) More? *Yes/No*

15.37 Did it start suddenly? *Yes/No*

15.38 If your vision is blurred how long ago did the blurring start:
    (a) Hours? *Yes/No*
    (b) Days? *Yes/No*
    (c) More? *Yes/No*

15.39 Did it start suddenly? *Yes/No*

15.40 Do you have sticky eyes? *Yes/No*

15.41 If the problem is something in your eye did it happen during any of the following:
    (a) Working at machinery? *Yes/No*
    (b) Hammering or chiselling? *Yes/No*
    (c) Working with chemicals? *Yes/No*
    (d) Working with dust? *Yes/No*
    (e) Welding? *Yes/No*

15.42 How long ago did it happen?
    (a) Less than 6 hours ago? *Yes/No*
    (b) Less than 12 hours ago? *Yes/No*
    (c) 12 to 24 hours ago? *Yes/No*
    (d) More? *Yes/No*

15.35 Il problema consiste in:
    (a) Dolore? *Sì/No*
    (b) Vista annebbiata? *Sì/No*
    (c) Qualcosa nell'occhio? *Sì/No*

15.36 Se è dolore, da quanto tempo è iniziato? Da:
    (a) Ore? *Sì/No*
    (b) Giorni? *Sì/No*
    (c) Da più tempo? *Sì/No*

15.37 È iniziato all'improvviso? *Sì/No*

15.38 Da quanto tempo ha la vista annebbiata?
    (a) Ore? *Sì/No*
    (b) Giorni? *Sì/No*
    (c) Da più tempo? *Sì/No*

15.39 È iniziato all'improvviso? *Sì/No*

15.40 Si sente gli occhi appiccicosi? *Sì/No*

15.41 Se ha qualcosa negli occhi, è successo lavorando con:
    (a) Una macchina? *Sì/No*
    (b) Un martello o un cesello? *Sì/No*
    (c) Sostanze chimiche? *Sì/No*
    (d) Sostanze polverose? *Sì/No*
    (e) Un saldatore? *Sì/No*

15.42 Quanto tempo fa è accaduto?
    (a) Meno di 6 ore fa? *Sì/No*
    (b) Meno di 12 ore fa? *Sì/No*
    (c) 12–24 ore fa? *Sì/No*
    (d) Di più? *Sì/No*

Russian	Spanish
15.35 Это какая проблема? (a) Боль? *Да/Нет* (b) Туманное зрение? *Да/Нет* (c) Что-то в глазе? *Да/Нет*	**15.35** El problema es: (a) ¿Dolor? *Sí/No* (b) ¿Visión borrosa? *Sí/No* (c) ¿Cuerpo extraño dentro del ojo? *Sí/No*
15.36 Если боль, когда началась? (a) Несколько часов назад? *Да/Нет* (b) Несколько дней назад? *Да/Нет* (c) Больше? *Да/Нет*	**15.36** Si se trata de dolor, ¿cuánto tiempo hace que comenzó?: (a) ¿Horas? *Sí/No* (b) ¿Días? *Sí/No* (c) ¿Más tiempo? *Sí/No*
15.37 Боль началась внезапно? *Да/Нет*	**15.37** ¿Comenzó de repente? *Sí/No*
15.38 Если у Вас туманное зрение, когда началась эта туманность? (a) Несколько часов назад? *Да/Нет* (b) Несколько дней назад? *Да/Нет* (c) Больше? *Да/Нет*	**15.38** Si su problema es visión borrosa. ¿Desde cuándo lo ha notado?: (a) ¿Horas? *Sí/No* (b) ¿Días? *Sí/No* (c) ¿Más tiempo? *Sí/No*
15.39 Туманность началась внезапно? *Да/Нет*	**15.39** ¿Comenzó de repente? *Sí/No*
15.40 Вам трудно открывать глаза, они слипаются? *Да/Нет*	**15.40** ¿Tiene Ud. los párpados pegados? *Sí/No*
15.41 Если у Вас что-то в глазе, случилось ли это во время того, как Вы: *Да/Нет* (a) Работали у машины (например станка)? *Да/Нет* (b) Работали молотком или долотом? *Да/Нет* (c) Работали с химикалиями? *Да/Нет* (d) Работали где пыль? *Да/Нет* (e) Работали со сваркой? *Да/Нет*	**15.41** Si el problema es un cuerpo extraño en su ojo, ¿en cuál de las siguientes situaciones ocurrió?: (a) ¿Trabajando con una máquina? *Sí/No* (b) ¿Martilleando o cincelando? *Sí/No* (c) ¿Trabajando con productos químicos? *Sí/No* (d) ¿Trabajando con polvo? *Sí/No* (e) ¿Soldando? *Sí/No*
15.42 Когда это случилось? (a) Менее 6 часов назад? *Да/Нет* (b) Менее 12 часов назад? *Да/Нет* (c) От 12 до 24 часов назад? *Да/Нет* (d) Больше? *Да/Нет*	**15.42** ¿Cuánto tiempo hace que ocurrió?: (a) ¿Menos de 6 horas? *Sí/No* (b) ¿Menos de 12 horas? *Sí/No* (c) ¿Entre 12 y 24 horas? *Sí/No* (d) ¿Más tiempo? *Sí/No*

English	Italian
15.43 Do you suffer from any of the following eye conditions? (a) Cataracts? *Yes/No* (b) Glaucoma? *Yes/No* (c) Sugar diabetes? *Yes/No* (d) Detached retina? *Yes/No*	**15.43** Soffre delle seguenti condizioni? (a) Cataratte? *Sì/No* (b) Glaucoma? *Sì/No* (c) Diabete? *Sì/No* (d) Distacco della retina? *Sì/No*
15.44 Do you wear: (a) Spectacles? *Yes/No* (b) Contact lenses? *Yes/No*	**15.44** Porta: (a) Occhiali? *Sì/No* (b) Lenti a contatto? *Sì/No*

16 Chest region	**16 Torace**
16.1 Have you any pain in your chest? *Yes/No*	**16.1** Ha dolore al petto? *Sì/No*
16.2 When did the pain begin? (a) Less than 1 hour ago? *Yes/No* (b) 1–2 hours ago? *Yes/No* (c) 3–24 hours ago? *Yes/No* (d) Less than 1 week ago? *Yes/No* (e) More than 1 week ago? *Yes/No*	**16.2** Quando è iniziato il dolore? (a) Meno di 1 ora fa? *Sì/No* (b) 1–2 ore fa? *Sì/No* (c) 3–24 ore fa? *Sì/No* (d) Meno di 1 settimana fa? *Sì/No* (e) Da più tempo? *Sì/No*
16.3 Have you still got the pain? *Yes/No*	**16.3** Ha ancora questo dolore? *Sì/No*
16.4 If not, when did it go away? (a) Minutes ago? *Yes/No* (b) Hours ago? *Yes/No* (c) Days ago? *Yes/No*	**16.4** Se no, quando Le è passato? (a) Minuti fa? *Sì/No* (b) Ore fa? *Sì/No* (c) Giorni fa? *Sì/No*
16.5 Please point to where the pain is/was worst.	**16.5** Indichi in che punto il dolore è/era più intenso.
16.6 Do you feel the pain in other places? *Yes/No*	**16.6** Sente il dolore altrove? *Sì/No*
16.7 If so, do you feel it in your: (a) Left arm? *Yes/No* (b) Right arm? *Yes/No* (c) Neck? *Yes/No* (d) Tummy? *Yes/No* (e) Back? *Yes/No*	**16.7** Se sì, lo sente: (a) Al braccio sinistro? *Sì/No* (b) Al braccio destro? *Sì/No* (c) Al collo? *Sì/No* (d) Alla pancia? *Sì/No* (e) Alla schiena? *Sì/No*

Russian	Spanish

Russian

15.43 У Вас есть:
(a) Катаракты? *Да/Нет*
(b) Глаукома? *Да/Нет*
(c) Диабет (сахарная болезнь)? *Да/Нет*
(d) Отделённая сетчатка? *Да/Нет*

15.44 Вы носите:
(a) Очки? *Да/Нет*
(b) Контактные лензы? *Да/Нет*

16 Грудная полость

16.1 У Вас есть боль в груди? *Да/Нет*

16.2 Когда началась боль? *Да/Нет*
(a) Менее 1 часа назад? *Да/Нет*
(b) От 1 до 2 часов назад? *Да/Нет*
(c) От 3 до 24 часов назад? *Да/Нет*
(d) Менее 1 недели назад? *Да/Нет*
(e) Более 1 недели назад? *Да/Нет*

16.3 У Вас есть еще эта боль? *Да/Нет*

16.4 Если нет, когда она прекратилась? Несколько:
(a) Минут назад? *Да/Нет*
(b) Часов назад? *Да/Нет*
(c) Дней назад? *Да/Нет*

16.5 Покажите пальцем, пожалуйста, где боль хуже всего чувствуется/чувствовалась.

16.6 У Вас есть эта боль в других местах? *Да/Нет*

16.7 Если да, Вы чувствуете её в:
(a) Левой руке? *Да/Нет*
(b) Правой руке? *Да/Нет*
(c) Шее? *Да/Нет*
(d) Желудке? *Да/Нет*
(e) Спине? *Да/Нет*

Spanish

15.43 ¿Padece Ud. alguna de las siguientes enfermedades oculares?:
(a) ¿Cataratas? *Sí/No*
(b) ¿Glaucoma? *Sí/No*
(c) ¿Diabetes? *Sí/No*
(d) ¿Desprendimiento de retina? *Sí/No*

15.44 ¿Utiliza Ud. alguno de los siguientes?:
(a) ¿Gafas? *Sí/No*
(b) ¿Lentes de contacto? *Sí/No*

16 Región torácica

16.1 ¿Tiene Ud. algún dolor en el pecho? *Sí/No*

16.2 ¿Cuánto tiempo hace que comenzó el dolor?:
(a) ¿Menos de una hora? *Sí/No*
(b) ¿Entre 1 y 2 horas? *Sí/No*
(c) ¿Entre 3 y 24 horas? *Sí/No*
(d) ¿Menos de una semana? *Sí/No*
(e) ¿Más de una semana? *Sí/No*

16.3 ¿Todavía tiene Ud. el dolor? *Sí/No*

16.4 Si no es así, ¿cuándo desapareció?:
(a) ¿Minutos? *Sí/No*
(b) ¿Horas? *Sí/No*
(c) ¿Días? *Sí/No*

16.5 Por favor señale dónde el dolor es o fue más intenso.

16.6 ¿Tiene dolor en algún otro sitio? *Sí/No*

16.7 Si es así, lo siente en su:
(a) ¿Brazo izquierdo? *Sí/No*
(b) ¿Brazo derecho? *Sí/No*
(c) ¿Cuello? *Sí/No*
(d) ¿Vientre? *Sí/No*
(e) ¿Espalda? *Sí/No*

English	Italian

16.8 How would you describe the pain?
    (a) Sharp? *Yes/No*
    (b) Dull? *Yes/No*
    (c) Crushing? *Yes/No*
    (d) Tight band? *Yes/No*
	16.8 Come descriverebbe il dolore?
	    (a) Acuto? *Sì/No*
	    (b) Sordo? *Sì/No*
	    (c) Senso di peso? *Sì/No*
	    (d) Costrittivo? *Sì/No*

16.9 Is it the worst pain you have ever had? *Yes/No*	**16.9** È il peggior dolore che abbia mai avuto? *Sì/No*

16.10 Did the pain begin:
    (a) At rest? *Yes/No*
    (b) During activity? *Yes/No*
	16.10 Il dolore è iniziato:
	    (a) Durante il riposo? *Sì/No*
	    (b) Durante un'attività? *Sì/No*

16.11 Do/did you also feel any of the following:
    (a) Faint/dizzy? *Yes/No*
    (b) Hot/sweaty? *Yes/No*
    (c) Cold/clammy? *Yes/No*
    (d) Short of breath? *Yes/No*
	16.11 Ha avuto:
	    (a) Svenimenti/vertigini? *Sì/No*
	    (b) Caldo/sudore? *Sì/No*
	    (c) Freddo/sudore? *Sì/No*
	    (d) Affanno? *Sì/No*

16.12 Do any of the following make the pain worse?
    (a) Breathing? *Yes/No*
    (b) Moving? *Yes/No*
    (c) Exercise? *Yes/No*
	16.12 Il dolore è peggiore quando:
	    (a) Respira? *Sì/No*
	    (b) Si muove? *Sì/No*
	    (c) È sotto sforzo? *Sì/No*

16.13 Is the pain made worse by:
    (a) Moving your body? *Yes/No*
    (b) Taking large breaths? *Yes/No*
	16.13 Il dolore è peggiore quando:
	    (a) Si muove? *Sì/No*
	    (b) Respira a fondo? *Sì/No*

16.14 Is the pain improved by:
    (a) Antacid medicine? *Yes/No*
    (b) Lying still? *Yes/No*
	16.14 Il dolore migliora se:
	    (a) Prende medicine antiacide? *Sì/No*
	    (b) Sta disteso ed immobile? *Sì/No*

Cardiovascular problems **16.15** Do you suffer from regular, dull, central, chest pain? *Yes/No*	***Problemi cardiovascolari*** **16.15** Soffre regolarmente di dolore sordo e centrale al petto? *Sì/No*

Russian	Spanish
16.8 Как Вы описали бы боль? (a) Острая? *Да/Нет* (b) Тупая? *Да/Нет* (c) Сдавливающая? *Да/Нет* (d) Как туго натянутый пояс? *Да/Нет*	**16.8** ¿Cómo describiría Ud. el dolor? (a) ¿Agudo? *Sí/No* (b) ¿Sordo? *Sí/No* (c) ¿Oprimente? *Sí/No* (d) ¿Como una banda opresora? *Sí/No*
16.9 Это самая худшая боль, которая у Вас когда-нибудь была? *Да/Нет*	**16.9** ¿Es el peor dolor que Ud. ha sufrido nunca? *Sí/No*
16.10 Боль началась при: (a) Отдыхе? *Да/Нет* (b) Активной деятельности? *Да/Нет*	**16.10** El dolor comenzó, cuando Ud.: (a) ¿Descansaba? *Sí/No* (b) ¿Realizaba alguna actividad? *Sí/No*
16.11 Вы также испытывали: (a) Дурноту (полубморочное состояние)/головокружение? *Да/Нет* (b) Потоотделение при чувстве жары? *Да/Нет* (c) Потоотделение при чувстве холода? *Да/Нет* (d) Одышку? *Да/Нет*	**16.11** ¿Sintió a su vez algo de lo siguiente:? (a) ¿Mareo/desmayo? *Sí/No* (b) ¿Calor/sudores? *Sí/No* (c) ¿Frío/pegajoso? *Sí/No* (d) ¿Dificultad para respirar? *Sí/No*
16.12 Боль ухудшается при: (a) Дыхании? *Да/Нет* (b) Движении? *Да/Нет* (c) Моционе (активной деятельности)? *Да/Нет*	**16.12** ¿Hay algo de lo siguiente que empeore el dolor?: (a) ¿Respirar? *Sí/No* (b) ¿Movimiento? *Sí/No* (c) ¿Ejercicio? *Sí/No*
16.13 Боль ухудшается при: (a) Движением тела? *Да/Нет* (b) Глубоком дыхании? *Да/Нет*	**16.13** El dolor empeora: (a) ¿Al moverse? *Sí/No* (b) ¿Al respirar profundamente? *Sí/No*
16.14 Боль улучшается когда Вы: (a) Принимаете лекарство от желудочной кислоты? *Да/Нет* (b) Лежите и не двигаетесь? *Да/Нет*	**16.14** El dolor mejora: (a) ¿Con un antiácido? *Sí/No* (b) ¿Al permanecer inmóvil? *Sí/No*
Сердечно-сосудистые проблемы **16.15** Вы страдаете от постоянно появляющейся, тупой, центральной, грудной боли? *Да/Нет*	***Problemas cardiovasculares*** **16.15** ¿Padece Ud. normalmente dolor de pecho, sordo, en el centro del pecho? *Sí/No*

English	Italian
16.16 If yes, is it: (a) Worse on exercise? *Yes/No* (b) Relieved by rest? *Yes/No* (c) Relieved by tablets under the tongue? *Yes/No*	**16.16** Se sì, il dolore: (a) Peggiora quando è sotto sforzo? *Sì/No* (b) Migliora quando riposa? *Sì/No* (c) Migliora quando prende pastiglie sublinguali? *Sì/No*
16.17 If yes, do you get the pain: (a) Every few hours? *Yes/No* (b) Every few days? *Yes/No* (c) Every few weeks? *Yes/No*	**16.17** Se sì, ha questo dolore: (a) Ogni 2 o 3 ore? *Sì/No* (b) Ogni 2 o 3 giorni? *Sì/No* (c) Ogni 2 o 3 settimane? *Sì/No*
16.18 Do you get short of breath? *Yes/No*	**16.18** Le succede di avere affanno? *Sì/No*
16.19 If yes, is it: (a) While lying flat in bed? *Yes/No* (b) While sitting in a chair? *Yes/No* (c) While getting round the house? *Yes/No* (d) While walking down the street? *Yes/No* (e) While working or rushing? *Yes/No*	**16.19** Se sì, succede: (a) Fermo a letto? *Sì/No* (b) Seduto in un sedia? *Sì/No* (c) Mentre gira per casa? *Sì/No* (d) Camminando per strada? *Sì/No* (e) Lavorando o affrettandosi? *Sì/No*
16.20 Do your ankles swell up? *Yes/No*	**16.20** Le si gonfiano le caviglie? *Sì/No*
16.21 Do you sometimes feel your heart speed up? *Yes/No*	**16.21** Si sente a volte il cuore battere più velocemente? *Sì/No*
16.22 If yes, do you feel dizzy or short of breath as well? *Yes/No*	**16.22** Se sì, avverte anche un senso di vertigini o di affanno? *Sì/No*
16.23 Have you ever suffered from: (a) Heart attacks? *Yes/No* (b) High blood pressure? *Yes/No* (c) Stroke? *Yes/No* (d) Sugar diabetes? *Yes/No*	**16.23** Ha mai avuto: (a) Un infarto? *Sì/No* (b) Ipertensione? *Sì/No* (c) Un ictus cerebrale? *Sì/No* (d) Diabete? *Sì/No*

Russian	Spanish
16.16 Если да, она: (a) Ухудшается при моционе (активной деятельности)? *Да/Нет* (b) Улучшается при отдыхе? *Да/Нет* (c) Улучшается, когда Вы принимаете таблетки под язык? *Да/Нет*	**16.16** Si es así: (a) ¿Empeora al hacer ejercicio? *Sí/No* (b) ¿Mejora al descansar? *Sí/No* (c) ¿Mejora colocando pastillas debajo de la lengua? *Sí/No*
16.17 Если да, боль наступает: (a) Через несколько часов? *Да/Нет* (b) Через несколько дней? *Да/Нет* (c) Через несколько недель?*Да/Нет*	**16.17** Si es así, ¿cada cuánto tiempo tiene Ud. dolor?: (a) ¿Cada pocas horas? *Sí/No* (b) ¿Cada pocos días? *Sí/No* (c) ¿Cada pocas semanas? *Sí/No*
16.18 Вы страдаете также от одышки? *Да/Нет*	**16.18** ¿Tiene dificultad para respirar? *Sí/No*
16.19 Если да, одышка наступает когда Вы: (a) Лежите ровно на постели? *Да/Нет* (b) Сидите на стуле? *Да/Нет* (c) Ходите в доме? *Да/Нет* (d) Ходите на улице? *Да/Нет* (e) Работаете или торопитесь? *Да/Нет*	**16.19** Si es así, esto le ocurre: (a) ¿Cuando está acostado en la cama? *Sí/No* (b) ¿Cuando está sentado en una silla? *Sí/No* (c) ¿Al moverse por la casa? *Sí/No* (d) ¿Al andar por la calle? *Sí/No* (e) ¿Cuando trabaja o tiene prisa? *Sí/No*
16.20 Ваши лодышки иногда распухают? *Да/Нет*	**16.20** ¿Se le hinchan los tobillos? *Sí/No*
16.21 Вы иногда чувствуете ускоренное сердцебиение? *Да/Нет*	**16.21** ¿Siente en alguna ocasión que el corazón late más deprisa? *Sí/No*
16.22 Если да, чувствуете головокружение или одышку вместе в тем? *Да/Нет*	**16.22** Si es así, ¿se siente Ud. mareado y con dificultad para respirar? *Sí/No*
16.23 У Вас когда-нибудь: (a) Были сердечные приступы? *Да/Нет* (b) Было повышенное кровяное давление? *Да/Нет* (c) Был инсульт (мозговой удар)? *Да/Нет* (d) Был диабет (сахарная болезнь)? *Да/Нет*	**16.23** Ha padecido Ud. alguna vez: (a) ¿Infarto de miocardio? *Sí/No* (b) ¿Tensión alta? *Sí/No* (c) ¿Una trombosis? *Sí/No* (d) ¿Diabetes? *Sí/No*

English	Italian
16.24 Have you had any of the following heart surgery? 　(a) Valve replacement?　*Yes/No* 　(b) Coronary bypass or grafts?　*Yes/No* 　(c) Heart transplant?　*Yes/No* 　(d) A pacemaker fitted?　*Yes/No*	**16.24** Ha mai avuto interventi al cuore? 　(a) Sostituzione valvolare?　*Sì/No* 　(b) By-pass aorto-coronarico?　*Sì/No* 　(c) Trapianto di cuore?　*Sì/No* 　(d) Pacemaker?　*Sì/No*
16.25 Do you take the following heart medicines? 　(a) Water tablets?　*Yes/No* 　(b) Digoxin?　*Yes/No* 　(c) Blood pressure tablets?　*Yes/No* 　(d) Tablets under the tongue?　*Yes/No* 　(e) 'Blood thinning' medicine?　*Yes/No*	**16.25** Prende farmaci per il cuore? 　(a) Diuretici?　*Sì/No* 　(b) Digitale?　*Sì/No* 　(c) Medicine per l'ipertensione?　*Sì/No* 　(d) Pastiglie sublinguali?　*Sì/No* 　(e) Medicine anticoagulanti?　*Sì/No*
Respiratory problems **16.26** Do you feel short of breath?　*Yes/No*	***Problemi respiratori*** **16.26** Le manca il respiro?　*Sì/No*
16.27 If yes, did it start: 　(a) Suddenly?　*Yes/No* 　(b) Gradually over hours?　*Yes/No* 　(c) Gradually over days?　*Yes/No*	**16.27** Se sì, è cominciato: 　(a) Improvvisamente?　*Sì/No* 　(b) Gradualmente (ore)?　*Sì/No* 　(c) Gradualmente (giorni)?　*Sì/No*
16.28 Do you also have: 　(a) A wheeze?　*Yes/No* 　(b) Chest pain?　*Yes/No*	**16.28** Ha avuto anche: 　(a) Asma?　*Sì/No* 　(b) Dolore al petto?　*Sì/No*
16.29 Have you a cough?　*Yes/No*	**16.29** Tossisce?　*Sì/No*
16.30 If yes, how long for? 　(a) Hours?　*Yes/No* 　(b) Days?　*Yes/No* 　(c) Weeks?　*Yes/No* 　(d) Months?　*Yes/No*	**16.30** Se sì, da quanto tempo? 　(a) Ore?　*Sì/No* 　(b) Giorni?　*Sì/No* 　(c) Settimane?　*Sì/No* 　(d) Mesi?　*Sì/No*

Russian	Spanish
Russian	**Spanish**

16.24 У Вас были какие-нибудь из следующих видов операции на сердце? *Да/Нет*
  (a) Замена клапана? *Да/Нет*
  (b) Переброска сердечных сосудов или пересадки сердечной ткани? *Да/Нет*
  (c) Пересадка сердца? *Да/Нет*
  (d) Внедрение электронного ритмизатора сердцебиения? *Да/Нет*

16.25 Вы принимаете какие-нибудь из следующих лекарств для сердца?
  (a) Мочегонные таблетки? *Да/Нет*
  (b) Дигоксин? *Да/Нет*
  (c) Таблетки от повышенного кровяного давления? *Да/Нет*
  (d) Таблетки, которые принимаются под язык? *Да/Нет*
  (e) Противотромбозные средства? *Да/Нет*

Респираторные проблемы
16.26 У Вас есть одышка? *Да/Нет*

16.27 Если да, она началась:
  (a) Внезапно? *Да/Нет*
  (b) Постепенно, за несколько часов? *Да/Нет*
  (c) Постепенно, за несколько дней? *Да/Нет*

16.28 У Вас также:
  (a) Хрип? *Да/Нет*
  (b) Боль в груди? *Да/Нет*

16.29 У Вас есть кашель? *Да/Нет*

16.30 Если да, то сколько времени? Несколько:
  (a) Часов? *Да/Нет*
  (b) Дней? *Да/Нет*
  (c) Месяцев? *Да/Нет*
  (d) Лет? *Да/Нет*

16.24 Ha sufrido Ud. alguno de los siguientes tipos de cirugía cardíaca:
  (a) ¿Reemplazo de válvulas? *Sí/No*
  (b) ¿Bypass aortocoronario o injerto? *Sí/No*
  (c) ¿Transplante de corazón? *Sí/No*
  (d) ¿Implantación de marcapasos? *Sí/No*

16.25 ¿Toma Ud. alguna de las siguientes medicinas para el corazón?:
  (a) ¿Diuréticos? *Sí/No*
  (b) ¿Digoxina? *Sí/No*
  (c) ¿Pastillas para la tensión arterial? *Sí/No*
  (d) ¿Pastillas debajo de la lengua? *Sí/No*
  (e) ¿Anticoagulantes? *Sí/No*

Problemas respiratorios
16.26 ¿Tiene dificultad para respirar? *Sí/No*

16.27 Si es así, comenzó:
  (a) ¿Repentinamente? *Sí/No*
  (b) ¿Gradualmente, durante horas? *Sí/No*
  (c) ¿Gradualmente, durante días? *Sí/No*

16.28 Tiene Ud. también:
  (a) ¿Respiración jadeante/sibilancias? *Sí/No*
  (b) ¿Dolor en el pecho? *Sí/No*

16.29 ¿Tiene Ud. tos? *Sí/No*

16.30 Si es así, ¿desde cuándo?:
  (a) ¿Horas? *Sí/No*
  (b) ¿Días? *Sí/No*
  (c) ¿Semanas? *Sí/No*
  (d) ¿Meses? *Sí/No*

English	Italian
16.31 If yes, is the cough: (a) Dry? Yes/No (b) Producing white spit? Yes/No (c) Producing green spit? Yes/No (d) Producing blood? Yes/No	**16.31** Se sì, la tosse è: (a) Secca? Sì/No (b) Produttiva catarro bianco? Sì/No (c) Produttiva catarro verde? Sì/No (d) Produttiva sangue? Sì/No
16.32 Have you had fevers recently? Yes/No	**16.32** Ha avuto febbre recentemente? Sì/No
16.33 Have you noticed pain or swelling in your legs? Yes/No	**16.33** Ha notato dolore o gonfiore alle gambe? Sì/No
16.34 If yes, have you: (a) Recently had an operation? Yes/No (b) Been confined to bed? Yes/No	**16.34** Se sì: (a) È stato operato recentemente? Sì/No (b) È stato costretto letto? Sì/No
16.35 If yes, do you take the oral contraceptive? Yes/No	**16.35** Se sì, prende la pillola anticoncezionale? Sì/No
16.36 Do you suffer from: (a) Asthma? Yes/No (b) Bronchitis? Yes/No (c) Tuberculosis? Yes/No	**16.36** Soffre di: (a) Asma? Sì/No (b) Bronchite? Sì/No (c) Tubercolosi? Sì/No
16.37 Do you smoke? Yes/No	**16.37** Fuma? Sì/No
16.38 Have you smoked in the past? Yes/No	**16.38** Ha mai fumato? Sì/No
16.39 If yes, how many cigars/cigarettes a day? (a) Fewer than 10? Yes/No (b) 10 to 30? Yes/No (c) More than 30? Yes/No	**16.39** Se sì, quanti sigari/sigarette fuma/fumava al giorno? (a) Meno di 10? Sì/No (b) 10–30? Sì/No (c) Più di 30? Sì/No
16.40 Do you use any of the following medicines for your chest? (a) Blue inhaler? Yes/No (b) Brown inhaler? Yes/No (c) Steroids? Yes/No (d) Aminophylline? Yes/No (e) Antibiotics? Yes/No	**16.40** Usa le seguenti medicine per il respiro? (a) Inalatore blu? Sì/No (b) Inalatore marrone? Sì/No (c) Steroidi? Sì/No (d) Aminofillina? Sì/No (e) Antibiotici? Sì/No

Russian	Spanish
16.31 Если да, то кашель: (a) Является сухим? *Да/Нет* (b) Сопровождается белой мокротой? *Да/Нет* (c) Сопровождается зелёной мокротой? *Да/Нет* (d) Сопровождается кровью? *Да/Нет*	**16.31** Puede describir la tos, por favor: (a) ¿Seca? *Sí/No* (b) ¿Produce esputo blanquecino? *Sí/No* (c) ¿Produce esputo verdoso? *Sí/No* (d) ¿Expulsa sangre? *Sí/No*
16.32 У Вас недавно была лихорадка? *Да/Нет*	**16.32** ¿Ha tenido algún tipo de fiebre infecciosa recientemente? *Sí/No*
16.33 Вы замечали боль или распухание в ногах? *Да/Нет*	**16.33** ¿Ha notado Ud. dolor o hinchazón en las piernas? *Sí/No*
16.34 Если да: (a) У Вас недавно была операция? *Да/Нет* (b) Вы недавно долго лежали в постели? *Да/Нет*	**16.34** Si es así: (a) ¿Ha sido operado recientemente? *Sí/No* (b) ¿Ha permanecido en cama un largo período de tiempo? *Sí/No*
16.35 Если да, то Вы принимаете противозачаточные таблетки? *Да/Нет*	**16.35** ¿Toma Ud. la píldora anticonceptiva? *Sí/No*
16.36 Вы страдаете от: (a) Астмы? *Да/Нет* (b) Бронхита? *Да/Нет* (c) Туберкулёза? *Да/Нет*	**16.36** Padece Ud.: (a) ¿Asma? *Sí/No* (b) ¿Bronquitis? *Sí/No* (c) ¿Tuberculosis? *Sí/No*
16.37 Вы курите? *Да/Нет*	**16.37** ¿Fuma Ud? *Sí/No*
16.38 Вы курили в прошлом? *Да/Нет*	**16.38** ¿Ha fumado Ud. en el pasado? *Sí/No*
16.39 Если да, сколько сигар или сигарет/папирос в день? (a) Менее 10? *Да/Нет* (b) От 10 до 30? *Да/Нет* (c) Более 30? *Да/Нет*	**16.39** Si es así, ¿cuántos cigarrillos fuma al día?: (a) ¿Menos de 10? *Sí/No* (b) ¿Entre 10 y 30? *Sí/No* (c) ¿Más de 30? *Sí/No*
16.40 Вы употребляете любые из следующих лекарств для грудной полости? (a) Синий ингалятор? *Да/Нет* (b) Коричневий ингалятор? *Да/Нет* (c) Стероиды? *Да/Нет* (d) Аминофиллин? *Да/Нет* (e) Антибиотики? *Да/Нет*	**16.40** ¿Utiliza Ud. alguno de los siguientes medicamentos para el problema del pecho?: (a) ¿Inhalador azul (ventolín)? *Sí/No* (b) ¿Inhalador marrón (esteroides)? *Sí/No* (c) ¿Esteroides? *Sí/No* (d) ¿Aminofilina? *Sí/No* (e) ¿Antibióticos? *Sí/No*

English	Italian
16.41 What type of activity can you usually perform? (a) Confined to chair or bed? *Yes/No* (b) Confined to house? *Yes/No* (c) Gentle walking? *Yes/No* (d) Walk 1 mile (1.5 km)? *Yes/No* (e) Running? *Yes/No*	**16.41** Che livello di attività fisica riesce a svolgere normalmente? (a) È costretto stare seduto o a letto? *Sì/No* (b) È confinato a casa? *Sì/No* (c) Passeggio lento? *Sì/No* (d) Cammina 1,5 km? *Sì/No* (e) Corsa? *Sì/No*

17 Abdominal region / 17 Addome

English	Italian
17.1 Do you have pain in your tummy? *Yes/No*	**17.1** Le fa male la pancia? *Sì/No*
17.2 If yes, how long for? (a) Less than 1 hour? *Yes/No* (b) 1–12 hours? *Yes/No* (c) About a week? *Yes/No* (d) More than a week? *Yes/No*	**17.2** Se sì, da quanto tempo? Da: (a) Meno di 1 ora? *Sì/No* (b) 1–12 ore? *Sì/No* (c) Una settimana circa? *Sì/No* (d) Più di una settimana? *Sì/No*
17.3 Please point to the pain. If it has moved, show where it started first and then where it is now.	**17.3** Indichi dov'è il dolore. Se si è spostato, indichi dove era originariamente e dove si trova ora.
17.4 Do you have the pain anywhere else? *Yes/No*	**17.4** Ha dolore altrove? *Sì/No*
17.5 If yes, now point to this.	**17.5** Se sì, indichi dove.
17.6 Does the pain: (a) Stay with you all the time? *Yes/No* (b) Come and go? *Yes/No*	**17.6** Il dolore: (a) È sempre presente? *Sì/No* (b) È intermittente? *Sì/No*
17.7 What is the interval between attacks of pain? (a) Less than 5 minutes? *Yes/No* (b) Less than 30 minutes? *Yes/No* (c) Less than 1 hour? *Yes/No* (d) 1–2 hours? *Yes/No* (e) 3–6 hours? *Yes/No* (f) 7–12 hours? *Yes/No* (g) More? *Yes/No*	**17.7** Che intervallo c'è tra le fasi acute del dolore? (a) Meno di 5 minuti? *Sì/No* (b) Meno di 30 minuti? *Sì/No* (c) Meno di 1 ora? *Sì/No* (d) 1–2 ore? *Sì/No* (e) 3–6 ore? *Sì/No* (f) 7–12 ore? *Sì/No* (g) Di più? *Sì/No*

Russian	**Spanish**

16.41 Какая активность обычно возможна для Вас? Вы:
  (a) Прикованы к креслу или постели? *Да/Нет*
  (b) Не выходите из дома? *Да/Нет*
  (c) Можете ходить медленно? *Да/Нет*
  (d) Можете ходить 1.5 километра? *Да/Нет*
  (e) Можете бегать? *Да/Нет*

17 Брюшная полость

17.1 У Вас есть боль в животе? *Да/Нет*

17.2 Если да, то сколько времени?
  (a) Менее 1 часа? *Да/Нет*
  (b) От 1 до 12 часов? *Да/Нет*
  (c) Около недели? *Да/Нет*
  (d) Более недели? *Да/Нет*

17.3 Покажите пальцем, пожалуйста, где боль. Если она переместилась, покажите сначала, где она началась, и, потом, где она сейчас.

17.4 У Вас есть такая же боль в любом другом месте? *Да/Нет*

17.5 Если да, покажите сейчас, где она находится.

17.6 У Вас боль является:
  (a) Постоянной? *Да/Нет*
  (b) Непостоянной (появляется время от времени)? *Да/Нет*

17.7 Какой между болями промежуток?
  (a) Менее 5 минут? *Да/Нет*
  (b) Менее 30 минут? *Да/Нет*
  (c) Менее 1 часа? *Да/Нет*
  (d) От 1 до 2 часов? *Да/Нет*
  (e) От 3 до 6 часов? *Да/Нет*
  (f) От 7 до 12 часов? *Да/Нет*
  (g) Больше? *Да/Нет*

16.41 ¿Cuál es su grado de actividad normalmente?:
  (a) ¿Confinado a la silla o la cama? *Sí/No*
  (b) ¿Confinado a la casa? *Sí/No*
  (c) ¿Pequeños paseos? *Sí/No*
  (d) ¿Paseos de 1.6 km? *Sí/No*
  (e) ¿Correr? *Sí/No*

17 Región abdominal

17.1 ¿La duele a Ud. el vientre? *Sí/No*

17.2 Si es así, ¿desde cuándo?:
  (a) ¿Menos de 1 hora? *Sí/No*
  (b) ¿Entre 1 y 12 horas? *Sí/No*
  (c) ¿Cerca de una semana? *Sí/No*
  (d) ¿Más de una semana? *Sí/No*

17.3 Por favor señale dónde le duele. Si ha cambiado su localización, señale dónde comenzó, y dónde se localiza ahora.

17.4 ¿Le duele en algún otro sitio? *Sí/No*

17.5 Si es así, señálelo por favor.

17.6 El dolor es:
  (a) ¿Contínuo? *Sí/No*
  (b) ¿Intermitente? *Sí/No*

17.7 ¿Con qué frecuencia se presenta el dolor?:
  (a) ¿Menos de 5 minutos? *Sí/No*
  (b) ¿Menos de 30 minutos? *Sí/No*
  (c) ¿Menos de una hora? *Sí/No*
  (d) ¿Entre 1 y 2 horas? *Sí/No*
  (e) ¿Entre 3 y 6 horas? *Sí/No*
  (f) ¿Entre 7 y 12 horas? *Sí/No*
  (g) ¿Más tiempo? *Sí/No*

English	Italian
17.8 How long does the pain last for when present?	**17.8** Da quanto dura il dolore?
(a) Less than 5 minutes? *Yes/No*	(a) Meno di 5 minuti? *Sì/No*
(b) Less than 30 minutes? *Yes/No*	(b) Meno di 30 minuti? *Sì/No*
(c) Less than 1 hour? *Yes/No*	(c) Meno di 1 ora? *Sì/No*
(d) 1–2 hours? *Yes/No*	(d) 1–2 ore? *Sì/No*
(e) 3–6 hours? *Yes/No*	(e) 3–6 ore? *Sì/No*
(f) 7–12 hours? *Yes/No*	(f) 7–12 ore? *Sì/No*
(g) More? *Yes/No*	(g) Da più tempo? *Sì/No*
17.9 Is the pain:	**17.9** Il dolore è:
(a) Sharp, like a knife? *Yes/No*	(a) Acuto, come una coltellata? *Sì/No*
(b) Dull, like a squeezing colic? *Yes/No*	(b) Sordo, come una colica? *Sì/No*
(c) Dull, like a pressing weight? *Yes/No*	(c) Sordo, come un peso? *Sì/No*
17.10 Have you lost your appetite? *Yes/No*	**17.10** Ha perso l'appetito? *Sì/No*
17.11 Have you noticed blood:	**17.11** Ha notato sangue:
(a) In your stools? *Yes/No*	(a) Nelle feci? *Sì/No*
(b) From your front passage? *Yes/No*	(b) Nell urine? *Sì/No*
(c) In your vomit? *Yes/No*	(c) Nel vomito? *Sì/No*
17.12 Have you felt:	**17.12** Si è sentito:
(a) Dizzy/faint? *Yes/No*	(a) Girare la testa/svenire? *Sì/No*
(b) Feverish? *Yes/No*	(b) Febbre? *Sì/No*
(c) Sweaty/clammy? *Yes/No*	(c) Sudare freddo? *Sì/No*
(d) Weak? *Yes/No*	(d) Debole? *Sì/No*
17.13 Has an accident caused this? *Yes/No*	**17.13** La causa di questo dolore è un incidente? *Sì/No*
Gastrointestinal problems	***Problemi gastrointestinali***
17.14 Have you vomited? *Yes/No*	**17.14** Ha vomitato? *Sì/No*
17.15 If yes, how many times?	**17.15** Se sì, quante volte?
(a) Less than 5 times? *Yes/No*	(a) Meno di 5? *Sì/No*
(b) 5–10 times? *Yes/No*	(b) 5–10? *Sì/No*
(c) More? *Yes/No*	(c) Di più? *Sì/No*

Russian	Spanish
17.8 Когда боль появляется, сколько времени длится? (a) Менее 5 минут? Да/Нет (b) Менее 30 минут? Да/Нет (c) Менее 1 часа? Да/Нет (d) От 1 до 2 часов? Да/Нет (e) От 3 до 6 часов? Да/Нет (f) От 7 до 12 часов? Да/Нет (g) Больше? Да/Нет	**17.8** ¿Cuánto tiempo persiste el dolor cuando se presenta?: (a) ¿Menos de 5 minutos? Sí/No (b) ¿Menos de 30 minutos? Sí/No (c) ¿Menos de una hora? Sí/No (d) ¿Entre 1 y 2 horas? Sí/No (e) ¿Entre 3 y 6 horas? Sí/No (f) ¿Entre 7 y 12 horas? Sí/No (g) ¿Más tiempo? Sí/No
17.9 Боль является: (a) Резкой, как нож? Да/Нет (b) Тупой, как сдавливающие колики? Да/Нет (c) Тупой, как надавливающий вес? Да/Нет	**17.9** ¿Cómo es el dolor?: (a) ¿Agudo, punzante, como si le clavaran un cuchillo? Sí/No (b) ¿Sordo, como un cólico fuerte e intermitente? Sí/No (c) ¿Sordo, como un peso que le oprime? Sí/No
17.10 Вы потеряли аппетит? Да/Нет	**17.10** ¿Ha perdido Ud. el apetito? Sí/No
17.11 Вы замечали кровь: (a) В кале? Да/Нет (b) В мочеполовых органах? Да/Нет (c) В рвоте? Да/Нет	**17.11** Ha notado Ud. sangre: (a) ¿En las heces? Sí/No (b) ¿Al orinar? Sí/No (c) ¿Al vomitar? Sí/No
17.12 Вы испытывали: (a) Головокружение или дурноту (полуобморочное состояние)? Да/Нет (b) Лихорадку? Да/Нет (c) Потоотделение/влажность на коже? Да/Нет (d) Слабость? Да/Нет	**17.12** Se ha sentido Ud.: (a) ¿Mareado/desmayado? Sí/No (b) ¿Con fiebre? Sí/No (c) ¿Sudoroso/pegajoso? Sí/No (d) ¿Débil? Sí/No
17.13 Это вызвано несчастным случаем? Да/Нет	**17.13** ¿Ha sido un accidente el causante de todos estos problemas? Sí/No
Желудочно-кишечные проблемы **17.14** Вас рвало? Да/Нет	*Problemas gastrointestinales* **17.14** ¿Ha vomitado Ud.? Sí/No
17.15 Если да, то сколько раз? (a) Менее 5 раз? Да/Нет (b) От 5 до 10 раз? Да/Нет (c) Более Да/Нет	**17.15** Si es así, ¿cuántas veces?: (a) ¿Menos de 5 veces? Sí/No (b) ¿Entre 5 y 10 veces? Sí/No (c) ¿Más veces? Sí/No

English	Italian

17.16 If yes, what was it like?
    (a) Blood-stained?   Yes/No
    (b) Green bile?   Yes/No
    (c) Dark brown?   Yes/No
    (d) Blood?   Yes/No
    (e) Foul-smelling?   Yes/No

17.17 Are your bowels opening regularly?   Yes/No

17.18 If no, have you had:
    (a) Constipation?   Yes/No
    (b) Diarrhoea?   Yes/No

17.19 If diarrhoea, how many times a day?
    (a) 1–3?   Yes/No
    (b) 4–6?   Yes/No
    (c) 7–9?   Yes/No
    (d) 10?   Yes/No
    (e) More?   Yes/No

17.20 If constipation, when did you last open your bowels?
    (a) 1–2 days ago?   Yes/No
    (b) 3–4 days ago?   Yes/No
    (c) 5–6 days ago?   Yes/No
    (d) 1 week ago?   Yes/No
    (e) More?   Yes/No

17.21 Please describe your stools.
    (a) Normal?   Yes/No
    (b) Dark-coloured?   Yes/No
    (c) Light-coloured?   Yes/No
    (d) Bright red blood, separate to the stool?   Yes/No
    (e) Bright red blood, replacing the stool?   Yes/No
    (f) Black, tarry offensive stool?   Yes/No

17.22 Have you lost weight recently?   Yes/No

17.23 Have you gained weight recently?   Yes/No

17.16 Se sì, descriva il vomito?
    (a) Striato di sangue?   Sì/No
    (b) Bile verde?   Sì/No
    (c) Marrone scuro?   Sì/No
    (d) Sangue?   Sì/No
    (e) Odore fetido?   Sì/No

17.17 Va di corpo regolarmente?   Sì/No

17.18 Se no, ha avuto:
    (a) Costipazione?   Sì/No
    (b) Diarrea?   Sì/No

17.19 Se ha diarrea, quante volte al giorno?
    (a) 1–3?   Sì/No
    (b) 4–6?   Sì/No
    (c) 7–9?   Sì/No
    (d) 10?   Sì/No
    (e) Di più?   Sì/No

17.20 Se ha costipazione, quando è andato di corpo l'ultima volta?
    (a) 1–2 giorni fa?   Sì/No
    (b) 3–4 giorni fa?   Sì/No
    (c) 5–6 giorni fa?   Sì/No
    (d) Una settimana fa?   Sì/No
    (e) Da più tempo?   Sì/No

17.21 Descriva le feci:
    (a) Normali?   Sì/No
    (b) Scure?   Sì/No
    (c) Chiare?   Sì/No
    (d) Sangue di colore rosso vivo, separato dalle feci?   Sì/No
    (e) Sangue di colore rosso vivo, al posto delle feci?   Sì/No
    (f) Nere, catramose, di odore fetido?   Sì/No

17.22 È dimagrito recentemente?   Sì/No

17.23 È aumentato di peso recentemente?   Sì/No

Russian	Spanish
17.16 Если да, какая была рвота? (a) Запятнанная кровью? Да/Нет (b) Зелёная жёлчь? Да/Нет (c) Тёмно-коричневая? Да/Нет (d) Кровь? Да/Нет (e) Отвратительно пахнущая? Да/Нет	**17.16** ¿Qué aspecto tenía?: (a) ¿Manchado con sangre? Sí/No (b) ¿Verdoso, como bílis? Sí/No (c) ¿Marrón oscuro? Sí/No (d) ¿Sangre? Sí/No (e) ¿Con olor a heces? Sí/No
17.17 Вы регулярно испражняетесь? Да/Нет	**17.17** ¿Defeca con regularidad? Sí/No
17.18 Если нет, у Вас есть/недавно был: (a) Запор? Да/Нет (b) Понос? Да/Нет	**17.18** Si no es así, Ha tenido Ud.: (a) ¿Estreñimiento? Sí/No (b) ¿Diarrea? Sí/No
17.19 Если понос, то сколько раз в день? (a) От 1 до 3? Да/Нет (b) От 4 до 6? Да/Нет (c) От 7 до 9? Да/Нет (d) 10? Да/Нет (e) Более? Да/Нет	**17.19** Si se trata de diarrea, ¿cuántas veces al día? (a) ¿1–3? Sí/No (b) ¿4–6? Sí/No (c) ¿7–9? Sí/No (d) ¿10? Sí/No (e) ¿Más veces? Sí/No
17.20 Если запор, когда Вы в последний раз испражнялись? (a) От 1 до 2 дней назад? Да/Нет (b) От 3 до 4 дней назад? Да/Нет (c) От 5 до 6 дней назад? Да/Нет (d) 1 неделя назад? Да/Нет (e) Более? Да/Нет	**17.20** Si se trata de estreñimiento, ¿cuándo fue la última vez que defecó Ud.?: (a) ¿Hace 1–2 días? Sí/No (b) ¿Hace 3–4 días? Sí/No (c) ¿Hace 5–6 días? Sí/No (d) ¿Hace una semana? Sí/No (e) ¿Más tiempo? Sí/No
17.21 Опишите Ваш кал, пожалуйста. (a) Нормальный? Да/Нет (b) Тёмного цвета? Да/Нет (c) Светлого цвета? Да/Нет (d) Ярко-красная кровь, вместе с калом? Да/Нет (e) Ярко-красная кровь, вместо кала? Да/Нет (f) Чёрный, похожий на дёготь, отвратительно пахнущий кал? Да/Нет	**17.21** Por favor describa sus heces: (a) ¿Normal? Sí/No (b) ¿De color oscuro? Sí/No (c) ¿De color claro? Sí/No (d) ¿Sangre, de color rojo brillante independiente de las heces? Sí/No (e) ¿Sangre, de color rojo brillante en lugar de heces? Sí/No (f) ¿Negras y mal olientes? Sí/No
17.22 Вы недавно похудели? Да/Нет	**17.22** ¿Ha perdido Ud. peso recientemente? Sí/No
17.23 Вы недавно потолстели? Да/Нет	**17.23** ¿Ha ganado Ud. peso recientemente? Sí/No

English	Italian
17.24 Have you had stomach ulcer problems? *Yes/No*	**17.24** Ha avuto problemi di ulcera gastrica? *Sì/No*
17.25 Do you suffer with indigestion? *Yes/No*	**17.25** Soffre di cattiva digestione? *Sì/No*
17.26 Do you have any difficulty in swallowing? *Yes/No*	**17.26** Ha difficoltà ad inghiottire? *Sì/No*
17.27 Have you ever had any bowel surgery? (a) Appendicectomy? *Yes/No* (b) Bowel removal? *Yes/No* (c) Gallbladder removal? *Yes/No* (d) Ulcer surgery? *Yes/No* (e) Spleen removal? *Yes/No*	**17.27** Ha mai subito un intervento chirurgico all'addome? (a) Appendicectomia? *Sì/No* (b) Resezione intestinale? *Sì/No* (c) Colecistectomia (calcoli al fegato)? *Sì/No* (d) Ulcera? *Sì/No* (e) Splenectomia (rimozione della milza)? *Sì/No*
17.28 Have you ever had trouble with your gallbladder? *Yes/No*	**17.28** Ha mai avuto problemi con la colecisti? *Sì/No*
17.29 Have you ever had trouble with your pancreas? *Yes/No*	**17.29** Ha mai avuto problemi con il pancreas? *Sì/No*

Urology

Urologia

English	Italian
17.30 Are you passing water more frequently? *Yes/No*	**17.30** Trova che deve urinare più spesso? *Sì/No*
17.31 Do you find it difficult to start passing water? *Yes/No*	**17.31** Trova difficoltà ad iniziare la minzione? *Sì/No*
17.32 Has the flow of water become slow? *Yes/No*	**17.32** Il flusso di urine è diventato lento? *Sì/No*
17.33 Does the water sting or burn? *Yes/No*	**17.33** Ha una sensazione di puntura o di bruciore durante la minzione? *Sì/No*
17.34 Is there any blood in your water? *Yes/No*	**17.34** Ha notato sangue nelle urine? *Sì/No*
17.35 Do you dribble urine after passing water? *Yes/No*	**17.35** Ha piccole perdite di urina dopo la minzione? *Sì/No*

Russian	Spanish
17.24 У Вас были проблемы с язвой желудка? *Да/Нет*	**17.24** ¿Ha tenido Ud. problemas de úlcera de estómago? *Sí/No*
17.25 Вы страдаете от несварения желудка? *Да/Нет*	**17.25** ¿Padece Ud. de indigestión? *Sí/No*
17.26 Вам трудно глотать? *Да/Нет*	**17.26** ¿Tiene alguna dificultad para tragar? *Sí/No*
17.27 У Вас когда-нибудь была операция на брюшной полости? (a) Удаление аппендикса? *Да/Нет* (b) Удаление кишечника? *Да/Нет* (c) Удаление жёлчного пузыря? *Да/Нет* (d) Операция на язве? *Да/Нет* (e) Удаление селезёнки? *Да/Нет*	**17.27** ¿Ha sufrido Ud. algún tipo de cirugía abdominal? *Sí/No* (a) ¿Extirpación de apéndice? *Sí/No* (b) ¿Extirpación intestinal? *Sí/No* (c) ¿Extirpación de la vesícula? *Sí/No* (d) ¿Cirugía por problemas de una úlcera? (e) ¿Extirpación del bazo? *Sí/No*
17.28 У Вас когда-нибудь была проблема с жёлчным пузырём? *Да/Нет*	**17.28** ¿Ha tenido Ud. algún problema con la vesícula? *Sí/No*
17.29 У Вас когда-нибудь была проблема с поджелудочной железой? *Да/Нет*	**17.29** ¿Ha tenido Ud. algún problema con el pancreas? *Sí/No*
Урология	*Urologia*
17.30 Вы мочитесь более часто, чем обычно? *Да/Нет*	**17.30** ¿Necesita orinar más frecuentemente que de costumbre? *Sí/No*
17.31 Вам трудно начинать мочиться? *Да/Нет*	**17.31** ¿Encuentra dificultad para comenzar a orinar? *Sí/No*
17.32 Течение стало медленным? *Да/Нет*	**17.32** ¿Es el chorro más lento? *Sí/No*
17.33 У Вас жгёт при мочеиспускании? *Да/Нет*	**17.33** ¿Siente escozor o quemazón al orinar? *Sí/No*
17.34 У Вас есть кровь в моче? *Да/Нет*	**17.34** ¿Expulsa sangre con la orina? *Sí/No*
17.35 У Вас продолжает капать после мочеиспускания? *Да/Нет*	**17.35** ¿Gotea al terminar de orinar? *Sí/No*

English	Italian
17.36 When did you last pass water? (a) Less than 3 hours ago? *Yes/No* (b) 4–6 hours ago? *Yes/No* (c) 7–12 hours ago? *Yes/No* (d) 13–24 hours ago? *Yes/No* (e) More? *Yes/No*	**17.36** Quando ha urinato l'ultima volta? (a) Meno di 3 ore fa? *Sì/No* (b) 4–6 ore fa? *Sì/No* (c) 7–12 ore fa? *Sì/No* (d) 13–24 ore fa? *Sì/No* (e) Da più tempo? *Sì/No*
17.37 Do you feel as if you could pass water? *Yes/No*	**17.37** Sente il bisogno di urinare? *Sì/No*
17.38 Do you suffer from kidney infections? *Yes/No*	**17.38** Soffre di infezioni ai reni? *Sì/No*
17.39 Have you had kidney stones? *Yes/No*	**17.39** Ha avuto calcoli renali? *Sì/No*
17.40 Have you had any operations on your kidneys? *Yes/No*	**17.40** È mai stato operato ai reni? *Sì/No*
17.41 If yes, was it: (a) Removal of a kidney? *Yes/No* (b) Removal of a kidney stone? *Yes/No* (c) Kidney transplant? *Yes/No*	**17.41** Se sì, si trattava di: (a) Rimozione di un rene? *Sì/No* (b) Rimozione di un calcolo? *Sì/No* (c) Trapianto di rene? *Sì/No*
17.42 Have you pain in your testicles? *Yes/No*	**17.42** Ha dolore ai testicoli? *Sì/No*
17.43 If so, did it start suddenly? *Yes/No*	**17.43** Se sì, è iniziato improvvisamente? *Sì/No*
17.44 If so, how long ago did it start? (a) Less than 1 hour ago? *Yes/No* (b) 1–4 hours ago? *Yes/No* (c) More? *Yes/No*	**17.44** Se sì, quando è iniziato? (a) Meno di 1 ora fa? *Sì/No* (b) 1–4 ore fa? *Sì/No* (c) Da più tempo? *Sì/No*
Genitourinary **17.45** Do you think you may have a sexually transmitted disease? *Yes/No*	*Medicina genito-urinaria* **17.45** Ritiene di aver potuto contrarre una malattia trasmessa sessualmente? *Sì/No*
17.46 Have you had a discharge from your penis or vagina? *Yes/No*	**17.46** Ha notato secrezioni dal pene o dalla vagina? *Sì/No*

Russian	Spanish

17.36 Когда Вы в последний раз мочились?
   (a) Менее 3 часов? *Да/Нет*
   (b) От 4 до 6 часов? *Да/Нет*
   (c) От 7 до 12 часов? *Да/Нет*
   (d) От 13 до 24 часов? *Да/Нет*
   (e) Более? *Да/Нет*

17.37 Вы чувствуете, как будто Вы могли бы мочиться сейчас? *Да/Нет*

17.38 Вы страдаете от заражений почек? *Да/Нет*

17.39 У Вас были камни в почках? *Да/Нет*

17.40 У Вас когда-нибудь была операция на почках? *Да/Нет*

17.41 Если да, то какая?
   (a) Удаление почки? *Да/Нет*
   (b) Удаление камня в почках? *Да/Нет*
   (c) Пересадка почки? *Да/Нет*

17.42 У Вас есть/недавно была боль в яичках? *Да/Нет*

17.43 Если да, она началась внезапно? *Да/Нет*

17.44 Если да, то когда началась?
   (a) Менее 1 часа назад? *Да/Нет*
   (b) От 1 до 4 часов назад? *Да/Нет*
   (c) Более? *Да/Нет*

Мочеполовые проблемы
17.45 Думаете ли Вы, что у Вас может быть заболевание, передающееся через половое общение (венерическая болезнь)? *Да/Нет*

17.46 У Вас было выделение из мужского члена или из влагалища? *Да/Нет*

17.36 ¿Cuándo orino por última vez?:
   (a) ¿Hace menos de 3 horas? *Sí/No*
   (b) ¿Entre 4 y 6 horas? *Sí/No*
   (c) ¿Entre 7 y 12 horas? *Sí/No*
   (d) ¿Entre 13 y 24 horas? *Sí/No*
   (e) ¿Más tiempo? *Sí/No*

17.37 ¿Tiene Ud. ganas de orinar ahora? *Sí/No*

17.38 ¿Padece Ud. infecciones renales? *Sí/No*

17.39 ¿Ha tenido Ud. alguna vez piedras en el riñón? *Sí/No*

17.40 ¿Ha sido Ud. operado alguna vez de los riñones? *Sí/No*

17.41 Si es así, se trató de:
   (a) ¿Extirpación de un riñón? *Sí/No*
   (b) ¿Extirpación de una piedra renal? *Sí/No*
   (c) ¿Transplante renal? *Sí/No*

17.42 ¿Ha sufrido Ud. dolor en los testículos? *Sí/No*

17.43 Si es así, ¿comenzó repentinamente? *Sí/No*

17.44 ¿Cuánto tiempo hace que comenzó?:
   (a) ¿Menos de 1 hora? *Sí/No*
   (b) ¿Entre 1 y 4 horas? *Sí/No*
   (c) ¿Más tiempo? *Sí/No*

Genito-urinario
17.45 ¿Cree Ud. que padece una enfermedad sexualmente contagiosa? *Sí/No*

17.46 ¿Ha tenido secreción por el pene/vagina? *Sí/No*

English	Italian

17.47 When was the last time you had sexual intercourse?
    (a) 1–3 days ago? *Yes/No*
    (b) 4–6 days ago? *Yes/No*
    (c) 1–2 weeks ago? *Yes/No*
    (d) 2–4 weeks ago? *Yes/No*
    (e) More? *Yes/No*

17.48 Did you have unprotected sex? *Yes/No*

17.49 Have you had more than four sexual partners in the last year? *Yes/No*

17.50 Have you ever suffered from:
    (a) Gonorrhoea? *Yes/No*
    (b) Chlamydia? *Yes/No*
    (c) Syphilis? *Yes/No*
    (d) Genital warts? *Yes/No*
    (e) Genital herpes? *Yes/No*
    (f) HIV? *Yes/No*
    (g) Thrush? *Yes/No*
    (h) Other? *Yes/No*

17.51 Are you homosexual? *Yes/No*

17.52 Do you use intravenous drugs? *Yes/No*

17.53 Have you had sexual contact with someone who is HIV-positive? *Yes/No*

17.54 Have you shared a needle with someone who is HIV-positive? *Yes/No*

Vascular emergencies

Ischaemic limb
17.55 Has your leg/arm become painful? *Yes/No*

17.47 Quando ha avuto l'ultimo rapporto sessuale?
    (a) 1–3 giorni fa? *Sì/No*
    (b) 4–6 giorni fa? *Sì/No*
    (c) 1–2 settimane fa? *Sì/No*
    (d) 2–4 settimane fa? *Sì/No*
    (e) Da più tempo? *Sì/No*

17.48 Ha avuto rapporti sessuali senza profilattico? *Sì/No*

17.49 Ha avuto rapporti sessuali con più di quattro persone diverse durante l'anno passato? *Sì/No*

17.50 Ha mai sofferto di:
    (a) Gonorrea? *Sì/No*
    (b) Clamidia? *Sì/No*
    (c) Sifilide? *Sì/No*
    (d) Condiloma acuminatum/papilloma? *Sì/No*
    (e) Herpes genitale? *Sì/No*
    (f) È sieropositivo per l'AIDS? *Sì/No*
    (g) Candida? *Sì/No*
    (h) Altro? *Sì/No*

17.51 È omosessuale? *Sì/No*

17.52 Fa uso di droghe endovenose? *Sì/No*

17.53 Ha avuto contatti sessuali con una persona sieropositiva per AIDS? *Sì/No*

17.54 Si è servito dello stesso ago usato da una persona sieropositiva per l'AIDS? *Sì/No*

Emergenze vascolari

Ischemia agli arti
17.55 Le duole il braccio/la gamba? *Sì/No*

Russian	Spanish
17.47 Когда Вы в последний раз имели половое сношение? (a) От 1 до 3 дней назад? *Да/Нет* (b) От 4 до 6 дней назад? *Да/Нет* (c) От 1 до 2 недель назад? *Да/Нет* (d) От 2 до 4 недель назад? *Да/Нет* (e) Более? *Да/Нет*	**17.47** ¿Cuándo mantuvo relaciones sexuales por última vez?: (a) ¿Hace 1–3 días? *Sí/No* (b) ¿Hace 4–6 días? *Sí/No* (c) ¿Hace 1–2 semanas? *Sí/No* (d) ¿Hace 2–4 semanas? *Sí/No* (e) ¿Más tiempo? *Sí/No*
17.48 Вы тогда имели половое сношение без презерватива? *Да/Нет*	**17.48** ¿No tomó ninguna precaución? *Sí/No*
17.49 За последний год у Вас было более 4 половых партнёров? *Да/Нет*	**17.49** ¿Ha tenido Ud. más de cuatro parejas diferentes en el último año? *Sí/No*
17.50 У Вас когда-нибудь был/была/были: (a) Гонорея (триппер)? *Да/Нет* (b) Хламидия? *Да/Нет* (c) Сифилис *Да/Нет* (d) Венерические бородавки? *Да/Нет* (e) Герпес половых органов? *Да/Нет* (f) Вирус, способный вызвать СПИД? *Да/Нет* (g) Молочница? *Да/Нет* (h) Другая похожая болезнь? *Да/Нет*	**17.50** Ha padecido Ud.?: (a) ¿Gonorrea? *Sí/No* (b) ¿Clamidia? *Sí/No* (c) ¿Sífilis? *Sí/No* (d) ¿Verrugas genitales? *Sí/No* (e) ¿Herpes genital? *Sí/No* (f) ¿SIDA? *Sí/No* (g) ¿Candidiasis? *Sí/No* (h) ¿Otras? *Sí/No*
17.51 Вы гомосексуальны? *Да/Нет*	**17.51** ¿Es Ud. homosexual? *Sí/No*
17.52 Вы употребляете наркотики, которые принимаются прямо в вену? *Да/Нет*	**17.52** ¿Utiliza Ud. drogas intravenosas? *Sí/No*
17.53 Вы имели половое сношение с человеком, у которого есть вирус, способный вызвать СПИД? *Да/Нет*	**17.53** ¿Ha mantenido Ud. relaciones sexuales con alguien que sea SIDA positivo? *Sí/No*
17.54 Вы употребляли одну и ту же шприцовую иглу вместе с человеком, у которого есть вирус, способный вызвать СПИД? *Да/Нет*	**17.54** ¿Ha compartido Ud. una jeringuilla con alguien que sea SIDA positivo? *Sí/No*
Сосудистые ЧП	*Urgencias vasculares*
Ишемия в конечности **17.55** У Вас нога/рука стала болеть? *Да/Нет*	*Miembro isquémico* **17.55** ¿Ha sentido dolor repentinamente en la pierna/brazo? *Sí/No*

English	Italian

17.56 How long ago did the pain start?
    (a) Less than 1 hour ago? *Yes/No*
    (b) 1–5 hours ago? *Yes/No*
    (c) Less than 1 day ago? *Yes/No*
    (d) 1–7 days ago? *Yes/No*
    (e) More than 1 week ago? *Yes/No*

17.57 Do you usually get pain in your calf when you walk? *Yes/No*
If yes, how far can you walk:
    (a) Less than 100 yards (100 m)? *Yes/No*
    (b) 1/2 mile (1 km)? *Yes/No*
    (c) More than 1 mile (1.5 km)? *Yes/No*

17.58 Have you ever had an operation on your blood vessels? *Yes/No*

17.59 Can you move your toes? *Yes/No*

17.60 Can you feel me touching your foot? *Yes/No*

18 Obstetrics and gynaecology

Menstruation

18.1 How many days do you normally bleed for?
    (a) Less than 2? *Yes/No*
    (b) 2–6? *Yes/No*
    (c) More? *Yes/No*

18.2 How many days is it normally between one period and the next?
    (a) Less than 2 weeks? *Yes/No*
    (b) 2–5 weeks? *Yes/No*
    (c) More? *Yes/No*

18.3 How many weeks is it since your last period began?
    (a) Less than 4 weeks? *Yes/No*
    (b) 4–6 weeks? *Yes/No*
    (c) More? *Yes/No*

18.4 Was this a normal period? *Yes/No*

17.56 Quando è iniziato il dolore?
    (a) Meno di 1 ora fa? *Sì/No*
    (b) 1–5 ore fa? *Sì/No*
    (c) Meno di 1 giorno fa? *Sì/No*
    (d) 1–7 giorni fa? *Sì/No*
    (e) Da più tempo? *Sì/No*

17.57 Di solito, le duole il polpaccio quando cammina? *Sì/No*
Se sì, quanto riesce a camminare?
    (a) Meno di 100 metri? *Sì/No*
    (b) 1 km? *Sì/No*
    (c) Più di 1,5 km? *Sì/No*

17.58 È mai stato operato alle arterie o le vene? *Sì/No*

17.59 Riesce a muovere le dita dei piedi? *Sì/No*

17.60 Riesce a sentire quando le tocco il piede? *Sì/No*

18 Ostetricia e ginecologia

Mestruazioni

18.1 Quanti giorni dura di solito il flusso mestruale?
    (a) Meno di 2 giorni? *Sì/No*
    (b) 2–6 giorni? *Sì/No*
    (c) Di più? *Sì/No*

18.2 Normalmente, quanti giorni ci sono tra due periodi mestruali?
    (a) Meno di 2 settimane? *Sì/No*
    (b) 2–5 settimane? *Sì/No*
    (c) Di più? *Sì/No*

18.3 Quante settimane sono passate dall'inizio delle ultime mestruazioni?
    (a) Meno di 4 settimane? *Sì/No*
    (b) 4–6 settimane? *Sì/No*
    (c) Di più? *Sì/No*

18.4 Era una mestruazione normale? *Sì/No*

Russian	Spanish

17.56 Когда началась боль?
    (a) Менее 1 часа назад? *Да/Нет*
    (b) От 1 до 5 часов назад? *Да/Нет*
    (c) Менее 1 дня назад? *Да/Нет*
    (d) От 1 до 7 дней назад? *Да/Нет*
    (e) Более 1 недели назад? *Да/Нет*

17.57 У Вас обычно наступает боль в икре когда Вы ходите? *Да/Нет*
    (a) Менее 100 метров? *Да/Нет*
    (b) 1 километр? *Да/Нет*
    (c) Более 1.5 километра? *Да/Нет*

17.58 У Вас когда-нибудь была операция на кровеносных сосудах? *Да/Нет*

17.59 Вы можете двигать пальцами на ногах? *Да/Нет*

17.60 Вы чувствуете, как я трогаю Вашу ногу? *Да/Нет*

18 Акушерство и гинекология

Менструация

18.1 Сколько дней у Вас обычно идёт кровотечение?
    (a) Менее 2? *Да/Нет*
    (b) От 2 до 6? *Да/Нет*
    (c) Более? *Да/Нет*

18.2 Сколько дней обычно между менструациями?
    (a) Менее 2 недель? *Да/Нет*
    (b) От 2 до 5 недель? *Да/Нет*
    (c) Более? *Да/Нет*

18.3 Сколько недель прошло с тех пор, как началась Ваша последняя менструация?
    (a) Менее 4 недель? *Да/Нет*
    (b) От 4 до 6 недель? *Да/Нет*
    (c) Более? *Да/Нет*

18.4 Это была нормальная менструация? *Да/Нет*

17.56 ¿Cuánto tiempo hace que empezó el dolor?:
    (a) ¿Hace menos de 1 hora? *Sí/No*
    (b) ¿Hace menos de 5 horas? *Sí/No*
    (c) ¿Hace menos de 1 día? *Sí/No*
    (d) ¿Hace 7 días? *Sí/No*
    (e) ¿Hace más de 1 semana? *Sí/No*

17.57 ¿Normalmente, le duelen las pantorrillas al andar? *Sí/No*
Si es así, ¿qué distancia puede Ud. recorrer?:
    (a) ¿Menos de 100 metros? *Sí/No*
    (b) ¿Entre 1 y 2 km? *Sí/No*
    (c) ¿Más de 1 km? *Sí/No*

17.58 ¿Ha sido Ud. operado de las venas o arterias? *Sí/No*

17.59 ¿Puede Ud. mover los dedos del pie? *Sí/No*

17.60 ¿Puede Ud. sentir cuando le toco el pie *Sí/No*

18 Obstetricia y ginecología

Menstruación

18.1 ¿Durante cuántos días menstrúa Ud. normalmente?:
    (a) ¿Menos de 2? *Sí/No*
    (b) ¿Entre 2 y 6? *Sí/No*
    (c) ¿Más días? *Sí/No*

18.2 ¿Cada cuántos días tiene Ud. el período?:
    (a) ¿Menos de 2 semanas? *Sí/No*
    (b) ¿Entre 2 y 5 semanas? *Sí/No*
    (c) ¿Más días? *Sí/No*

18.3 ¿Cuántas semanas han pasado desde que empezó el último período?
    (a) ¿Menos de 2 semanas? *Sí/No*
    (b) ¿Entre 2 y 5 semanas? *Sí/No*
    (c) ¿Más días? *Sí/No*

18.4 ¿Fue normal? *Sí/No*

English	Italian

18.5 Could you be pregnant?   *Yes/No*

18.6 Do you use any of the following forms of birth control?
  (a) Condom?   *Yes/No*
  (b) The pill?   *Yes/No*
  (c) The coil?   *Yes/No*
  (d) The cap?   *Yes/No*
  (e) None?   *Yes/No*

Vaginal bleeding in pregnancy

18.7 Are you pregnant?   *Yes/No*

18.8 How many weeks are you pregnant?
  (a) Less than 8 weeks?   *Yes/No*
  (b) 8–16 weeks?   *Yes/No*
  (c) 17–24 weeks?   *Yes/No*
  (d) 25–30 weeks?   *Yes/No*
  (e) 31–36 weeks?   *Yes/No*
  (f) 37 or more?   *Yes/No*

18.9 Are you bleeding from your vagina?   *Yes/No*

18.10 If yes, when did it begin?
  (a) Less than 1 day ago?   *Yes/No*
  (b) 2–7 days ago?   *Yes/No*
  (c) More?   *Yes/No*

18.11 Is it:
  (a) Bright red?   *Yes/No*
  (b) Dark red?   *Yes/No*
  (c) Clots?   *Yes/No*

18.12 Are you also getting tummy pain?   *Yes/No*

18.13 Have you also felt dizzy or sweaty?   *Yes/No*

Pregnancy and labour
18.14 Are you pregnant?   *Yes/No*

18.5 Potrebbe essere incinta?   *Sì/No*

18.6 Fa uso dei seguenti metodi di contraccezione?
  (a) Preservativo?   *Sì/No*
  (b) Pillola anticoncezionale?   *Sì/No*
  (c) Spirale?   *Sì/No*
  (d) Diaframma?   *Sì/No*
  (e) Nessuno?   *Sì/No*

Emorragia vaginale durante la gravidanza

18.7 È incinta?   *Sì/No*

18.8 Da quante settimane è incinta?
  (a) Meno di 8 settimane?   *Sì/No*
  (b) 8–16 settimane?   *Sì/No*
  (c) 17–24 settimane?   *Sì/No*
  (d) 25–30 settimane?   *Sì/No*
  (e) 31–36 settimane?   *Sì/No*
  (f) 37 o più?   *Sì/No*

18.9 Ha emorragia vaginale?   *Sì/No*

18.10 Se sì, quando è cominciata?
  (a) Meno di 1 giorno fa?   *Sì/No*
  (b) 2–7 giorni fa?   *Sì/No*
  (c) Di più?   *Sì/No*

18.11 Il sangue è:
  (a) Rosso vivo?   *Sì/No*
  (b) Rosso scuro?   *Sì/No*
  (c) Coaguli?   *Sì/No*

18.12 Ha anche dolore alla pancia?   *Sì/No*

18.13 Si è sentita anche girare la testa o sudare?   *Sì/No*

Gestazione e parto
18.14 È incinta?   *Sì/No*

Russian	Spanish
18.5 Вы можете быть беременной? *Да/Нет*	**18.5** ¿Hay alguna posibilidad de embarazo? *Sí/No*
18.6 Вы употребляете любое из следующих противозачаточных средств? (a) Презерватив? *Да/Нет* (b) Противозачаточные таблетки? *Да/Нет* (c) Спираль? *Да/Нет* (d) Колпачок? *Да/Нет* (e) Никакое? *Да/Нет*	**18.6** ¿Utiliza Ud. alguno de los siguientes métodos anticonceptivos?: (a) ¿Preservativo? *Sí/No* (b) ¿Píldora? *Sí/No* (c) ¿DIU? *Sí/No* (d) ¿Diafragma? *Sí/No* (e) ¿Ninguno? *Sí/No*

Кровотечение из влагалища при беременности / *Sangrado vaginal durante el embarazo*

Russian	Spanish
18.7 Вы беременная? *Да/Нет*	**18.7** ¿Está Ud. embarazada? *Sí/No*
18.8 Сколько недель Вы беременная? (a) Менее 8 недель? *Да/Нет* (b) От 8 до 16 недель? *Да/Нет* (c) От 17 до 24 недель? *Да/Нет* (d) От 25 до 30 недель? *Да/Нет* (e) От 31 до 36 недель? *Да/Нет* (f) 37 или более? *Да/Нет*	**18.8** ¿En qué semana del embarazo se encuentra Ud.?: (a) ¿Menos de 8 semanas? *Sí/No* (b) ¿Entre 8 y 16 semanas? *Sí/No* (c) ¿Entre 17 y 24 semanas? *Sí/No* (d) ¿Entre 25 y 30 semanas? *Sí/No* (e) ¿Entre 31 y 36 semanas? *Sí/No* (f) ¿En la 37 o más? *Sí/No*
18.9 У Вас кровоточит из влагалища? *Да/Нет*	**18.9** ¿Tiene Ud. una hemorragia vaginal? *Sí/No*
18.10 Если да, когда это началось? (a) Менее 1 дня? *Да/Нет* (b) От 2 до 7 дней? *Да/Нет* (c) Более? *Да/Нет*	**18.10** Si es así, ¿cuándo comenzó?: (a) ¿Hace menos de un día? *Sí/No* (b) ¿Entre 2 y 7 días? *Sí/No* (c) ¿Más tiempo? *Sí/No*
18.11 Кровь является: (a) Ярко-красной? *Да/Нет* (b) Тёмно-красной? *Да/Нет* (c) Свернувшейся? *Да/Нет*	**18.11** Descríbalo por favor: (a) ¿Rojo brillante? *Sí/No* (b) ¿Rojo obscuro? *Sí/No* (c) ¿Coágulos? *Sí/No*
18.12 У Вас также бывает боль в животе? *Да/Нет*	**18.12** ¿Tiene también dolor abdominal? *Sí/No*
18.13 Вы также испытывали головокружение или потоотделение? *Да/Нет*	**18.13** ¿Se siente Ud. mareada y con sudores? *Sí/No*

Беременность и роды / *Embarazo y parto*

Russian	Spanish
18.14 Вы беременная? *Да/Нет*	**18.14** ¿Está Ud. embarazada? *Sí/No*

English	Italian

18.15 How many weeks are you pregnant?
    (a) Less than 8 weeks? *Yes/No*
    (b) 8–16 weeks? *Yes/No*
    (c) 17–24 weeks? *Yes/No*
    (d) 25–30 weeks? *Yes/No*
    (e) 31–36 weeks? *Yes/No*
    (f) 37 or more? *Yes/No*

18.16 Have you got a regular tummy pain? *Yes/No*

18.17 When did it start?
    (a) 1–3 hours ago? *Yes/No*
    (b) 4–7 hours ago? *Yes/No*
    (c) More? *Yes/No*

18.18 How long is it between pains?
    (a) Less than 5 minutes? *Yes/No*
    (b) 6–15 minutes? *Yes/No*
    (c) 16–30 minutes? *Yes/No*
    (d) 31–60 minutes? *Yes/No*
    (e) More? *Yes/No*

18.19 Have your waters broken? *Yes/No*

18.20 Have you been seen regularly by a doctor during pregnancy? *Yes/No*

18.21 Have you felt the baby move? *Yes/No*

18.22 Have the movements stopped? *Yes/No*

18.23 If yes, was it:
    (a) Less than a day ago? *Yes/No*
    (b) Less than a week ago? *Yes/No*
    (c) More? *Yes/No*

18.24 Have you had a baby before? *Yes/No*

18.25 Have you ever been pregnant before? *Yes/No*

18.15 Da quante settimane è incinta?
    (a) Meno di 8 settimane? *Sì/No*
    (b) 8–16 settimane? *Sì/No*
    (c) 17–24 settimane? *Sì/No*
    (d) 25–30 settimane? *Sì/No*
    (e) 31–36 settimane? *Sì/No*
    (f) 37 o più? *Sì/No*

18.16 Ha un dolore regolare alla pancia? *Sì/No*

18.17 Quando sono iniziati i dolori?
    (a) 1–3 ore fa? *Sì/No*
    (b) 4–7 ore fa? *Sì/No*
    (c) Da più tempo? *Sì/No*

18.18 Che intervallo c'è tra i dolori?
    (a) Meno di 5 minuti? *Sì/No*
    (b) 6–15 minuti? *Sì/No*
    (c) 16–30 minuti? *Sì/No*
    (d) 31–60 minuti? *Sì/No*
    (e) Di più? *Sì/No*

18.19 Si sono rotte le acque? *Sì/No*

18.20 Ha visitato regolarmente un medico durante la gestazione? *Sì/No*

18.21 Ha sentito muoversi il bambino? *Sì/No*

18.22 I movimenti si sono fermati? *Sì/No*

18.23 Se sì, da quanto?
    (a) Meno di 1 giorno? *Sì/No*
    (b) Meno di 1 settimana? *Sì/No*
    (c) Da più tempo? *Sì/No*

18.24 Ha avuto altri figli prima d'ora? *Sì/No*

18.25 È mai stata incinta prima d'ora? *Sì/No*

Russian	Spanish
18.15 Сколько недель Вы беременная? (a) Менее 8 недель? *Да/Нет* (b) От 8 до 16 недель? *Да/Нет* (c) От 17 до 24 недель? *Да/Нет* (d) От 25 до 30 недель? *Да/Нет* (e) От 31 до 36 недель? *Да/Нет* (f) 37 или более? *Да/Нет*	**18.15** ¿En qué semana del embarazo está Ud.?: (a) ¿Menos de 8 semanas? *Sí/No* (b) ¿Entre 8 y 16 semanas? *Sí/No* (c) ¿Entre 17 y 24 semanas? *Sí/No* (d) ¿Entre 25 y 30 semanas? *Sí/No* (e) ¿Entre 31 y 36 semanas? *Sí/No* (f) ¿En la 37 o más? *Sí/No*
18.16 У Вас есть регулярная боль в животе? *Да/Нет*	**18.16** ¿Tiene Ud. dolor abdominal regularmente? *Sí/No*
18.17 Когда она началась? (a) От 1 до 3 часов назад? *Да/Нет* (b) От 4 до 7 часов назад? *Да/Нет* (c) Более? *Да/Нет*	**18.17** ¿Cuándo comenzó?: (a) ¿Hace 1–3 horas? *Sí/No* (b) ¿Hace 4–7 horas? *Sí/No* (c) ¿Más tiempo? *Sí/No*
18.18 Сколько времени между болями? (a) Менее 5 минут? *Да/Нет* (b) От 6 до 15 минут? *Да/Нет* (c) От 16 до 30 минут? *Да/Нет* (d) От 31 до 60 минут? *Да/Нет* (e) Больше? *Да/Нет*	**18.18** ¿Cada cuánto tiempo tiene Ud. dolor?: (a) ¿Menos de 5 minutos? *Sí/No* (b) ¿Cada 6–15 minutos? *Sí/No* (c) ¿Cada 16–30 minutos? *Sí/No* (d) ¿Cada 31–60 minutos? *Sí/No* (e) ¿Más tiempo? *Sí/No*
18.19 У Вас выходили воды? *Да/Нет*	**18.19** ¿Ha roto aguas? *Sí/No*
18.20 Вас регулярно осматривал врач во время беременности? *Да/Нет*	**18.20** ¿Ha visitado a su médico regularmente durante el embarazo? *Sí/No*
18.21 Вы чувствовали движения младенца? *Да/Нет*	**18.21** ¿Ha sentido moverse al niño? *Sí/No*
18.22 Движения прекратились? *Да/Нет*	**18.22** ¿Han cesado los movimientos? *Sí/No*
18.23 Если да, то когда? (a) Менее 1 дня назад? *Да/Нет* (b) Менее 1 недели назад? *Да/Нет* (c) Более? *Да/Нет*	**18.23** Si es así, ¿cuándo ocurrió esto?: (a) ¿Hace menos de un día? *Sí/No* (b) ¿Hace menos de una semana? *Sí/No* (c) ¿Más tiempo? *Sí/No*
18.24 Вы до этого имели ребёнка? *Да/Нет*	**18.24** ¿Ha tenido Ud. un hijo anteriormente? *Sí/No*
18.25 Вы до этого были беременны? *Да/Нет*	**18.25** ¿Ha estado Ud. embarazada anteriormente? *Sí/No*

English	Italian
19 Paediatrics	**19 Pediatria**

19.1 Did these stages of development proceed normally?	**19.1** Le seguenti fasi dello sviluppo si sono svolte normalmente?
(a) Pregnancy? *Yes/No*	(a) Gestazione? *Sì/No*
(b) Birth? *Yes/No*	(b) Parto? *Sì/No*
(c) First weeks after birth? *Yes/No*	(c) Prime settimane dopo il parto? *Sì/No*
19.2 Has the child put on weight normally? *Yes/No*	**19.2** Il bambino è cresciuto di peso normalmente? *Sì/No*
19.3 Do you feed your child by:	**19.3** Come si nutre il bambino?
(a) Breast? *Yes/No*	(a) Allattamento al seno? *Sì/No*
(b) Bottle? *Yes/No*	(b) Dal biberon? *Sì/No*
(c) Soft diet? *Yes/No*	(c) Dieta leggera? *Sì/No*
(d) Normal diet? *Yes/No*	(d) Dieta normale? *Sì/No*
(e) Special diet? *Yes/No*	(e) Dieta speciale? *Sì/No*
19.4 Is your child developing normally? *Yes/No*	**19.4** Il bambino si sviluppa normalmente? *Sì/No*
19.5 Has your child had a full course of immunization? *Yes/No*	**19.5** Il bambino ha ricevuto tutte le vaccinazioni? *Sì/No*
19.6 Has your child had any of the following?	**19.6** Il bambino ha avuto le seguenti malattie?
(a) Measles? *Yes/No*	(a) Morbillo? *Sì/No*
(b) Rubella? *Yes/No*	(b) Rosolia? *Sì/No*
(c) Chicken pox? *Yes/No*	(c) Varicella? *Sì/No*
(d) Glandular fever? *Yes/No*	(d) Febbre ghiandalone (mononucleosi)? *Sì/No*
(e) Mumps? *Yes/No*	(e) Parotite/orecchioni? *Sì/No*
(f) Scarlet fever? *Yes/No*	(f) Scarlattina? *Sì/No*
19.7 Are there any brothers and sisters? *Yes/No*	**19.7** Il bambino ha fratelli o sorelle? *Sì/No*
19.8 Are they well? *Yes/No*	**19.8** Godono di buona salute? *Sì/No*
19.9 Are there any diseases that run in the family? *Yes/No*	**19.9** Ci sono malattie ereditorie in famiglia? *Sì/No*

Russian	Spanish

19 Педиатрия / Pediatría

19.1 Нормально ли прошли следующие этапы развития?
   (a) Беременность?   Да/Нет
   (b) Рождение?   Да/Нет
   (c) Первые недели после рождения?   Да/Нет

19.2 Ребёнок рос нормально?   Да/Нет

19.3 Каким образом Вы кормите ребёнка?
   (a) Грудью?   Да/Нет
   (b) Из бутылки?   Да/Нет
   (c) Кашой?   Да/Нет
   (d) Обычной пищей?   Да/Нет
   (e) Специальной пищей?   Да/Нет

19.4 Ваш ребёнок развивается нормально?   Да/Нет

19.5 У Вашего ребёнка был полный курс иммунизации?   Да/Нет

19.6 У Вашего ребёнка была любая из следующих болезней?
   (a) Корь?   Да/Нет
   (b) Краснуха?   Да/Нет
   (c) Ветряная оспа (ветрянка)?   Да/Нет
   (d) Железистая лихорадка?   Да/Нет
   (e) Свинка?   Да/Нет
   (f) Скарлатина?   Да/Нет

19.7 У ребёнка есть братья или сёстры?   Да/Нет

19.8 Они сейчас здоровы?   Да/Нет

19.9 У Вас в семье есть какие-нибудь наследственные болезни?   Да/Нет

19.1 ¿Estos períodos del desarrollo se han producido normalmente?:
   (a) ¿Embarazo?   *Sí/No*
   (b) ¿Nacimiento?   *Sí/No*
   (c) ¿Primeras semanas tras el nacimiento?   *Sí/No*

19.2 ¿Ha ganado peso el niño normalmente?   *Sí/No*

19.3 ¿Cuál fue la alimentación del niño?:
   (a) ¿Pecho?   *Sí/No*
   (b) ¿Biberón?   *Sí/No*
   (c) ¿Dieta blanda?   *Sí/No*
   (d) ¿Dieta normal?   *Sí/No*
   (e) ¿Dieta especial?   *Sí/No*

19.4 ¿Se desarrolla normalmente el niño?   *Sí/No*

19.5 ¿Ha recibido el niño todas las vacunas correspondientes?   *Sí/No*

19.6 ¿Ha padecido alguna de las siguientes enfermedades el niño?:
   (a) ¿Varicela?   *Sí/No*
   (b) ¿Rubeola?   *Sí/No*
   (c) ¿Sarampión?   *Sí/No*
   (d) ¿Fiebre Glandular (Mononucleósis Infecciosa)?   *Sí/No*
   (e) ¿Paperas?   *Sí/No*
   (f) ¿Escarlatina?   *Sí/No*

19.7 ¿Tiene el niño más hermanos/as?   *Sí/No*

19.8 ¿Gózan de buena salud?   *Sí/No*

19.9 ¿Hay alguna enfermedad importante en la familia?   *Sí/No*

English	Italian
20 Metabolic	**20 Metabolismo**

English		Italian	
Diabetes		*Diabete*	
20.1 Do you suffer from diabetes?	*Yes/No*	**20.1** Ha il diabete?	*Sì/No*
20.2 Is it controlled with:		**20.2** Quale dei seguenti prende per il diabete?	
(a) Insulin?	*Yes/No*	(a) Insulina?	*Sì/No*
(b) Tablets?	*Yes/No*	(b) Pastiglie?	*Sì/No*
(c) Diet?	*Yes/No*	(c) Solo dieta?	*Sì/No*
20.3 When did you last eat?		**20.3** Quando ha mangiato l'ultima volta?	
(a) 06.00–08.00?	*Yes/No*	(a) 06.00–08.00?	*Sì/No*
(b) 08.00–10.00?	*Yes/No*	(b) 08.00–10.00?	*Sì/No*
(c) 10.00–12.00?	*Yes/No*	(c) 10.00–12.00?	*Sì/No*
(d) 12.00–14.00?	*Yes/No*	(d) 12.00–14.00?	*Sì/No*
(e) 14.00–16.00?	*Yes/No*	(e) 14.00–16.00?	*Sì/No*
(f) 16.00–18.00?	*Yes/No*	(f) 16.00–18.00?	*Sì/No*
(g) 18.00–20.00?	*Yes/No*	(g) 18.00–20.00?	*Sì/No*
(h) 20.00–22.00?	*Yes/No*	(h) 20.00–22.00?	*Sì/No*
(i) 22.00–24.00?	*Yes/No*	(i) 22.00–24.00?	*Sì/No*
(j) 00.00–06.00?	*Yes/No*	(j) 00.00–06.00?	*Sì/No*
20.4 When did you last have your insulin?		**20.4** Quando ha preso insulina l'ultima volta?	
(a) 06.00–08.00?	*Yes/No*	(a) 06.00–08.00?	*Sì/No*
(b) 08.00–10.00?	*Yes/No*	(b) 08.00–10.00?	*Sì/No*
(c) 10.00–12.00?	*Yes/No*	(c) 10.00–12.00?	*Sì/No*
(d) 12.00–14.00?	*Yes/No*	(d) 12.00–14.00?	*Sì/No*
(e) 14.00–16.00?	*Yes/No*	(e) 14.00–16.00?	*Sì/No*
(f) 16.00–18.00?	*Yes/No*	(f) 16.00–18.00?	*Sì/No*
(g) 18.00–20.00?	*Yes/No*	(g) 18.00–20.00?	*Sì/No*
(h) 20.00–22.00?	*Yes/No*	(h) 20.00–22.00?	*Sì/No*
(i) 22.00–24.00?	*Yes/No*	(i) 22.00–24.00?	*Sì/No*
(j) 00.00–06.00?	*Yes/No*	(j) 00.00–06.00?	*Sì/No*

English	Italian
21 Overdose/ingestion	**21 Overdose/ingestione**

English		Italian	
21.1 Have you taken an overdose?	*Yes/No*	**21.1** Ha preso un overdose?	*Sì/No*
21.2 If yes, was it:		**21.2** Se sì, era di:	
(a) Tablets?	*Yes/No*	(a) Pastiglie/compresse?	*Sì/No*
(b) Alcohol?	*Yes/No*	(b) Alcol?	*Sì/No*
(c) Both?	*Yes/No*	(c) Ambedue?	*Sì/No*
(d) Something else?	*Yes/No*	(d) Altro?	*Sì/No*

Russian	Spanish
20 Метаболизм	**20 Metabolismo**

<table>
<tr><td colspan="2">

Диабет

20.1 У Вас есть диабет (сахарная болезнь)?   *Да/Нет*

20.2 Вы управляете им:
(a) Инсулином?   *Да/Нет*
(b) Таблетками?   *Да/Нет*
(c) Регулированием питания?   *Да/Нет*

20.3 Когда Вы в последний раз ели?
(a) 06.00-08.00   *Да/Нет*
(b) 08.00-10.00   *Да/Нет*
(c) 10.00-12.00   *Да/Нет*
(d) 12.00-14.00   *Да/Нет*
(e) 14.00-16.00   *Да/Нет*
(f) 16.00-18.00   *Да/Нет*
(g) 18.00-20.00   *Да/Нет*
(h) 20.00-22.00   *Да/Нет*
(i) 22.00-24.00   *Да/Нет*
(j) 00.00-06.00   *Да/Нет*

20.4 Когда Вы в последний раз приняли инсулин?
(a) 06.00-08.00   *Да/Нет*
(b) 08.00-10.00   *Да/Нет*
(c) 10.00-12.00   *Да/Нет*
(d) 12.00-14.00   *Да/Нет*
(e) 14.00-16.00   *Да/Нет*
(f) 16.00-18.00   *Да/Нет*
(g) 18.00-20.00   *Да/Нет*
(h) 20.00-22.00   *Да/Нет*
(i) 22.00-24.00   *Да/Нет*
(j) 00.00-06.00   *Да/Нет*

</td><td>

Diabetes

20.1 ¿Es Ud. diabético?   *Sí/No*

20.2 Está controlado con:
(a) ¿Insulina?   *Sí/No*
(b) ¿Pastillas?   *Sí/No*
(c) ¿Dieta?   *Sí/No*

20.3 ¿Cuándo comió por última vez?:
(a) ¿06:00–08:00?   *Sí/No*
(b) ¿08:00–10:00?   *Sí/No*
(c) ¿10:00–12:00?   *Sí/No*
(d) ¿12:00–14:00?   *Sí/No*
(e) ¿14:00–16:00?   *Sí/No*
(f) ¿16:00–18:00?   *Sí/No*
(g) ¿18:00–20:00?   *Sí/No*
(h) ¿20:00–22:00?   *Sí/No*
(i) ¿22:00–24:00?   *Sí/No*
(j) ¿00:00–06:00?   *Sí/No*

20.4 ¿Cuándo se puso Ud. insulina por última vez?:
(a) ¿06:00–08:00?   *Sí/No*
(b) ¿08:00–10:00?   *Sí/No*
(c) ¿10:00–12:00?   *Sí/No*
(d) ¿12:00–14:00?   *Sí/No*
(e) ¿14:00–16:00?   *Sí/No*
(f) ¿16:00–18:00?   *Sí/No*
(g) ¿18:00–20:00?   *Sí/No*
(h) ¿20:00–22:00?   *Sí/No*
(i) ¿22:00–24:00?   *Sí/No*
(j) ¿00:00–06:00?   *Sí/No*

</td></tr>
</table>

21 Передозировка (глотание веществ)	**21 Sobredósis/indigestión**

<table>
<tr><td>

21.1 Вы приняли передозировку? *Да/Нет*

21.2 Если да, то чем отравились?
(a) Таблетками?   *Да/Нет*
(b) Алкоголем?   *Да/Нет*
(c) И таблетками и алкоголем?   *Да/Нет*
(d) Чем-то другим?   *Да/Нет*

</td><td>

21.1 ¿Ha tomado Ud. una sobredósis?   *Sí/No*

21.2 Si es así, se trata de:
(a) ¿Pastillas?   *Sí/No*
(b) ¿Alcohol?   *Sí/No*
(c) ¿Ambos?   *Sí/No*
(d) ¿Algo diferente?   *Sí/No*

</td></tr>
</table>

English	Italian

21.3 If tablets, were they:
    (a) Paracetamol?   Yes/No
    (b) Aspirin?   Yes/No
    (c) Anti-depressants?   Yes/No
    (d) Sleeping tablets?   Yes/No
    (e) Pain killers?   Yes/No
    (f) Heart tablets?   Yes/No
    (g) Aminophylline?   Yes/No
    (h) Something else?   Yes/No

21.4 How many did you take?
    (a) Fewer than 10?   Yes/No
    (b) 11–20?   Yes/No
    (c) 21–40?   Yes/No
    (d) More?   Yes/No

21.5 If liquid, how much have you taken?

21.6 How long ago did you take it?
    (a) Less than 1 hour ago?   Yes/No
    (b) 1–6 hours ago?   Yes/No
    (c) 7–12 hours ago?   Yes/No
    (d) 13–24 hours ago?   Yes/No
    (e) More?   Yes/No

21.7 If alcohol, was it:
    (a) Spirits?   Yes/No
    (b) Beer/lager?   Yes/No
    (c) Wine?   Yes/No

21.8 How much have you had to drink?
Spirits
    (a) 1/2 bottle?   Yes/No
    (b) 1 bottle?   Yes/No
    (c) More?   Yes/No

Beer/Lager
    (a) Less than 5 pints (2.5 litres)?   Yes/No
    (b) Between 5 (2.5 litres) and 10 (5 litres/pints)?   Yes/No
    (c) More?   Yes/No

Wine
    (a) Less than 1 bottle?   Yes/No
    (b) 1–3 bottles?   Yes/No
    (c) More than 3 bottles?   Yes/No

21.3 Se ha preso pastiglie, erano:
    (a) Paracetamolo?   Sì/No
    (b) Aspirina?   Sì/No
    (c) Anti-depressivi?   Sì/No
    (d) Sonniferi   Sì/No
    (e) Anti-dolorifici?   Sì/No
    (f) Pasticche per il cuore?   Sì/No
    (g) Aminofillina?   Sì/No
    (h) Altro?   Sì/No

21.4 Quante pasticche ha preso?
    (a) Meno di 10?   Sì/No
    (b) 11–20?   Sì/No
    (c) 21–40?   Sì/No
    (d) Di più?   Sì/No

21.5 Se era liquido, quanto ne ha bevuto?

21.6 Quanto tempo fa le ha ingerite?
    (a) Meno di 1 ora fa?   Sì/No
    (b) 1–6 ore fa?   Sì/No
    (c) 7–12 ore fa?   Sì/No
    (d) 13–24 ore fa?   Sì/No
    (e) Da più tempo?   Sì/No

21.7 Se si tratta di alcool era:
    (a) Superalcolici?   Sì/No
    (b) Birra?   Sì/No
    (c) Vino?   Sì/No

21.8 Quanto ne ha bevuto?
Superalcoolici
    (a) 1/2 bottiglia?   Sì/No
    (b) 1 bottiglia?   Sì/No
    (c) Di più?   Sì/No

Birra
    (a) Meno di 2,5 litri?   Sì/No
    (b) 2,5–5 litri?   Sì/No
    (c) Di più?   Sì/No

Vino
    (a) Meno di una bottiglia?   Sì/No
    (b) 1–3 bottiglie?   Sì/No
    (c) Di più?   Sì/No

Russian	Spanish
21.3 Если таблетки, то какого типа?	**21.3** Si se trata de pastillas, ¿éstas eran?:

21.3 Если таблетки, то какого типа?
(a) Парацетамол? *Да/Нет*
(b) Аспирин? *Да/Нет*
(c) Антидепрессорные таблетки? *Да/Нет*
(d) Снотворные таблетки? *Да/Нет*
(e) Болеутоляющие таблетки? *Да/Нет*
(f) Таблетки для сердца? *Да/Нет*
(g) Аминофиллин? *Да/Нет*
(h) Другого типа? *Да/Нет*

21.4 Сколько Вы приняли?
(a) Менее 10? *Да/Нет*
(b) От 11 до 20? *Да/Нет*
(c) От 21 до 40? *Да/Нет*
(d) Более? *Да/Нет*

21.5 Если Вы приняли жидкость, то сколько?

21.6 Когда Вы приняли её?
(a) Менее 1 часа назад? *Да/Нет*
(b) От 1 до 6 часов назад? *Да/Нет*
(c) От 7 до 12 часов назад? *Да/Нет*
(d) От 13 до 24 часов назад? *Да/Нет*
(e) Более? *Да/Нет*

21.7 Если это был алкоголь, то какой?
(a) Крепкие спиртные напитки? *Да/Нет*
(b) Пиво? *Да/Нет*
(c) Вино? *Да/Нет*

21.8 Сколько Вы пили?
(a) Пол бутылки крепкого спиртного напитка? *Да/Нет*
(b) 1 бутылку крепкого спиртного напитка? *Да/Нет*
(c) Больше? *Да/Нет*
(d) Менее 2.5 литров пива? *Да/Нет*
(e) От 2.5 до 5 литров пива? *Да/Нет*
(f) Больше? *Да/Нет*
(g) Менее 1 бутылки вина? *Да/Нет*
(h) От 1 до 3 бутылок? *Да/Нет*
(i) Более 3 бутылок? *Да/Нет*

21.3 Si se trata de pastillas, ¿éstas eran?:
(a) ¿Paracetamol? *Sí/No*
(b) ¿Aspirina? *Sí/No*
(c) ¿Antidepresivo? *Sí/No*
(d) ¿Pastillas para dormir? *Sí/No*
(e) ¿Pastillas para calmar el dolor? *Sí/No*
(f) ¿Pastillas para el corazón? *Sí/No*
(g) ¿Aminofilina? *Sí/No*
(h) ¿Algo diferente? *Sí/No*

21.4 ¿Cuántas ha tomado Ud.?:
(a) ¿Menos de 10? *Sí/No*
(b) ¿Entre 11–20? *Sí/No*
(c) ¿Entre 21–40? *Sí/No*
(d) ¿Más cántidad? *Sí/No*

21.5 Si se trata de líquido, ¿cuánto ha tomado Ud.?:

21.6 ¿Cuánto tiempo hace que lo ha tomado?:
(a) ¿Menos de una hora? *Sí/No*
(b) ¿Entre 1 y 6 horas? *Sí/No*
(c) ¿Entre 7 y 12 horas? *Sí/No*
(d) ¿Entre 13 y 24 horas? *Sí/No*
(e) ¿Más tiempo? *Sí/No*

21.7 Si se trata de alcohol, era:
(a) ¿Licor? *Sí/No*
(b) ¿Cerveza? *Sí/No*
(c) ¿Vino? *Sí/No*

21.8 ¿Qué cantidad ha ingerido Ud.?:
Licor
(a) ¿Media botella? *Sí/No*
(b) ¿Una botella de licor? *Sí/No*
(c) ¿Más cantidad? *Sí/No*

Cervezas
(a) ¿Menos de 10 cervezas? *Sí/No*
(b) ¿Entre 10 y 20 cervezas? *Sí/No*
(c) ¿Más cantidad? *Sí/No*

Vino
(a) ¿Menos de 1 botella? *Sí/No*
(b) ¿Entre 1 y 3 botellas? *Sí/No*
(c) ¿Más de 3 botellas? *Sí/No*

English	Italian

21.9 How long ago did you start drinking?
    (a) Less than 1 hour ago? *Yes/No*
    (b) 1–6 hours ago? *Yes/No*
    (c) 7–12 hours ago? *Yes/No*
    (d) More? *Yes/No*

21.10 Have you vomited? *Yes/No*

21.11 Do you feel depressed? *Yes/No*

21.12 How long have you felt like this?
    (a) Days? *Yes/No*
    (b) Weeks? *Yes/No*
    (c) Months? *Yes/No*

21.13 Have you taken an overdose before? *Yes/No*

21.14 Have you seen a psychiatrist before? *Yes/No*

22 Collapse

22.1 Have you fallen to the ground? *Yes/No*

22.2 If yes, was it an accident or a trip? *Yes/No*

22.3 If no, was it:
    (a) Dizziness? *Yes/No*
    (b) Racing heart beat? *Yes/No*
    (c) Sweatiness? *Yes/No*
    (d) Chest pain? *Yes/No*
    (e) Shortness of breath? *Yes/No*
    (f) Headache? *Yes/No*

22.4 Did you lose consciousness? *Yes/No*

21.9 Quanto tempo fa ha iniziato a bere?
    (a) Meno di 1 ora fa? *Sì/No*
    (b) 1–6 ore fa? *Sì/No*
    (c) 7–12 ore fa? *Sì/No*
    (d) Di più? *Sì/No*

21.10 Ha vomitato? *Sì/No*

21.11 Si sente depresso? *Sì/No*

21.12 Da quanto tempo si sente così? Da:
    (a) Giorni? *Sì/No*
    (b) Settimane? *Sì/No*
    (c) Mesi? *Sì/No*

21.13 Ha mai preso un overdose prima d'ora? *Sì/No*

21.14 È mai stato da uno psichiatra? *Sì/No*

22 Collasso

22.1 È caduto per terra? *Sì/No*

22.2 Se sì, è stato un incidente o è inciampato? *Sì/No*

22.3 Se no, la causa è stata:
    (a) Vertigine/capogiro? *Sì/No*
    (b) Palpitazioni? *Sì/No*
    (c) Sudorazione profusa? *Sì/No*
    (d) Dolore al petto? *Sì/No*
    (e) Affanno? *Sì/No*
    (f) Mal di testa? *Sì/No*

22.4 Ha perso conoscenza? *Sì/No*

Russian	Spanish
21.9 Когда Вы начали пить? (a) Менее 1 часа назад? *Да/Нет* (b) От 1 до 6 часов назад? *Да/Нет* (c) От 7 до 12 часов назад? *Да/Нет* (d) Более? *Да/Нет*	**21.9** ¿Cuánto tiempo hace que empezó Ud. a beber?: (a) ¿Menos de una hora? *Sí/No* (b) ¿Entre 1 y 6 horas? *Sí/No* (c) ¿Entre 7 y 12 horas? *Sí/No* (d) ¿Más tiempo? *Sí/No*
21.10 Вас рвало? *Да/Нет*	**21.10** ¿Ha vomitado Ud.? *Sí/No*
21.11 Вы чувствуете себя подавленным/подавленной? *Да/Нет*	**21.11** ¿Se siente deprimido/a? *Sí/No*
21.12 Сколько времени Вы так чувствуете себя? Несколько: (a) Дней? *Да/Нет* (b) Недель? *Да/Нет* (c) Месяцев? *Да/Нет*	**21.12** ¿Cuánto tiempo hace que se siente Ud. así:? (a) ¿Días? *Sí/No* (b) ¿Semanas? *Sí/No* (c) ¿Meses? *Sí/No*
21.13 У Вас когда-нибудь до этого была передозировка? *Да/Нет*	**21.13** ¿Ha tomado alguna vez una sobredósis, anteriormente? *Sí/No*
21.14 Вы когда-нибудь до этого были у психиатра? *Да/Нет*	**21.14** ¿Ha visitado Ud. alguna vez un psiquiatra? *Sí/No*
22 Коллапс	**22 Colapso (desmayo)**
22.1 Вы упали на пол (на землю)? *Да/Нет*	**22.1** ¿Se ha caído Ud. al suelo? *Sí/No*
22.2 Если да, то это был несчастный случай/спотыкание? *Да/Нет*	**22.2** En caso afirmativo, ¿ha sido un accidente o un tropiezo? *Sí/No*
22.3 Если нет, Вы упали при: (a) Головокружении? *Да/Нет* (b) Ускоренном сердцебиении? *Да/Нет* (c) Потоотделении? *Да/Нет* (d) Боли в груди? *Да/Нет* (e) Одышке? *Да/Нет* (f) Головной боли? *Да/Нет*	**22.3** Si no es así, ha sido: (a) ¿Un mareo? *Sí/No* (b) ¿Palpitaciones? *Sí/No* (c) ¿Sudor? *Sí/No* (d) ¿Dolor de pecho? *Sí/No* (e) ¿Dificultad para respirar? *Sí/No* (f) ¿Dolor de cabeza? *Sí/No*
22.4 Вы потеряли сознание? *Да/Нет*	**22.4** ¿Ha perdido Ud. el conocimiento? *Sí/No*

English	Italian

22.5 If yes, how long was it for?
    (a) Seconds? *Yes/No*
    (b) Minutes? *Yes/No*
    (c) Don't know? *Yes/No*

22.5 Se sì, per quanto tempo ha perso conoscenza? Per:
    (a) Secondi? *Sì/No*
    (b) Minuti? *Sì/No*
    (c) Non lo sa? *Sì/No*

22.6 If yes, when you awoke did you:
    (a) Find that you had passed water? *Yes/No*
    (b) Find that you had bitten your tongue? *Yes/No*
    (c) Feel better immediately? *Yes/No*
    (d) Feel confused and unwell? *Yes/No*

22.6 Se sì, quando si è risvegliato/a:
    (a) Aveva orinato? *Sì/No*
    (b) Si era morso la lingua? *Sì/No*
    (c) Si è sentito subito meglio? *Sì/No*
    (d) Si è sentito male e confuso? *Sì/No*

22.7 Do you have any of the following?
    (a) Angina? *Yes/No*
    (b) High blood pressure? *Yes/No*
    (c) Stroke? *Yes/No*
    (d) Sugar diabetes? *Yes/No*
    (e) Epilepsy? *Yes/No*
    (f) Pregnancy? *Yes/No*
    (g) Pacemaker? *Yes/No*

22.7
    (a) Soffre di angina? *Sì/No*
    (b) Ha la pressione alta? *Sì/No*
    (c) Ha avuto un ictus? *Sì/No*
    (d) Ha il diabete? *Sì/No*
    (e) Soffre di epilessia? *Sì/No*
    (f) È incinta? *Sì/No*
    (g) Ha un pacemaker? *Sì/No*

22.8 If you witnessed the patient's collapse, did you see the patient:
    (a) Lose consciousness? *Yes/No*
    (b) Froth at the mouth? *Yes/No*
    (c) Shake arms and legs? *Yes/No*
    (d) Have stiff arms and legs? *Yes/No*
    (e) Go pale and floppy? *Yes/No*

22.8 Se era presente quando il paziente è caduto a terra, ha constatato che il paziente:
    (a) Ha perso conoscenza? *Sì/No*
    (b) Aveva bava alla bocca? *Sì/No*
    (c) Agitava le braccia e le gambe? *Sì/No*
    (d) Aveva le braccia e le gambe rigide? *Sì/No*
    (e) È diventato pallido e flaccido? *Sì/No*

Russian	Spanish
22.5 Если да, сколько времени продлилось бессознательное состояние? Да/Нет Несколько: (a) секунд? (b) минут? (c) Вы не знаете?	**22.5** En caso afirmativo, ¿durante cuánto tiempo?: (a) ¿Segundos? Sí/No (b) ¿Minutos? Sí/No (c) ¿Lo ignora? Sí/No
22.6 Если да, то после того, как Вы очнулись: (a) Оказалось, что Вы помочились? Да/Нет (b) Оказалось, что Вы прикусили себе язык? Да/Нет (c) Вам сразу стало лучше? Да/Нет (d) Вы были в замешательстве и плохо себя чувствовали? Да/Нет	**22.6** En caso afirmativo, al recobrar el conocimiento, ha notado Ud.: (a) ¿Si se ha orinado? Sí/No (b) ¿Se ha mordido la lengua? Sí/No (c) ¿Se ha sentido mejor inmediatamente? Sí/No (d) ¿Se ha sentido confuso y enfermo? Sí/No
22.7 У Вас есть: (a) Грудная жаба? Да/Нет (b) Повышенное кровяное давление? Да/Нет (c) Инсульт (мозговой удар) в прошлом? Да/Нет (d) Диабет (сахарная болезнь)? Да/Нет (e) Эпилепсия? Да/Нет (f) Беременность? Да/Нет (g) Электронной ритмизатор сердцебиения? Да/Нет	**22.7** ¿Tiene Ud.?: (a) ¿Angina? Sí/No (b) ¿Hipertensión? Sí/No (c) ¿Trombósis? Sí/No (d) ¿Diabetes? Sí/No (e) ¿Epilepsia? Sí/No (f) ¿Embarazo? Sí/No (g) ¿Marcapasos? Sí/No
22.8 Если Вы увидели, как пациент упал, то пациент: (a) Потерял сознание? Да/Нет (b) Имел пену на губах? Да/Нет (c) Имел дрожь в руках и ногах? Да/Нет (d) Имел онемелые руки и ноги? Да/Нет (e) Стал бледным и ослабленным? Да/Нет	**22.8** Si Ud. ha sido testigo del desmayo del paciente, ha notado si: (a) ¿Ha perdido el conocimiento? Sí/No (b) ¿Ha expulsado espuma por la boca? Sí/No (c) ¿Ha agitado piernas y brazos? Sí/No (d) ¿Sus piernas y brazos se han quedado rígidos? Sí/No (e) ¿Ha palidecido y se ha quedado fláccido? Sí/No

English		Italian	
23 Pyrexia (fever)		**23 Febbre**	
23.1 Do you feel hot?	*Yes/No*	**23.1** Sente caldo?	*Sì/No*
23.2 Do you have a high temperature?	*Yes/No*	**23.2** Ha la febbre? Se sì, da quanto tempo?	*Sì/No*
If yes, how long have you had it?		(a) Ore?	*Sì/No*
(a) Hours?	*Yes/No*	(b) Giorni?	*Sì/No*
(b) Days?	*Yes/No*	(c) Settimane?	*Sì/No*
(c) Weeks?	*Yes/No*	(d) Mesi?	*Sì/No*
(d) Months?	*Yes/No*		
23.3 Does your temperature go up and down?	*Yes/No*	**23.3** La febbre va e viene?	*Sì/No*
If yes, how often does it get very high?		Se sì, ogni quanto viene la febbre?	
(a) Many times a day?	*Yes/No*	(a) Molte volte al giorno?	*Sì/No*
(b) Every day?	*Yes/No*	(b) Ogni giorno	*Sì/No*
(c) Every 2–3 days?	*Yes/No*	(c) Ogni 2–3 giorni?	*Sì/No*
23.4 Have you had any shaking/shivering attacks?	*Yes/No*	**23.4** Ha avuto attachi di brividi?	*Sì/No*
23.5 When you have the high temperature, do you have?		**23.5** Quando ha la febbre, ha anche:	
(a) Blocked nose?	*Yes/No*	(a) Il naso bloccato?	*Sì/No*
(b) Sickness?	*Yes/No*	(b) Male?	*Sì/No*
(c) Vomiting?	*Yes/No*	(c) Vomito?	*Sì/No*
(d) Loss of appetite?	*Yes/No*	(d) Perdita di appetito?	*Sì/No*
(e) Nausea?	*Yes/No*	(e) Nausea?	*Sì/No*
(f) Diarrhoea?	*Yes/No*	(f) Diarrea?	*Sì/No*
(g) Abdominal pain?	*Yes/No*	(g) Dolore addominale?	*Sì/No*
(h) Chest pain?	*Yes/No*	(h) Dolore al petto?	*Sì/No*
(i) Shortness of breath?	*Yes/No*	(i) Fatica a respirare?	*Sì/No*
(j) Cough?	*Yes/No*	(j) Tosse?	*Sì/No*
(k) Pain on passing urine?	*Yes/No*	(k) Dolore quando urina?	*Sì/No*
(l) Headache?	*Yes/No*	(l) Mal di testa?	*Sì/No*
23.6 Have you been abroad recently?	*Yes/No*	**23.6** È stato all'estero recentemente?	*Sì/No*
If yes, were you in:		Se sì, in:	
(a) Europe?	*Yes/No*	(a) Europa?	*Sì/No*
(b) Americas?	*Yes/No*	(b) America (del Nord o del Sud)?	*Sì/No*
(c) Asia?	*Yes/No*	(c) Asia?	*Sì/No*
(d) Africa?	*Yes/No*	(d) Africa?	*Sì/No*

Russian	Spanish
23 Лихорадка	**23 Síndrome febril**

Russian

23.1 Вы чувствуете, что Вам жарко?
      Да/Нет

23.2 У Вас есть высокая температура?
      Да/Нет
Если да, то сколько времени уже продлилась? Несколько:
(a) Часов?   Да/Нет
(b) Дней?   Да/Нет
(c) Недель?   Да/Нет
(d) Месяцев?   Да/Нет

23.3 Температура повышается и понижается?
      Да/Нет
Если да, как часто она становится очень высокой?
(a) Много раз в день? Да/Нет
(b) Каждый день?   Да/Нет
(c) Через 2-3 дня?   Да/Нет

23.4 У Вас были приступы дрожи?
      Да/Нет

23.5 Когда температура у Вас высокая, у Вас:
(a) Заложен нос?   Да/Нет
(b) Болезненное состояние?   Да/Нет
(c) Рвота?   Да/Нет
(d) Потеря аппетита?   Да/Нет
(e) Тошнота?   Да/Нет
(f) Понос?   Да/Нет
(g) Боль в брюшной полости? Да/Нет
(h) Боль в груди?   Да/Нет
(i) Одышка?   Да/Нет
(j) Кашель?   Да/Нет
(k) Боль при мочеиспускании? Да/Нет
(l) Головная боль?   Да/Нет

23.6 Вы недавно были за границей?
      Да/Нет
Если да, Вы были в:
(a) Европе?   Да/Нет
(b) Северной/Южной Америке?   Да/Нет
(c) Азии?   Да/Нет
(d) Африке?   Да/Нет

Spanish

23.1 ¿Tiene Ud. calor?   *Sí/No*

23.2 ¿Tiene Ud. fiebre?   *Sí/No*
En caso afirmativo, ¿cuánto tiempo hace que la tiene?:
(a) ¿Horas?   *Sí/No*
(b) ¿Días?   *Sí/No*
(c) ¿Semanas?   *Sí/No*
(d) ¿Meses?   *Sí/No*

23.3 ¿Es la temperatura fluctuante? *Sí/No*
En caso afirmativo, ¿con que frecuencia se eleva?
(a) ¿Muchas veces al día?   *Sí/No*
(b) ¿Todos los días?   *Sí/No*
(c) ¿Cada 2 ó 3 días?   *Sí/No*

23.4 ¿Ha notado Ud. algún episodio de escalofríos?   *Sí/No*

23.5 Cuando tiene temperatura alta, tiene a la vez:
(a) ¿Nariz taponada?   *Sí/No*
(b) ¿Náuseas?   *Sí/No*
(c) ¿Vómitos?   *Sí/No*
(d) ¿Falta de apetito?   *Sí/No*
(e) ¿Náusea?   *Sí/No*
(f) ¿Diarrea?   *Sí/No*
(g) ¿Dolor abdominal?   *Sí/No*
(h) ¿Dolor de pecho?   *Sí/No*
(i) ¿Dificultad para respirar? *Sí/No*
(j) ¿Tos?   *Sí/No*
(k) ¿Escozor/dolor al orinar? *Sí/No*
(l) ¿Dolor de cabeza?   *Sí/No*

23.6 ¿Ha estado Ud. en el extranjero recientemente?   *Sí/No*
En caso afirmativo, ha estado en:
(a) ¿Europa?   *Sí/No*
(b) ¿América?   *Sí/No*
(c) ¿Asia?   *Sí/No*
(d) ¿Africa?   *Sí/No*

Section D

Appendices

English	**French**
24 Examination	**24 L'examination**

24.1 I need to examine you to try to find out what the problem is. I will try not to hurt you in any way so please try to relax as much as you can.	24.1 Je dois vous examiner pour savoir quel est votre problème. Je ferai de mon mieux pour ne pas vous faire mal, essayez donc d'être le plus décontracté possible.
24.2 I am going to examine your: (a) Head (b) Eyes (c) Ears (d) Nose (e) Mouth (f) Teeth (g) Jaw (h) Neck (i) Chest (j) Abdomen (k) Genitalia (l) Arm (m) Leg (n) Foot (o) Hand	24.2 Je vais vous examiner: (a) La tête (b) Les yeux (c) Les oreilles (d) Le nez (e) La bouche (f) Les dents (g) La mâchoire (h) Le cou (i) La poitrine (j) L'abdomen (k) Les organes génitaux (l) Le bras (m) La jambe (n) Le pied (o) La main

Head and neck

La tête et le cou

24.3 I need to look in your eyes. Please try to keep your eyes as still as possible.	24.3 Je dois examiner vos yeux. Gardez-les immobiles, s.v.p.
24.4 Please follow my fingers with your eyes.	24.4 Suivez mes doigts du regard, s.v.p.
24.5 I am going to shine a light in your eyes.	24.5 Je vais vous examiner les yeux avec une lampe.
24.6 I need to look in your ears. Please try to keep as still as possible.	24.6 Je dois examiner vos oreilles. Restez immobile, s.v.p.
24.7 I need to look in your throat. Please open your mouth.	24.7 Je dois vous examiner la gorge. Ouvrez la bouche, s.v.p.
24.8 Please put your tongue out.	24.8 Tirez la langue, s.v.p.
24.9 I am going to look into your nose.	24.9 Je vais vous examiner le nez.

German	Hindi
24 Untersuchung des Patienten	**24 जाँच पड़ताल**

24.1	Ich muß Sie untersuchen, um herauszufinden, woher die Beschwerden kommen. Ich werde mir Mühe geben, Ihnen nicht weh zu tun. Bitte versuchen Sie sich soweit wie möglich zu entspannen.

24.1 आपकी तकलीफ के बारे में जानने के लिए मेरा आपको जाँचना जरूरी है । मैं पूरी कोशिश करूँगा कि आपको कोई कष्ट न पहुँचे, इस लिये कृपया आराम से लेटे रहिये ।

24.2 Ich werde:
(a) Ihren Kopf
(b) Ihre Augen
(c) Ihre Ohren
(d) Ihre Nase
(e) Ihren Mund
(f) Ihre Zähne
(g) Ihren Kiefer
(h) Ihren Hals
(i) Ihren Brustkorb
(j) Ihren Bauch
(k) Ihre Geschlechtsteile
(l) Ihren Arm
(m) Ihr Bein
(n) Ihren Fuß
(o) Ihre Hand
untersuchen.

24.2 मैं आपके निम्नलिखित भाग की जाँच करूँगा ।
(a) सर
(b) आँखे
(c) कान
(d) नाक
(e) मुँह
(f) दाँत
(g) जबड़ा
(h) गरदन
(i) सीना
(j) पेट
(k) गुप्त अँग/जननाँग
(l) बाँह
(m) टाँग
(n) पांव
(o) हाथ

Kopf und Hals

सर और गरदन

24.3 Ich muß Ihre Augen untersuchen. Bitte bewegen Sie Ihre Augen nicht.

24.3 मुझे आपकी आँखो को देखना है । कृपया अपनी आँखो को स्थिर रखने का प्रयास कीजीये ।

24.4 Bitte folgen Sie meinen Fingern mit Ihren Augen.

24.4 कृपया मेरी उँगली को सिर्फ अपनी आँख हिलाकर देखने की कोशिश कीजीये ।

24.5 Ich werde mit einem Licht in Ihre Augen leuchten.

24.5 मैं आपकी आँखो में रोशनी डालने वाला हूँ ।

24.6 Ich muß Ihre Ohren untersuchen, bitte halten Sie so still wie möglich.

24.6 मुझे आपके कानों की जाँच करनी है । कृपया स्थिर रहने का प्रयास कीजीये ।

24.7 Ich muß Ihnen in den Hals schauen, bitte machen Sie den Mund auf.

24.7 मुझे आपके गले की जाँच करनी है । कृपया अपना मुँह खोलिये ।

24.8 Bitte strecken Sie Ihre Zunge heraus.

24.8 कृपया अपनी जीभ बाहर निकालिये ।

24.9 Ich muß in Ihre Nase schauen.

24.9 मैं आपके नाक के अन्दर देखने जा रहा हूँ ।

English	French
24.10 I am going to examine your neck. Please relax.	**24.10** Je vais vous examiner le cou. Décontractez-vous, s.v.p.

Chest

Le thorax

24.11 I am going to examine your chest.	**24.11** Je vais vous examiner la poitrine.
24.12 Please take deep breaths in and out.	**24.12** Respirez le plus fort possible, s.v.p.
24.13 Please lean forward.	**24.13** Penchez-vous en avant, s.v.p.
24.14 I am going to listen to your chest.	**24.14** Je vais vous ausculter la poitrine.
24.15 Please hold your breath when I say so.	**24.15** Retenez votre respiration, quand je vous le dis, s.v.p.
24.16 Breathe normally.	**24.16** Respirez normalement.

Abdomen

L'abdomen

24.17 I am going to examine your abdomen.	**24.17** Je vais vous examiner l'abdomen.
24.18 Please lie as flat as you can and try to relax.	**24.18** Couchez-vous le plus plat possible et décontractez-vous, s.v.p.
24.19 Please cough.	**24.19** Toussez, s.v.p.
24.20 Please take deep breaths in and out.	**24.20** Respirez le plus fort possible, s.v.p.
24.21 I need to examine your: (a) Front passage (b) Back passage This is rather uncomfortable but please try to be as still as possible.	**24.21** Je dois examiner votre: (a) Vagin/pénis. (b) Anus. Ce n'est pas très agréable mais essayez de rester immobile, s.v.p.

25 Investigations

25 Les analyses

25.1 We need to do some tests.	**25.1** Nous devons vous faire passer quelques tests.
25.2 We need to take your pulse at the wrist.	**25.2** Nous devons vous prendre le pouls au poignet.

German	Hindi
24.10 Ich muß Ihren Hals untersuchen. Bitte versuchen Sie zu entspannen.	24.10 मैं आपकी गरदन की जाँच करने जा रहा हूँ । कृपया उसे ढीला छोड़ दिजीये ।
Brustkorb	सीना
24.11 Ich werde jetzt Ihre Lunge untersuchen.	24.11 मैं आपके सीने की जाँच करने जा रहा हूँ ।
24.12 Bitte atmen Sie tief ein und aus.	24.12 कृपया करके लम्बी साँसे लिजीये ।
24.13 Bitte setzen Sie sich auf und beugen Sie sich nach vorne.	24.13 कृपया थोड़ा आगे बैठिये ।
24.14 Ich werde jetzt Ihre Lunge abhören.	24.14 मैं आपके सीने की आवाजें सुनने वाला हूँ ।
24.15 Bitte halten Sie die Luft an wenn ich es sage.	24.15 मैं जब कहूँ तो कृपया अपनी साँस रोकियेगा ।
24.16 Atmen Sie normal weiter.	24.16 कृपया जैसे साधारणतः आप साँस लेते हैं, वैसे ही लिजीये ।
Bauch	पेट
24.17 Ich werde jetzt Ihren Bauch untersuchen.	24.17 मैं आपकी पेट की जाँच करने वाला हूँ ।
24.18 Bitte legen Sie sich so flach wie möglich hin und versuchen Sie, sich zu entspannen.	24.18 कृपया सीधे लेट जाईये और शरीर को ढीला छोड़ दिजीये ।
24.19 Bitte husten Sie.	24.19 कृपया खाँसिये ।
24.20 Bitte atmen Sie tief ein und aus.	24.20 कृपया लम्बी और गहरी साँसे लिजीये ।
24.21 (a) Ich muß Ihre Genitalien untersuchen. (b) Ich muß Ihren After untersuchen. Ich weiß, daß das nicht sehr angenehm ist. Bitte versuchen Sie, sich so gut wie möglich zu entspannen.	24.21 मुझे आपकी: (a) गुप्त अगों की जाँच करनी है । (b) गुदाद्वार/मलद्वार की जाँच करनी है । ये थोड़ी तकलीफदेह है पर कृपया करके स्थिर रहने का प्रयास किजीये ।

25 Weitere Untersuchungen	**25 परीक्षण**
25.1 Wir müssen einige weitere Untersuchungen durchführen.	25.1 हमें कुछ परीक्षण करने की जरूरत है ।
25.2 Wir müssen Ihren Puls am Handgelenk fühlen.	25.2 हमें आपकी कलाई में नाड़ी देखने की जरूरत है ।

English	French
25.3 We need to measure your blood pressure.	**25.3** Nous devons mesurer votre pression sanguine.
25.4 We need to take your temperature.	**25.4** Nous devons prendre votre température.
25.5 We need to take a blood sample from your arm.	**25.5** Il faut vous prélever du sang au coude.
25.6 We need to take a blood sample from your wrist.	**25.6** Il faut vous prélever du sang au poignet.
25.7 We need to take a blood sample from your groin.	**25.7** Il faut vous prélever du sang à l'aine.
25.8 We need to put a special needle into your arm that will stay there.	**25.8** Il faut vous placer une aiguille spéciale dans le bras qui doit y rester.
25.9 We need to do a tracing of your heart.	**25.9** Il faut vous faire un électro cardiogramme.
25.10 We need to take an X-ray.	**25.10** Il faut vous faire une radio.
25.11 We need to examine your urine.	**25.11** Il faut vous analyser l'urine.
25.12 We need to take your photograph.	**25.12** Il faut vous photographier.

26 Treatment	**26 Le traitement**
26.1 We need to give you an injection.	**26.1** Nous devons vous faire une piqûre.
26.2 We need to clean your wound.	**26.2** Nous devons nettoyer votre blessure.
26.3 We need to put a dressing on your wound.	**26.3** Il faut vous mettre un pansement sur la blessure.
26.4 We need to stitch your wound.	**26.4** Il faut faire des points de suture.
26.5 We need to put a bandage on this.	**26.5** Il faut vous mettre un bandage.
26.6 We need to put a plaster on this.	**26.6** Il faut vous mettre un plâtre.

German	Hindi
25.3 Wir müssen Ihren Blutdruck messen.	२५.३ हमें आपका ब्लड प्रेशर (रक्त चाप) लेने की जरूरत है ।
25.4 Wir müssen bei Ihnen Fieber messen.	२५.४ हमें आपका तापमान (टेम्परेचर) लेना है ।
25.5 Wir müssen Blut aus der Armbeuge entnehmen.	२५.५ हमें आपकी कोहनी से थोड़ा सा खून लेना है ।
25.6 Wir müssen Blut aus dem Handgelenkbereich entnehmen.	२५.६ हमें आपकी कलाई में से थोड़ा सा खून लेना है ।
25.7 Wir müssen Blut aus der Leistengegend entnehmen.	२५.७ हमें आपकी उपरी जाँघ में से थोड़ा सा खून लेना है ।
25.8 Wir müssen eine besondere Nadel in Ihren Arm legen, die dort bleiben muß.	२५.८ हम आपकी बाँह में एक विशेष सुई लगाना चाहते हैं जो अपनी जगह पर कायम रहेगी ।
25.9 Wir müssen ein EKG schreiben.	२५.९ हमें आपकी ई.सी.जी. लेने की जरूरत है ।
25.10 Wie müssen eine Röntgenaufnahme machen.	२५.१० हमें आपका एक्सरे लेने की जरूरत है ।
25.11 Wir müssen Ihren Urin untersuchen.	२५.११ हमें आपके पेशाब का परीक्षण करना है ।
25.12 Wir müssen Sie fotografhieren.	२५.१२ हमें आपकी तस्वीर लेनी है ।
26 Behandlung	२६ ईलाज
26.1 Wir müssen Ihnen eine Spritze geben.	२६.१ हमें आपको एक सुई लगाने की जरूरत है ।
26.2 Wir müssen die Wunde säubern.	२६.२ हमें आपका घाव साफ करने की जरूरत है ।
26.3 Wir müssen die Wunde verbinden.	२६.३ हमें आपके घाव में पट्टी बाँधनी है ।
26.4 Wir müssen die Wunde nähen.	२६.४ हमें आपके घाव में टाँके लगाने पड़ेगें ।
26.5 Wir müssen hier einen Verband anlegen.	२६.५ हमें इसके उपर बैण्डेज लगाना पड़ेगा ।
26.6 Wir müssen hier einen Gips anlegen.	२६.६ हमें इसके उपर प्लास्टर लगाना पड़ेगा ।

English	French
26.7 We will give you some tablets to take at home.	**26.7** On vous donnera des médicaments à prendre chez vous.
26.8 We will give you an appointment to see a specialist.	**26.8** On vous donnera un rendez-vous chez un spécialiste.

27 Tetanus / 27 Le tétanos

English	French
27.1 We need to give you an anti-tetanus injection.	**27.1** Nous devons vous faire une piqûre anti-tétanique.
27.2 Have you ever had a course of anti-tetanus injections? *Yes/No* If yes, how long ago? (a) Less than 5 years ago? *Yes/No* (b) 5–10 years ago? *Yes/No* (c) More than 10 years ago? *Yes/No*	**27.2** Avez-vous déjà eu une série de piqûres antitétaniques? *Oui/Non* Si oui, il y a combien de temps? (a) Moins de 5 ans? *Oui/Non* (b) 5–10 ans? *Oui/Non* (c) Plus de 10 ans? *Oui/Non*
27.3 If you had a course, was it a full course? *Yes/No*	**27.3** Si vous avez eu une série, est-ce qu'elle était complète? *Oui/Non*

28 Admission / 28 L'hospitalisation

English	French
28.1 You need to come into hospital.	**28.1** Nous devons vous hospitaliser.
28.2 You will be going to ward	**28.2** On vous mettra dans la salle ......
28.3 You will probably be in hospital for ...... days.	**28.3** Vous resterez probablement à l'hôpital pendant ...... jours.
28.4 You will need an operation.	**28.4** Vous devez être opéré(e).
28.5 You will need more treatment.	**28.5** Il vous faudra des traitements supplémentaires.
28.6 You do not need to come into hospital but we will make an appointment for you to see a specialist.	**28.6** Il n'est pas nécessaire de vous hospitaliser, mais on vous donnera un rendez-vous pour consulter un spécialiste.

German	Hindi
26.7 Wir werden Ihnen Tabletten mit nach Hause geben.	26.7 हम आपको घर ले जाने के लिये कुछ गोलियाँ देगें ।
26.8 Wir werden Ihnen einen Termin bei einem Spezialisten geben.	26.8 हम आपको विशेषज्ञ से मिलने का एपाईन्टमेण्ट (समय) देगें ।

27 Tetanus/Wundstarrkrampf
27 टेटनस (धनुर्वात)

27.1 Wir müssen Ihnen eine Spritze gegen Tetanus geben.

27.1 हमें आपको एन्टी टेटनस सुई देने की जरूरत है ।

27.2 Haben Sie sich jemals gegen Tetanus impfen lassen? *Ja/Nein*
Falls ja, wie lange ist es her?
(a) Weniger als 5 Jahre? *Ja/Nein*
(b) Zwischen 5 bis 10 Jahre? *Ja/Nein*
(c) Mehr als 10 Jahre? *Ja/Nein*

27.2 क्या आपने पहले कभी एन्टी टेटनस सुई लगवायी है?/हाँ/नहीं
यदि हाँ, तो कितने समय पहले?
(a) पाँच साल से कम समय पहले? हाँ/नहीं
(b) पाँच से दस साल पहले? हाँ/नहीं
(c) दस साल से ज्यादा समय पहले? हाँ/नहीं

27.3 Falls Sie gegen Tetanus geimpft sind, hatten Sie 3 Impfungen innerhalb eines Jahres? *Ja/Nein*

27.3 यदि आपने एन्टी टेटनस सुई ली थी तो क्या पूरा कोर्स लीया था? हाँ/नहीं

28 Krankenhauseinweisung
28 दाखीला

28.1 Sie müssen ins Krankenhaus.

28.1 आपको अस्पताल में दाखील होने की जरूरत है ।

28.2 Sie werden auf Station ...... kommen.

28.2 आप वार्ड नम्बर—————में जाने वाले हैं ।

28.3 Sie werden wahrscheinlich für ...... Tage im Krankenhaus bleiben müssen.

28.3 आप करीब—————दिन तक अस्पताल में रहेगें ।

28.4 Sie müssen operiert werden.

28.4 आपको ऑपरेशन की जरूरत है ।

28.5 Sie brauchen weitere Behandlungen.

28.5 आपको और ईलाज की जरूरत है ।

28.6 Sie brauchen nicht im Krankenhaus zu bleiben, aber wir werden für Sie einen Termin bei einem Spezialisten ausmachen.

28.6 आपको अस्पताल आने की जरूरत नहीं है पर हम आपको विशेषज्ञ से मिलने के लिए एपाईन्टमेण्ट (समय) देगें ।

English	French
28.7 You do not need to come into hospital but please take this letter to your own family doctor (general practitioner).	**28.7** Il n'est pas nécessaire de vous hospitaliser, mais veuillez montrer cette lettre à votre généraliste.

29 Surgery | ## 29 La chirurgie

English	French
29.1 Your condition means that you need an operation today/tonight.	**29.1** Votre état exige une opération aujourd'hui/ce soir.
29.2 We need to operate on your: (a) Head (b) Neck (c) Throat (d) Chest (e) Abdomen (f) Pelvis (g) Arm (h) Leg	**29.2** Il faut vous opérer: (a) À la tête (b) Au cou (c) À la gorge (d) À la poitrine (e) À l'abdomen (f) Au bassin (g) Au bras (h) À la jambe
29.3 This will not hurt as: (a) We will put you to sleep by giving you an anaesthetic (b) We will freeze the affected part with an injection	**29.3** Cela ne vous fera pas mal, car: (a) On vous endormira avec une anesthésie générale. (b) On vous fera une piqûre d'anesthésie locale.
29.4 Have you ever had a general anaesthetic before? *Yes/No*	**29.4** Avez-vous déjà subi une anesthésie générale? *Oui/Non*
29.5 After the operation you: (a) Will have to stay in hospital (b) Will be able to go home	**29.5** Après l'opération: (a) Il vous faudra rester à l'hôpital. (b) Vous pourrez rentrer chez vous.
29.6 When was the last time you had anything to eat or drink? (a) 1–3 hours ago? *Yes/No* (b) 3–5 hours ago? *Yes/No* (c) 5–8 hours ago? *Yes/No* (d) More than 8 hours ago? *Yes/No*	**29.6** Quand avez-vous mangé ou bu pour la dernière fois? Il y a: (a) 1–3 heures? *Oui/Non* (b) 3–5 heures? *Oui/Non* (c) 5–8 heures? *Oui/Non* (d) Plus de 8 heures? *Oui/Non*

German	Hindi
28.7 Sie brauchen nicht im Krankenhaus zu bleiben, aber bitte bringen Sie diesen Brief Ihrem Hausarzt.	**28.7** आपको अस्पताल आने की जरूरत नहीं है पर कृपया ये चिट्ठी अपने फेमिली डाक्टर या जनरल प्रेक्टिशनर को दिजीयेगा ।

29 Chirurgie / 29 सर्जरी (शल्थ चिकित्सा)

29.1 Ihre Beschwerden machen eine Operation nötig und zwar noch heute/heute Nacht.

29.1 आपकी हालत से लगता है कि आपको आज/आज रात को ऑपरेशन की जरूरत है ।

29.2 Wir müssen an:
(a) Ihrem Kopf
(b) Ihrem Hals
(c) Ihrem Rachen
(d) Ihrem Brustkorb
(e) Ihrem Bauch
(f) Ihrem Becken
(g) Ihrem Arm
(h) Ihrem Bein operieren

29.2 हमें आपके नीचे बताए भाग पर ऑपरेशन करना है ।
(a) सर
(b) गरदन
(c) गला
(d) सीना
(e) पेट
(f) पेल्विस (धाया)
(g) बाँह
(h) टाँग

29.3 Sie werden dabei keine Schmerzen haben:
(a) Wir werden Ihnen eine Vollnarkose geben.
(b) Wir werden den betreffenden Körperteil mit einer Spritze betäuben.

29.3 इससे आपको दर्द नहीं होगा क्योंकिः
(a) हम आपको बेहोशी की दवा (एनेस्थेटिक्स) देगें ।
(b) हम आपको इस भाग को सुई देकर सुन्न कर देगें ।

29.4 Haben Sie schon einmal eine Vollnarkose gehabt? *Ja/Nein*

29.4 क्या पहले कभी आपको बेहोशी की दवा (जनरल ऐनेस्थेटिक्स) दी गई है? हाँ/नहीं

29.5 Nach der Operation:
(a) Werden Sie im Krankenhaus bleiben müssen.
(b) Werden Sie nach Hause gehen können.

29.5 ऑपरेशन के बाद आपः
(a) को अस्पताल में रहना पड़ेगा ।
(b) घर जा सकते हैं ।

29.6 Wann haben Sie zuletzt gegessen oder getrunken?
(a) Vor 1 bis 3 Stunden? *Ja/Nein*
(b) Vor 3 bis 5 Stunden? *Ja/Nein*
(c) Vor 5 bis 8 Stunden? *Ja/Nein*
(d) Vor mehr als 8 Stunden? *Ja/Nein*

29.6 आपने आखरी बार कितनी देर पहले खाया/पीया था?
(a) 1-3 घण्टे पहले? हाँ/नहीं
(b) 3-5 घण्टे पहले? हाँ/नहीं
(c) 6-8 घण्टे पहले? हाँ/नहीं
(d) 8 घण्टे से ज्यादा समय पहले? हाँ/नहीं

English	Italian
24 Examination	**24 Esame obiettivo**

24.1 I need to examine you to try to find out what the problem is. I will try not to hurt you in any way so please try to relax as much as you can.	**24.1** Devo esaminarLa per stabilire una diagnosi. Cercherò di non farLe male, quindi cerchi di rilassarsi il più possibile.
24.2 I am going to examine your: (a) Head (b) Eyes (c) Ears (d) Nose (e) Mouth (f) Teeth (g) Jaw (h) Neck (i) Chest (j) Abdomen (k) Genitalia (l) Arm (m) Leg (n) Foot (o) Hand	**24.2** Ora esaminerò: (a) La testa (b) Gli occhi (c) Le orecchie (d) Il naso (e) La bocca (f) I denti (g) La mandibola (h) Il collo (i) Il torace (j) L'addome (k) Gli organi genitali (l) Le braccia (m) Le gambe (n) Il piede (o) La mano

Head and neck

Testa e collo

24.3 I need to look in your eyes. Please try to keep your eyes as still as possible.	**24.3** Devo esaminarLe gli occhi. Cerchi di tenere fermi gli occhi il più possibile.
24.4 Please follow my fingers with your eyes.	**24.4** Segua il mio dito con gli occhi.
24.5 I am going to shine a light in your eyes.	**24.5** Devo guardarLe negli occhi con una luce.
24.6 I need to look in your ears. Please try to keep as still as possible.	**24.6** Devo esaminarLe le orecchie. Cerchi di stare il più fermo possibile.
24.7 I need to look in your throat. Please open your mouth.	**24.7** Devo esaminarLe la gola. Apra la bocca per favore.
24.8 Please put your tongue out.	**24.8** Tiri fuori la lingua per favore.
24.9 I am going to look into your nose.	**24.9** Devo esaminarLe le narici.

Russian	Spanish
24 Осмотр	**24 Reconocimiento**

24.1	Мне нужно осмотреть Вас, чтобы постараться узнать, в чём состоит проблема. Я постараюсь не причинить Вам боль каким-нибудь образом; поэтому постарайтесь, пожалуйста, по возможности расслабиться.	24.1	Necesito explorarle para averiguar su problema. Voy a intentar no hacerle daño, así que por favor relájese.
24.2	Я собираюсь осмотреть: (a) Вашу голову (b) Ваши глаза (c) Ваши уши (d) Ваш нос (e) Ваш рот (f) Ваши зубы (g) Вашу челюсть (h) Вашу шею (i) Вашу грудь (j) Вашу брюшную полость (k) Ваши половые органы (l) Вашу руку (m) Вашу ногу	24.2	Voy a examinar su/s: (a) Cabeza (b) Ojos (c) Oídos (d) Naríz (e) Boca (f) Dientes (g) Mandíbula (h) Cuello (i) Tórax (j) Abdomen (k) Genitales (l) Brazo (m) Pierna (n) Mano (o) Pie

Голова и шея / *Cabeza y cuello*

24.3	Мне нужно смотреть Вам в глаза. Старайтесь, пожалуйста, не двигать глаза.	24.3	Voy a examinar sus ojos. Por favor intente no moverlos en lo posible.
24.4	Следуйте, пожалуйста, глазами за моими пальцями.	24.4	Por favor siga mis dedos con sus ojos.
24.5	Сейчас я направлю свет в Ваши глаза.	24.5	Voy a poner una luz brillante frente a sus ojos.
24.6	Мне нужно осмотреть Ваши уши. Постарайтесь, пожалуйста, не двигаться.	24.6	Necesito examinar sus oídos, por favor intente permanecer inmóvil.
24.7	Мне нужно осмотреть Ваше горло. Откройте рот, пожалуйста.	24.7	Abra la boca por favor, voy a examinar su garganta.
24.8	Высуньте язык, пожалуйста.	24.8	Saque la lengua por favor.
24.9	Сейчас я осмотрю Ваш нос.	24.9	Voy a examinar su naríz.

English	Italian
24.10 I am going to examine your neck. Please relax.	**24.10** Devo esaminarLe il collo. Cerchi di rilassarsi.

Chest / *Torace*

24.11 I am going to examine your chest.	**24.11** Devo esaminarLe il torace.
24.12 Please take deep breaths in and out.	**24.12** Respiri profondamente a bocca aperta.
24.13 Please lean forward.	**24.13** Si pieghi in avanti.
24.14 I am going to listen to your chest.	**24.14** Devo auscultarLe il torace.
24.15 Please hold your breath when I say so.	**24.15** Quando glielo dico, trattenga il respiro.
24.16 Breathe normally.	**24.16** Respiri normalmente.

Abdomen / *Addome*

24.17 I am going to examine your abdomen.	**24.17** Devo esaminarLe l'addome.
24.18 Please lie as flat as you can and try to relax.	**24.18** Cerchi di rilassarsi e sdraiarsi.
24.19 Please cough.	**24.19** Tossica.
24.20 Please take deep breaths in and out.	**24.20** Respiri a fondo.
24.21 I need to examine your: (a) Front passage (b) Back passage This is rather uncomfortable but please try to be as still as possible.	**24.21** Devo esaminarLe: (a) Il pene/la vagina (b) L'ano Questo esame non è piacevole ma cerchi di stare il più fermo possibile.

25 Investigations / 25 Esami

25.1 We need to do some tests.	**25.1** Dobbiamo eseguire alcune analisi.
25.2 We need to take your pulse at the wrist.	**25.2** Dobbiamo contarLe le pulsazioni.

Russian	Spanish
24.10 Сейчас я осмотрю Вашу шею. Расслабитесь, пожалуйста.	**24.10** Voy a examinarle el cuello. Relájese por favor.

Грудь

Tórax

24.11 Сейчас я осмотрю Вашу грудь.	**24.11** Voy a examinar su pecho.
24.12 Дышите глубоко, пожалуйста.	**24.12** Respire hondo con la boca abierta por favor.
24.13 Наклонитесь вперёд, пожалуйста.	**24.13** Inclínese hacia delante por favor.
24.14 Сейчас я буду слушать Вашу грудь.	**24.14** Voy a auscultarle el pecho.
24.15 Когда я скажу, задержите дыхание, пожалуйста.	**24.15** Por favor contenga la respiración cuando yo se lo diga.
24.16 Дышите нормально.	**24.16** Respire normalmente.

Брюшная полость

Abdomen

24.17 Сейчас я осмотрю Вашу брюшную полость.	**24.17** Voy a explorarle el abdomen.
24.18 Лягте, пожалуйста, как можно ровнее, и постарайтесь расслабиться.	**24.18** Por favor acuéstese y relájese.
24.19 Покашляйте, пожалуйста.	**24.19** Tosa por favor.
24.20 Дышите глубоко, пожалуйста.	**24.20** Respire hondo y expulse el aire a continuación.
24.21 Мне нужно осмотреть: (a) Ваши мочеполовые органы. (b) Ваш задний проход. Это немножко неприятно, но постарайтесь не двигаться, пожалуйста.	**24.21** Necesito examinar su: (a) Vagina/pene. (b) Ano. Sé que esto es incómodo para Ud., pero intente relajarse por favor.

25 Исследования / 25 Análisis/pruebas

25.1 Нам нужно исследовать Вас.	**25.1** Necesitamos hacerle algunas pruebas.
25.2 Нам нужно измерить пульс у запястья.	**25.2** Necesitamos tomarle el pulso en la muñeca.

English	Italian
25.3 We need to measure your blood pressure.	**25.3** Dobbiamo misurarLe la pressione.
25.4 We need to take your temperature.	**25.4** Dobbiamo misurarLe la temperatura.
25.5 We need to take a blood sample from your arm.	**25.5** Dobbiamo prelevare del sangue dal braccio.
25.6 We need to take a blood sample from your wrist.	**25.6** Dobbiamo prelevare del sangue dal polso.
25.7 We need to take a blood sample from your groin.	**25.7** Dobbiamo prelevare del sangue dall'inguine.
25.8 We need to put a special needle into your arm that will stay there.	**25.8** Dobbiamo inserire nel braccio un ago speciale che rimarrà lì.
25.9 We need to do a tracing of your heart.	**25.9** Dobbiamo eseguire un elettrocardiogramma.
25.10 We need to take an X-ray.	**25.10** Dobbiamo farLe una radiografia.
25.11 We need to examine your urine.	**25.11** Dobbiamo eseguire un esame delle urine.
25.12 We need to take your photograph.	**25.12** Dobbiamo farLe una fotografia.

26 Treatment	**26 Trattamento**
26.1 We need to give you an injection.	**26.1** Dobbiamo farLe un'inezione.
26.2 We need to clean your wound.	**26.2** Dobbiamo pulire la ferita.
26.3 We need to put a dressing on your wound.	**26.3** Dobbiamo coprire la ferita con garze.
26.4 We need to stitch your wound.	**26.4** Dobbiamo dare qualche punto alla ferita.
26.5 We need to put a bandage on this.	**26.5** Dobbiamo applicare una benda.
26.6 We need to put a plaster on this.	**26.6** Dobbiamo ingessare.

Russian	Spanish
25.3 Нам нужно измерить Ваше кровяное давление.	25.3 Voy a tomarle la tensión.
25.4 Нам нужно измерить Вашу температуру.	25.4 Necesitamos tomarle la temperatura.
25.5 Нам нужно взять кровь из предплечья.	25.5 Necesitamos extraerle sangre del brazo.
25.6 Нам нужно взять кровь из запястья.	25.6 Necesitamos extraerle sangre de la muñeca.
25.7 Нам нужно взять кровь из паха.	25.7 Necesitamos extraerle sangre de la ingle.
25.8 Нам нужно вставить в Вашу руки вену специальную иглу, которая там останется.	25.8 Necesitamos ponerle una aguja especial en el brazo que deberá permanecer en él durante algun tiempo.
25.9 Нам нужно заснять Вашу электрокардиограмму.	25.9 Vamos a hacerle un electrocardiograma para observar el funcionamiento de su corazón.
25.10 Нам нужно снять рантген.	25.10 Vamos a hacerle unas radiografías.
25.11 Нам нужно исследовать Вашу мочю.	25.11 Necesitamos analizar su orina.
25.12 Нам нужно сфотографировать Вас.	25.12 Necesitamos hacerle una fotografía.

26 Лечение	26 Tratamiento
26.1 Нам нужно сделать Вам укол.	26.1 Necesitamos ponerle una inyección.
26.2 Нам нужно очистить Вашу рану.	26.2 Necesitamos limpiarle la herida.
26.3 Нам нужно наложить повязку на Вашу рану.	26.3 Vamos a poner un apósito en la herida.
26.4 Нам нужно сшить Вашу рану.	26.4 Necesitamos darle algunos puntos de sutura en la herida.
26.5 Нам нужно перебинтовать это.	26.5 Necesitamos vendarle.
26.6 Нам нужно заклеить это пластырем.	26.6 Necesitamos ponerle una escayola.

English	Italian
26.7 We will give you some tablets to take at home.	**26.7** Le prescriveremo delle medicine da prendere a casa.
26.8 We will give you an appointment to see a specialist.	**26.8** Le daremo un appuntamento con uno specialista.

27 Tetanus	**27 Tetano**
27.1 We need to give you an anti-tetanus injection.	**27.1** Dobbiamo farLe un'anti-tetanica.
27.2 Have you ever had a course of anti-tetanus injections? *Yes/No* If yes, how long ago? (a) Less than 5 years ago? *Yes/No* (b) 5–10 years ago? *Yes/No* (c) More than 10 years ago? *Yes/No*	**27.2** Ha mai avuto una vaccinazione anti-tetanica? *Sì/No* Se sì, quanto tempo fa: (a) Meno di 5 anni fa? *Sì/No* (b) 5–10 anni fa? *Sì/No* (c) Di più? *Sì/No*
27.3 If you had a course, was it a full course? *Yes/No*	**27.3** Se ha avuto una vaccinazione, è stato un ciclo completo? *Sì/No*

28 Admission	**28 Ospedalizzazione**
28.1 You need to come into hospital.	**28.1** Ha bisogno di essere ammesso in ospedale.
28.2 You will be going to ward	**28.2** Andrà alla corsia ......
28.3 You will probably be in hospital for ...... days.	**28.3** Dovrà rimanere in ospedale per ...... giorni circa.
28.4 You will need an operation.	**28.4** Avrà bisogno di un intervento chirugico.
28.5 You will need more treatment.	**28.5** Avrà bisogno di ulteriore trattamento.
28.6 You do not need to come into hospital but we will make an appointment for you to see a specialist.	**28.6** Non ha bisogno di essere ammesso in ospedale ma Le daremo un appuntamento con uno specialista.

Russian	Spanish
26.7 Мы Вам дадим таблетки, чтобы Вы принимали их дома.	**26.7** Le proporcionaremos unas pastillas para tomar durante unos días.
26.8 Мы Вам назначили время встречи с специалистом.	**26.8** Le vamos a dar una cita para que le vea un especialista.

27 Столбняк / 27 Tétanos

Russian	Spanish
27.1 Нам нужно сделать Вам укол против столбняка.	**27.1** Necesitamos ponerle la inyección anti-tetánica.
27.2 У Вас когда-нибудь был курс уколов против столбняка? *Да/Нет* Если да, когда это было? (a) Менее 5 лет назад? *Да/Нет* (b) От 5 до 10 лет назад? *Да/Нет* (c) Более 10 лет назад? *Да/Нет*	**27.2** ¿Ha recibido alguna vez una inyección anti-tetánica? *Sí/No* En caso afirmativo, ¿cuánto tiempo hace?: (a) ¿Menos de 5 años? *Sí/No* (b) ¿Entre 5–10 años? *Sí/No* (c) ¿Más de 10 años? *Sí/No*
27.3 Если у Вас был такой курс, то это был полный курс? *Да/Нет*	**27.3** ¿Si ha recibido alguna inyección anti-tetánica, han sido al menos dos? (la vacuna y el recordatorio).

28 Госпитализирование / 28 Ingreso

Russian	Spanish
28.1 Нам нужно Вас уложить в больницу.	**28.1** Tiene que ingresar en el hospital.
28.2 Вы будете в палате №.	**28.2** Va a estar ingresado Ud. en la sala nº . . . . . .
28.3 Вы вероятно будете в больнице . . . . дней.	**28.3** Probablemente estará ingresado durante . . . . . . días.
28.4 Вы нуждаетесь в операции.	**28.4** Ud. va a necesitar una operación.
28.5 Вам необходимо еще медицинское лечение.	**28.5** Ud. va a necesitar tratamiento durante más tiempo.
28.6 Вас не нужно помещать в больницу но мы назначим время встречи с врачом-специалистом.	**28.6** No necesita ingresar en el hospital, pero le vamos a dar una cita para el especialista.

English	Italian
28.7 You do not need to come into hospital but please take this letter to your own family doctor (general practitioner).	**28.7** Non ha bisogno di essere ammesso in ospedale ma porti questa lettera al Suo medico di famiglia.

29 Surgery | ## 29 Chirurgia

English	Italian
29.1 Your condition means that you need an operation today/tonight.	**29.1** La Sua condizione è tale che deve essere operato oggi/questa sera.
29.2 We need to operate on your: (a) Head (b) Neck (c) Throat (d) Chest (e) Abdomen (f) Pelvis (g) Arm (h) Leg	**29.2** Dobbiamo intervenire su: (a) La testa (b) Il collo (c) La gola (d) Il torace (e) L'addome (f) La pelvi (g) Il braccio (h) La gamba
29.3 This will not hurt as: (a) We will put you to sleep by giving you an anaesthetic (b) We will freeze the affected part with an injection	**29.3** Non Le farà male in quanto Le faremo: (a) Un'anestesia generale che La addormenterà. (b) Un anestesia locale cosicchè non avrà nessuna sensazione alla parte ferita.
29.4 Have you ever had a general anaesthetic before? Yes/No	**29.4** Ha mai avuto un'anestesia generale in passato? Sì/No
29.5 After the operation you: (a) Will have to stay in hospital (b) Will be able to go home	**29.5** Dopo l'intervento: (a) Dovrà rimanere in ospedale (b) Potrà tornare a casa
29.6 When was the last time you had anything to eat or drink? (a) 1–3 hours ago? Yes/No (b) 3–5 hours ago? Yes/No (c) 5–8 hours ago? Yes/No (d) More than 8 hours ago? Yes/No	**29.6** Quando ha mangiato o bevuto l'ultima volta? (a) 1–3 ore fa? Sì/No (b) 3–5 ore fa? Sì/No (c) 5–8 ore fa? Sì/No (d) Più di 8 ore fa? Sì/No

Russian	Spanish
28.7 Вас не нужно помещать в больницу, но отдайте, пожалуйста, это письмо Вашему врачу (врачу общей практики).	**28.7** No Tiene que ingresar, pero ha de entregar esta carta a su médico de cabecera.
29 Хирургия	**29 Cirugía**
29.1 Ваше состояние вынуждает сделать Вам операцию сегодня/сегодня ночью.	**29.1** Dado su estado, necesita una operaciòn hoy/ésta noche.
29.2 Нам нужно оперировать: (a) Вашу голову (b) Вашу шею (c) Ваше горло (d) Вашу грудь (e) Вашу брюшную полость (f) Ваш таз (g) Вашу руку (h) Вашу ногу	**29.2** Necesitamos operar su: (a) Cabeza. (b) Cuello. (c) Garganta. (d) Tórax. (e) Abdomen. (f) Pelvis (cadera). (g) Brazos. (h) Piernas.
29.3 Вы не испытаете боль, потому что: (a) Мы Вас усыпим анестетиком. (b) Мы заморозим оперируемую часть уколом.	**29.3** No le va a doler puesto que: (a) Le vamos a anestesiar totalmente. (b) Le vamos a anestesiar la parte afectada con una inyección.
29.4 У Вас до этого когда-нибудь была общая анестезия? *Да/Нет*	**29.4** ¿Le han practicado alguna vez una anestesia general? *Sí/No*
29.5 После операции: (a) Вам придётся остаться в больнице. (b) Вы сможете вернуться домой.	**29.5** Después de la operación: (a) Tendrá que permanecer ingresado unos días. (b) Podrá irse a casa.
29.6 Когда Вы в последний раз ели или пили? (a) От 1 до 3 часов назад? *Да/Нет* (b) От 3 до 5 часов назад? *Да/Нет* (c) От 5 до 8 часов назад? *Да/Нет* (d) Более 8 часов назад? *Да/Нет*	**29.6** Cuándo comió o bebió algo por última vez?: (a) ¿Hace 1–3 horas? *Sí/No* (b) ¿Hace 3–5 horas? *Sí/No* (c) ¿Hace 5–8 horas? *Sí/No* (d) ¿Más de 8 horas? *Sí/No*